U0532189

本书为国家自然科学基金资助项目"自然科学基金科学伦理法律体系构建研究（L1624014）"成果

国家自然科学基金项目

中外受试者权益保障制度比较研究

赵 杨 唐伟华 ◎ 著

中国社会科学出版社

图书在版编目(CIP)数据

中外受试者权益保障制度比较研究/赵杨,唐伟华著.—北京:中国社会科学出版社,2020.10
ISBN 978-7-5203-5543-8

Ⅰ.①中… Ⅱ.①赵…②唐… Ⅲ.①临床医学—试验—权益保护—对比研究—中国、国外 Ⅳ.①R4-33②D922.164③D912.164

中国版本图书馆 CIP 数据核字(2019)第 247793 号

出 版 人	赵剑英
责任编辑	任 明
责任校对	周 昊
责任印制	郝美娜

出 版	中国社会科学出版社
社 址	北京鼓楼西大街甲 158 号
邮 编	100720
网 址	http://www.cssпw.cn
发 行 部	010-84083685
门 市 部	010-84029450
经 销	新华书店及其他书店

印刷装订	北京君升印刷有限公司
版 次	2020 年 10 月第 1 版
印 次	2020 年 10 月第 1 次印刷

开 本	710×1000 1/16
印 张	21
插 页	2
字 数	345 千字
定 价	98.00 元

凡购买中国社会科学出版社图书,如有质量问题请与本社营销中心联系调换
电话:010-84083683
版权所有 侵权必究

目　录

第一章　伦理的法制化：中外保障受试者权益的制度经验概论 …… （1）
　第一节　事件、反思与法制化：西方经验及借鉴 ……………… （1）
　第二节　我国保护受试者权益法制的建设及问题 ……………… （9）

第二章　作为权利清单与过程的知情同意 ……………………… （16）
　第一节　基本概念与理论 ………………………………………… （16）
　　一　什么是风险 ………………………………………………… （16）
　　二　风险的分类 ………………………………………………… （18）
　　三　风险的分级 ………………………………………………… （20）
　第二节　知情同意的四项基本要素及其在立法中的体现 ……… （24）
　　一　信息 ………………………………………………………… （26）
　　二　理解 ………………………………………………………… （41）
　　三　自愿 ………………………………………………………… （49）
　　四　持续 ………………………………………………………… （60）
　第三节　有关知情同意的其他方面 ……………………………… （67）
　　一　潜在参与者的行为能力及代理问题 ……………………… （67）
　　二　知情同意的明示、默示及形式 …………………………… （72）
　　三　知情同意的记录 …………………………………………… （78）

第三章　研究中涉及参与者的个人数据安全与隐私保护 ……… （81）
　第一节　隐私理论及其在我国立法中的表达 …………………… （82）
　　一　隐私理论 …………………………………………………… （82）
　　二　我国关于医学信息隐私权的相关立法 …………………… （88）
　第二节　信息的可识别性与安全等级划分 ……………………… （92）
　　一　信息的可识别性 …………………………………………… （92）

二　安全等级划分 …………………………………… (95)
第三节　知情与授权 ………………………………………… (95)
　　一　研究人员的说明义务 …………………………… (95)
　　二　授权问题 ………………………………………… (98)
　　三　未取得授权问题 ………………………………… (101)
第四节　研究人员在研究各环节中的信息安全义务 ……… (104)
　　一　国外保护信息安全的立法规定 ………………… (105)
　　二　我国信息安全立法相关规定 …………………… (109)
第五节　医学研究中的个人信息安全 ……………………… (111)
　　一　国内外立法情况比较 …………………………… (112)
　　二　国外立法模式和立法基本原则 ………………… (127)
第六节　定性方法的使用与隐私保护 ……………………… (131)
　　一　关于定性研究方法的界说 ……………………… (131)
　　二　涉及参与者的定性研究中研究人员的基本行为准则 …… (137)
　　三　针对定性研究的伦理审查 ……………………… (140)

第四章　脆弱群体的针对性保护 ………………………………… (147)
第一节　对孕妇及胎儿的保护 ……………………………… (148)
　　一　对孕妇和胎儿保护的国际规范 ………………… (149)
　　二　各国关于孕妇和胎儿的保护性法规 …………… (149)
第二节　对青少年的保护 …………………………………… (153)
　　一　对知情同意权的保护 …………………………… (154)
　　二　对自主决定权的保护 …………………………… (163)
　　三　对身体健康权的保护 …………………………… (164)
　　四　对隐私权的保护 ………………………………… (166)
第三节　对处于不对等关系中的人士的特殊保护 ………… (166)
　　一　对学校学生参与人体试验的相关规范 ………… (167)
　　二　被羁押或监禁者参与人体试验的相关规范 …… (171)
第四节　对维持生命需依赖护理，从而表达能力受限或
　　　　　丧失人士的特殊保护 …………………………… (173)
第五节　对在外国实施的研究中受试者权益的保护 ……… (174)
　　一　有关跨国人体试验的现行国际规范 …………… (174)
　　二　建立我国跨国人体试验受试者保护制度 ……… (175)

第五章　伦理审查与问责 …………………………………………（178）
第一节　现行伦理审查制度的不足与完善 …………………（178）
　　一　伦理委员会审查的适用范围 ………………………（178）
　　二　多元代表性与独立性：伦理委员会的组织原则 …………（180）
　　三　伦理审查的持续原则与比例原则 …………………（182）
　　四　对伦理委员会的监督机制 …………………………（184）
第二节　违规问责制度 ………………………………………（187）
　　一　国外关于违规问责制度概述 ………………………（188）
　　二　我国建立违规问责制度的立法建议 ………………（201）
结语 ……………………………………………………………（211）
附录 ……………………………………………………………（221）
参考文献 ………………………………………………………（321）

第一章

伦理的法制化：中外保障受试者权益的制度经验概论

第一节 事件、反思与法制化：西方经验及借鉴

伦理是人们评价是非善恶的价值标准。人类对科学伦理的关注和探索，在本质上反映了人类对于善良、正义价值的共同追求。而作为一种行为规范的伦理，其与法律的最大区别在于鲜明的自发性：伦理本身通常不具备法律所具有的国家意志性及国家强制力，它更多的是一种直接来源于生活和经验的、约定俗成的价值准则。从这一角度来说，伦理与法律之间有着明确的界限。然而，现代科学技术的迅猛发展，科技领域的深入细化，科学活动也越来越广泛和深入地触及许多敏感的伦理问题，使得科学伦理的重要性与严峻性日益引起社会的关注。第二次世界大战时期法西斯以科学研究名义实施的反人类罪行，更引发国际社会对科学伦理问题的反思。不过，科学伦理问题，尤其是对受试者尊严与权益的侵害现象，并未因战争的结束而消失。这也促使西方国家首先走向以法制手段规制研究行为的道路。在这方面，美国是先行者。其在20世纪中后期，先后发生过多起侵害受试者尊严与权益的科学研究丑闻，比如20世纪50—60年代发生的Willowbrook studies事件、Jewish Chronic Disease Hospital实验等等。但若论社会影响之恶劣，无一能与"塔斯基吉研究"事件相比。

塔斯基吉研究是最早在1930年，由Julius Rosenwald Fund与联邦政府卫生部（PHS）、亚拉巴马州及地方政府部门合作实施的性病控制研究的组成部分。该项研究拟在该州选择六个县，实施有关研究，而梅肯（Macon）县便是其中之一。由于该县县治位于塔斯基吉，故在该县的研究习惯上也被称为"塔斯基吉研究"。根据塔斯基吉遗产委员会1996年出具

的调查报告称：1932年，研究者们在该县招募了600名黑人男性作为受试者，启动了一项对在非治疗状态下"梅毒自然病程"（natural history of syphilis）的长期跟踪及观测研究。① 受试者中有399人被确认处于梅毒潜伏期（latent syphilis），另外201名健康者充当对照组。受试者们被告知接受坏血症（bad blood）的治疗。但实际上，这些受试者除得到免费的饮食、检查及丧葬保险外，未得到任何真正的治疗。更恶劣的是，研究者还有意地切断、阻隔这些受试者的信息来源，使他们无法了解到与其病症有关的医疗技术的发展情况，从而获得有效的治疗。即便在1943年以后，在青霉素已被发现为有效治疗梅毒的手段的情况下，很多受试者依然受到蒙蔽，继续遭受病痛折磨。另据美国国家档案网披露的一份名为"塔斯基吉研究"的报告则指出，最初招募的受试者共计625人，其中425人感染梅毒，其余健康者为对照组。到1968年，参与研究者中有373人死亡。②

1972年7月25日，《纽约时报》头版刊发了记者Jean Heller撰写的题为《美国研究中的梅毒受害者40年未受治疗》的评论，揭露了这一震惊全国的丑闻。当年11月6日，联邦政府卫生部疾控中心主任Merlin K. Duval签署了终止塔斯基吉试验的指令。25年之后，1997年5月16日，美国总统克林顿向塔斯基吉研究的受害者公开道歉。但塔斯基吉事件的社会影响并未就此消失，如塔斯基吉遗产委员会的报告所述，其负面影响主要表现在三个方面：一是损害了非裔美国人士对医疗及公共卫生管理部门的信任感；二是造成非裔人口参与临床试验及器官移植的意愿的降低；三是致使部分黑人人口寻求常规预防性医疗护理的意愿降低。塔斯基吉事件也引起了学术界的广泛关注。③ 到目前为止，大量的研究成果从法理、人权、伦理等角度，广泛深入地探究了塔斯基吉研究蕴含的历史教训。④

鉴于塔斯基吉事件等科学丑闻的恶劣影响，美国国会在1974年通过

---

① 在美国官方文件中，该研究多被称为"非治疗性梅毒研究"（untreated Syphilis Study）。
② 但该报告并非说明这些死亡的人员中是否包括对照组成员。
③ 据笔者检索，仅美国国立卫生研究院（NIH）官网公开的涉及塔斯基吉事件的研究报告、学术论文及各类文章即不下上百篇，其中大部分是90年代以后的研究成果，这远远不是全部。
④ 有关情况参见上述塔斯基吉遗产委员会的最终报告。另外，前文提到的克林顿总统的公开致歉书中也确认了这些负面影响的存在。

了《国家研究法案》，① 该法案的实施产生了两个重要成果：

一是国家依照该法案成立了"生物医学与行为研究受试者保护委员会"，研究涉及受试者保护的研究伦理，以及将《纽伦堡法典》以来社会关于科学伦理的认知，落实为具有实际操作性的规范及原则。作为研讨的结果，该委员会于1979年发布了《保护研究中的受试者的伦理原则与指导方针》，即著名的《贝尔蒙报告》。② 该《方针》提出了三项涉及受试者的研究伦理原则：对人的尊重、善行、公正。这三项原则分别对应三个方面的措施：知情同意（informed consent），风险与利益评估，对受试者的选择。为此，《指导方针》明确界定了知情同意、风险、利益基本概念，为研究中的伦理审查与监督提供了理论依据，同时也为此后继续健全受试者权益保障法律制度提供了理论依据。值得一提的是，《贝尔蒙报告》的影响不仅限于其国内。例如，澳大利亚联邦政府1999年颁布，并于2007年修订的，由国家健康与医学研究理事会（NHMRC）、澳大利亚研究理事会（ARC）共同起草的《涉及人类研究的伦理行为的国家声明》，以及加拿大政府所属三大科学基金组织联合制定的《涉及人的研究伦理的三委员会政策声明》在界定有关概念，进而构建相关行为规则、原则体系时，其内容明显受到《贝尔蒙报告》的影响。除此之外，《贝尔蒙报告》也影响到了加拿大、英国等欧美国家的后续政策及立法行动，这构成了西方国家在建立科学伦理规范体系，尤其是受试者权益保障体系时，共同遵守的一系列基本价值标准，进而影响了各国法规的制定和实施，构成了西方国家在以法律手段规制科学伦理方面的共同经验。

二是联邦政府卫生部通过了保护人类受试者的条例，也就是美国行政法典（CFR）中的45 CFR Part 46。其中，subpart A部分包括了保护人类受试者的各项基本规则。自颁布之后至今，卫生部先后于1981年及1991年对这部分规定做出了修正，又在2005年进行了一次技术性修正。③ 在1991年修正公布之后，除卫生部外，有14个部、委署签署并采纳了这些规定，分别是农业部、能源部、航空航天部、商务部、消费品安全委员

---

① 该法案原名The National Research Act, Pub. L. 93-348。

② 该原则的原名为Ethical Principles and Guidelines for the Protection of Human Subjects of Research，由于该委员会是在贝尔蒙会议中心开会研究，故也被称为"贝尔蒙报告"。

③ 信息来源：http://www.hhs.gov/ohrp/humansubjects/index.html[最后访问时间：2012-2-19]。

会、国际开发署、住房与城市发展部、司法部、国防部、教育部、退伍军人事务部、环保署、国家科学基金会、交通部。[①] 除此之外，未参与签署的中央情报局（CIA）、国土安全部（DHS）及社会保障部（DSA），也先后根据相关的行政命令，采用了包括 Subpart A 在内的 45CFR part46 的全部章节。为此，subpart A 又被称为"通用规则"（common rule）。其重要意义在于，为联邦政府各部门确立了统一的保护受试者权益的规范与监管标准，统一了监督机制和口径。而这种强调立法规范的通用性，以及联合立法的经验，也为其他西方国家所效法。比如澳大利亚联邦政府也自 20 世纪 90 年代末期开始，由 ARC 和 NHMRC 等国家科技资助机构主导，制定了《涉及人类研究的伦理行为的国家声明》，以联邦政府的名义公布，作为保护受试者权益的国家层面的规范及标准。除此之外，以上经验和模式也影响了英国、加拿大等欧美国家。

除通用规则外，联邦政府卫生部又分别在 1975 年、1978 年、1983 年、2009 年，先后签署通过了 subpart B、C、D、E 四个部分，其中，B、C、D 三部分分别适用于以孕妇、胎儿、新生儿、被监禁人员等特殊群体为受试者的研究活动，E 部分对伦理委员会（IRB）的登记注册事项做出了规定。

总的来说，45 CFR part 46 为受试者的权益提供了较为全面的法律保障。其中，通用规则的实施，更在联邦法的层面，为保障受试者的权益提供了统一的法律规则与监管标准，为其他国家构建受试者权益保障法律框架提供了积极的模式。现行的通用规则共计 20 条，[②] 从内容来说，通用规则包含两个重点：一，从 §.107 至 §.115 条共计 9 个条款，涉及伦理委员会的组织与审查制度；二，第 §.116、§.117 条是有关知情同意的各项要求。这两方面的规定占据了通用规则的大半篇幅，从中显示出通用规则极为重视伦理审查与监管的立法精神取向。这也是 70 年代以来，联邦政府强调对科学研究行为的伦理监管的导向在立法上的典型反映。

[①] 法规编号依次为：7 CFR Part 1c、10 CFR Part 745、14 CFR Part 1230、15 CFR Part 27、16 CFR Part 1028、22 CFR Part 225、24 CFR Part 60、28 CFR Part 46、32 CFR Part 219、34 CFR Part 97、38 CFR Part 16、40 CFR Part 26、45 CFR Part 690、49 CFR Part 11。信息来源：http://www.hhs.gov/ohrp/humansubjects/commonrule/［最后访问时间：2016/2/23］。

[②] 即通用规则第 §.101 至 §.124 条，其中第 §.101 至 §.103 条涉及适用范围、基本概念述语等总体性要求。第 §.104 至 §.106 条、第 §.121 条已废止。

三是各类准法律规范，主要包括政府科学基金等研究资助机构公布的各类指南、格式合同等。必须指出的是，前述美国的制度经验显然影响到其他西方国家的制度建设。除美国外，其他一些欧美发达国家也纷纷出台相关规范。如加拿大联邦政府三大科学基金组织 CIHR、NSERC、SSHRC 于 1998 年联合制定出台了《涉及人类的研究活动的伦理行为的政策声明》；澳大利亚 NHMRC 和 ARC 等政府学术资助机构，在《国家健康与医学研究理事会法案》及《赫尔辛基宣言》等有关国际规范的基础上，于 1999 年联合制定并颁布的《涉及人类研究活动的伦理行为的国家声明》；以及英国七大科学基金组织（RCUK）联合颁布的《科学家通用伦理准则》等等，内容大致相仿。此类规范在内容上主要是针对受试者保护的诸多问题做出系统性、全面性规定。而各国规章政策中关于知情同意等关键问题的界定，显然受到了《贝尔蒙报告》《通用规则》等文本的影响。如上述澳大利亚《国家声明》加拿大《三理事会声明》的内容即涉及对基本伦理原则的阐释，对有关知情同意形式和程序的一般性规定，以及对涉及特定研究方法、特定研究领域及特定敏感性、脆弱性群体的保护问题的总体性规定等。随着科学研究领域的不断细化及新的伦理问题的不断涌现，除上述总括性规范以外，各国科学基金组织和政府有关部门还先后就特定受试者群体（如孕妇、未成年人、少数族裔）、特定研究领域（如涉及人体组织、辅助生育技术、干细胞的研究）、特定研究方法或特定事项（如个人信息及隐私保护、定性研究方法及数据库的运用等）等诸多微观层面的问题，制定了数量繁多的专门性规章及规范性文件，如澳大利亚 NHMRC 颁布的《关于使用辅助生育技术的伦理指导原则》《关于在临床实践与研究中应用辅助生殖技术的伦理指导原则》《基于 1988 年隐私法案第 95A 项的指导原则》等，另如美国联邦政府卫生部通过的《关于以儿童为受试者的研究的审查程序指南》《临床试验中的数据安全与监控政策》，英国医学研究理事会（MRC，系 RCUK 成员之一）公布的《用于研究的人体组织与生物样本：操作及伦理指导原则》等等。除此之外，在资助机构和受资助研究机构之成立的资助协议中，有关的合规要求，也往往成为受资助机构必须履行的合同义务。以澳大利亚 NHMRC 和 ARC 为例，其格式化的资助协议中均含有关于遵守政府有科学伦理规章制度的要求，以及在违反相关要求下如何处置的条款，限于篇幅，此不赘述。

从宏观层面来看，各国科学基金受试者保护制度涉及五个方面的基本问题：

其一是研究行为基本的伦理原则。从20世纪70年代开始，各国出台的有关法律文献中，首先包括对基本研究伦理原则的阐释，如《贝尔蒙报告》中即确立了涉及人类研究活动须遵守的尊重（respect）、善行（beneficence）、公正（justice）三大伦理原则，作为批导所有涉及人类研究活动的伦理原则。并在随后制定的一系列政府法规中，将这一系列伦理原则贯彻落实下去。自90年代末以来，在各国有关法律规范中，大都有针对此类问题的专门阐释和规定。如加拿大三大国家科学基金组织联合颁布并于2010年修正的《涉及人类研究活动的伦理行为的三机构政策声明》，澳大利亚NHMRC及ARC、AVCC联合制定的《涉及人类研究的伦理行为的国家声明》，等等，这也是承袭和发展了自《纽伦堡法典》与《赫尔辛基宣言》以来，国际社会关于研究保护受试者问题的认同与共性的价值取向。

其二是受试者保护制度的基本问题及其总体要求，主要包括研究的风险（risk）与利益（benefit）问题，受试者知情同意（informed consent）问题，以及关于受试者的选择及平等参与问题。这是外国科学基金保护受试者制度体系的三个基本问题，是贯穿各国科学基金受试者保护制度的实体及程序层面的基本问题。在有关的规定中，涉及这三个基本问题的规定大致可分为两个层次：其一是侧重于一般性、概括性的原则性规定，在一些重要的法规及规范文本中，此类规定相当于总论或总则；其二是细分化、具体化的规则性要求，其在很大程度上是前一层次的规定在个别问题中的具体落实，类似于分论或分则部分，如后文将涉及的特定研究方法与研究领域中的受试者保护问题，特定脆弱群体的保护问题，以及伦理审查监督与问责等等。不过，各国有时会就某一特定问题出台专门的单行规范。这两个层次的制度内容共同构成了整个保护受试者制度的主体。

其三是针对作为研究参与者的特定脆弱人群（vulnerable people）的特殊保护。总的来看，有关规定主要针对的脆弱群体包括未成年人、孕妇、胎儿、新生儿、表达能力受损者、在押囚犯以及少数族裔，等等。特定类别的参与者因年幼、残疾，或与研究者处于非平等性地位等因素而具有某种特定的脆弱性，使之在参与研究过程中容易受到伤害。因而一些国家的立法除一般性的保护规定外，还专门针对此类参与者特定的脆弱性，规定了额外的保护措施。如美国45CFR46的B至D节，澳大利亚《国家声明》的第四章，等等。

其四是伦理审查与问责问题。依托单位及伦理审查机构，始终是贯彻落实该制度最基本的义务及责任主体。首先，依托单位的合规义务包括在遵守资助单位及政府相关法规精神的前提下，构建符合自身情况的管理及审查监督体系，以确保由其承担的受资助项目的研究活动和管理工作符合有关的科学及伦理标准，包括制定有关的规范，建立有关的审查机构，确立有关的审查程序、监督及问责机制，合理处理各类利益冲突，处置有关投诉和争端，维护参与者及其他各方的权益。其次，就伦理审查而言，有关规定广泛涉及审查机构的设立及组织原则，职责范围与审查权限、审查类型、方式、形式，审查标准及决策类型，针对审查决定的申诉与裁决，以及违规处理等问题，十分详细，其对于确保资助单位的有关制度的有效落实。再次，各国有关规范中还就违规情况下的归责与处罚问题做出了规定，包括中止资助、撤项、追回经费，直至取消受资助资格，等等。

近年以来，随着科学技术条件（尤其是计算机与互联网技术）的不断发展，研究者汇集与处理信息的能力越来越强大，跨领域、跨学科间的信息与数据收集与使用越来越多。这实际上已经改变了研究的面貌。不同学科间的互动愈加频繁，许多新研究领域由此产生，研究的范式发生变化（尤其是在社会科学与行为研究领域）。这给研究伦理带来了新的压力，也给通用规则的实施提出了新问题。为了因应形势的变化，各国也在不断根据新的形势，修订与科学基金资助相关的科学伦理规章。以美国为例，自2011年以来，联邦政府已经实施了两次有关修正通用规则的讨论。最近一次实施于2015年秋至2016年年初。2015年9月8日，《联邦公报》上公布了16家联邦政府部、委联署的修正"通用规则"的提案（proposal rule）。此次征求意见截至2016年年初。根据该提案的阐述，联邦政府将在以下八个方面修改现行的通用规则：

其一，从两个方面改进知情同意的有关规定：一是增加知情同意过程的透明度；二是就向潜在受试者的信息告知范围，以及告知的方式，提出更加严格的新的要求，以确保受试者在做出是否参与研究活动的决定之前，充分地获得并合理地理解有关信息。

其二，在研究中对先前取向的生物组织样本的再使用（secondary use），须取得提供者的知情同意（比如基于临床需要而抽取的血液样本转用于研究），即便研究人员无从知晓提供者的姓名，知情同意也可以通过前期采样过程中的"广泛性同意"(broad consent)① 来实现。

其三，将《通用规则》原本覆盖的某些特定类型的活动，从"研究"的定义中排除出去。而这些活动或属于低风险，或者受试者在其中受到的保护，不低于伦理委员会（IRB）的标准。

其四，增加四类免受伦理审查的研究活动种类：一是某些针对成年受试者的干预措施；二是教育测验，以及对公众行为进行调查、观测、访谈并可能收集敏感信息的活动，并且已有相应的数据保障及私人信息安全政策；三是在先前的非研究性流程中采集的，可用于识别提供者身份的生物样本，用于后来的研究活动；四是为未来的研究活动存储或保留生物样本或私人信息，需要取得知情同意，② 并须配置相应的安全保密措施，以及限制 IRB 对此类知情同意流程的批准。

其五，严格限制在涉及生物样本（不论其是否可用于识别提供者的身份）的研究活动中，改变或放弃知情同意程序。

其六，授权美国的研究机构参与那些只有一家 IRB 提供伦理审查，且被审查活动的实施地点在美国国内的合作研究。为了鼓励研究者使用非"联邦范围保证（FWA）"的持有机构所属或管理的 IRB，修正方案中包括一项支持此类审查机构直接接受《通用规则》拘束的提议。③ 这意味着适用《通用规则》的研究机构（及有资格申请 NIH 资助的机构）可以使用 FWA 限定范围之外的 IRB 提供审查服务。

其七，四类活动将免于接受继续审查（continuing review），其包括：接受简易审查（expedited review）的研究，有完整的干预机制的研究，单纯的数据分析，或者仅与临床护理相关的随访观测。

其八，除非另有规定，《通用规则》的适用范围将扩大至所有由美国

---

① 即同意将所提供的样本用于未来可能实施的研究。

② 这里原文中使用的是 broad consent，即针对未来可能实施的特定或不特定的研究活动中使用此类样本的同意。

③ 联邦范围保证原名 federal wide assurance，简称 FWA，是一项由受资助机构必须向卫生部提交的合规保证。经后者核准后，该 FWA 的持有者才具有了申请 NIH 研究资助的资格。而 FWA 中有一项义务，即必须成立或指定一个为该单位所实施的研究活动实施伦理审查 IRB，且该 IRB 必须按有关要求在卫生部注册备案。关于 FWA，请参见通用规则 §.102 Definitions（j）项的定义及 §.103 条的各项规定。另可参见拙作《英美国家政府资助研究领域人类参与者权益保护制度研究——基于对科学基金立法的考察》一书的有关论述，中国社会科学出版社 2014 年版，第 341—353 页。

政府资助的研究机构实施的,涉及人类受试者的临床试验(clinical trials),无论其由谁资助。

以上各项修正的主旨在于:一方面坚持《贝尔蒙报告》以来,联邦政府保护受试者立法所秉承的各项伦理原则。另一方面,还要力求使有关规定与当下的社会、文化及技术环境相适应。这体现了对立法原则的相对稳定性及社会适应性的协调。尽管该修正案目前仅处于提案和讨论阶段,但以上各项修正也能较完整地反映其立法的旨趣与法制发展的未来趋势。应该说,以上修法的某些旨趣,除体现在美国有关立法中,也体现在比如英国、加拿大、澳大利亚等国近年出台的有关规章制度中,其不仅代表了美国政府的修法导向,也代表了当前发达国家受试者保障制度发展的共同精神导向。

综上所述,美国及其他欧美国家保护人类受试者权益的法制化进程中,包含着一系列经验教训,可以为健全和完善我国科学基金保护受试者法规体系提供启示和借鉴。①

第二节 我国保护受试者权益法制的建设及问题

与上述西方国家相似的是,我国受试者权益保障法制体系也是在反思现实与借鉴外来经验的基础上建立起来的。从 2005 年北京某机构的"艾滋病药物试验"事件,到 2012 年轰动全国的"黄金大米事件",我国保护受试者法制的建立和健全的背后,也不难发现现实的推动因素。但同样与前述西方经验相对照的是,我国相关法制建设起步较晚,且在总体上存在以下问题。

其一,涉及保护人类受试者(或称参与者)权益的科学伦理规章的制定,目前主要着眼于医学领域,涉及其他科学研究领域中受试者权益保护的规范尚较薄弱。而在医学领域中,针对与临床相关的伦理审查和监督较为严格,比如器官移植、辅助生育技术(ART)药物临床试验等领域。当然,在这些涉及临床的医疗与试验领域,伦理审查的组织建设与审查相对较为严格和齐备,主要因为有国务院和卫生部的强制性立法的要求。目

---

① 关于这个问题,拙著《英美国家政府资助研究领域人类参与者权益保障制度初探》最后一章总结了八个方面,可供参考。

前，全国实施器官移植手术的各大医疗机构，实施辅助生育技术（ART）的生殖中心，必须配置伦理委员会，对相关的医疗行为实施审查。相对而言，非临床治疗及试验中的伦理审查与监督则较宽松。这在立法上即体现出来。到目前为止，我国有关部门制定过的，与受试者权益保障相关的法律规范（包括未颁布过的讨论意见稿）近20种，[①] 大都来自公共卫生部门。其他各类职能部门却罕有立法举措。这是值得注意的。在信息技术不断发展、大数据应用日益广泛的今天，对于涉及个人信息的汇集、储存、分析和使用，将会成为各类行政职能部门履行行政权，实施社会治理和管理的必要手段，在这个过程中实施的各类调查研究活动，势必会涉及与数据相关联的个人信息的安全、隐私的保护等问题。而这方面的立法的缺失，将置参与者的切身利益于风险之中。不得不说的是，2016年由卫计委出台的《涉及人的生物医学研究伦理审查办法》第三条规定了伦理审查的适用范围，据其第（一）至（三）项的要求，伦理审查适用于"采用现代物理学、化学、生物学、中医药学和心理学等方法对人的生理、心理行为、病理现象、疾病病因和发病机制，以及疾病的预防、诊断、治疗和康复进行研究的活动"；"医学新技术或者医疗新产品在人体上进行试验研究的活动"；以及"采用流行病学、社会学、心理学等方法收集、记录、使用、报告或者储存有关人的样本、医疗记录、行为等科学研究资料的活动"。虽然其规定的伦理审查的适用范围仍侧重于医学领域，但其毕竟关注到了具有伦理敏感性（ethical sensitivity）的研究方法的使用问题，

---

① 主要有：《医务人员医德规范及实施办法》是1988年12月15日由卫生部发布，2010年废止；《中华人民共和国医学生誓词》国家教委高等教育司1991年颁布；《基因工程安全管理办法》国家科委1993年12月颁布；《人类遗传资源管理暂行办法》科技部、卫生部1998年9月颁布；《人类精子库基本标准和技术规范》卫生部2001年颁布（2003年修订）；《人类辅助生殖技术管理办法》卫生部2001年2月20日颁布；《人类辅助生殖技术规范》卫生部2003年；《人类辅助生殖技术和人类精子库伦理原则》2003；《药物临床试验质量管理规范》国家食品药品监督管理局2003年8月6日颁布，2018年7月17日公布该办法（修订草案征求意见稿）。《人胚胎干细胞研究伦理指导原则》科技部、卫生部2004年1月；《人体器官移植技术临床应用管理暂行规定》卫生部2006年7月颁布；《涉及人的生物医学研究伦理审查办法（试行）》卫生部2007年1月颁布，于2016年10月修订为《涉及人的生物医学研究伦理审查办法》；《涉及人体的医学科学技术研究管理办法（讨论意见稿）》（卫生部2013年7月）。《人体器官移植条例》国务院2007年5月颁布；《医疗技术临床应用管理办法》卫生部2009年3月颁布；《人类遗传资源管理条例》国务院，2012年；等等。

并将这种关注纳入伦理审查适用范围。这是值得肯定的。不足之处在于，鉴于规章制定主体的职权限制，以及该规章适用范围及效力的局限性，其难以有效规制由其他职能部门资助或实施的涉及人的研究活动。而前述美国联邦政府各部门统一适用通用规则的做法，也未引起我国有关部门和立法者的足够注意。同时，近 30 年以来，我国科学基金事业不断发展，国家的科技创新投入不断增加。科学研究中，涉及受试者（或参与者）的研究活动越来越多。但是，到目前为止，我国自然科学、哲学社会基金两家科学基金也未出台任何与保护受试者权益相关的规范，这就导致在受资助研究活动中，受试者权益的保障存在依据上的缺失，并且，一旦出现侵害受试者权益的情况，资助机构在问责依据上，也存在缺失。而在信息化尤其是大数据时代，各类研究领域中，将越来越多地出现大量汇集和使用涉及个人的信息和数据的情况。而我们国家目前既没有专门的隐私法，也没有专门的个人数据保护法。在上位法缺位的情况下，作为隶属于政府的科学基金，在履行科研资助的过程中，却面临如何应对可能产生的研究活动受试者（subject）或者说参与者（participant）的权益受到侵害的各种可能性。这是令人担忧的。尽管国家自然科学基金委员会已经将科学伦理规章的制定列入《十三五立法规划》，但到目前为止，尚无相关规范的出台。而哲学与社会科学基金一侧，则更无任何立法举措。

其二，知情同意（informed consent）规定的不足。知情同意是受试者权益保障制度的核心。知情同意的实现包含两个要点，一是受试者的充分知情，了解其所参与的研究活动的目的、内容、风险、预期利益；二是受试者在知情基础上做出同意（或不同意）参与研究的决定时，其意思表示的真实性。知情同意在立法上的体现首先在于明确受试者知情权所及的内容清单。不过，在我国现行法中，此项清单尚付之缺如。卫生部 2007 年发布的《涉及人的生物医学研究伦理审查办法（试行）》中涉及"知情同意"的内容包括第十条、第十四至十八条、第二十条等条款，所占篇幅比例虽不算少，却未对受试者的知情范围作明确界定及充分阐释，这种在信息告知范围上的模糊表述，实际上给予研究者及其单位以极大的自由处分权限，很难想象后者会如何"依法"履行告知义务。2012 年的"黄金大米事件"就是典型例证。除《审查办法》外，卫生部在 2003 年出台的《人胚胎干细胞研究伦理指导原则》第八条关于知情同意的规定，以及该部在 2013 年 7 月发布的《涉及人体的医学科学技术研究管理办法

（征求意见稿）》中提到知情同意的第十二、十四、二十九条中，也同样未对信息的告知范围作出明确要求。唯 2003 年的《药物临床试验质量管理规范》第十四条中，简略规定了临床药物试验的知情同意过程中的信息告知范围。相比而言，西方国家的政策与法规在这方面的规定极为详细。如美国联邦政府各部委统一适用的"通用规则"（common rules）[①]，是该国保障受试者权利的国家性法律标准。该法将研究人员对受试者的信息告知义务分为两个层次：一是其第 116 条（a）项明确划定了知情权涵盖的基本范围，这是研究人员必须向参与者披露的法定范围，包括八个方面：（1）对研究目的、参与者的预计参与期间的解释说明，对参与程序的说明，以及对实验性程序的确认和说明。（2）对于参与者将面临的一切合理的可预见（foreseeable risks）风险或不适（discomforts）的说明。（3）对参与者或他人将可能享受到的，来自研究活动的合理的预期利益的说明。（4）对可能存在的某种有利于参与者的可选择治疗程序或方法的说明。（5）就针对可能导致参与者身份泄露的记录实施保密的说明。（6）对在实施超过最低风险的研究活动的情况下，如果参与者在研究活动中受到伤害，将如何进行补偿或治疗，其具体包括哪些措施或内容，以及获取进一步的信息。（7）说明谁将负责受理并回答有关研究及研究参与者权利的询问，以及谁将负责处理参与者在研究中受到伤害事务。（8）一份关于参与决定的自愿性，及拒绝参与不会招致惩罚，也不会有损受试者利益的声明。除这八项必须披露的信息外，45CFR46.116（b）还规定了须额外披露的六类在伦理委员会（IRB）认为适当的情况下，可以要求某一项研究活动的知情同意流程中，向参与者披露"其中的一项或多项"。除美国外，加拿大三大国家科学基金（NSERC、CIHR、SSHRC）共同制定，并以政府名义发布的《三理事会政策声明》第 3.2 条也详细地列出了研究人员必须告知"参与者"（Participants）的 12 类信息。[②] 澳大利亚联邦政府出台的《涉及人类研究的伦理行为的国家声明》

[①] 通用规则的全称是 the common rule for the protection of human subjects，其为美国联邦行政法典 45 CFR 46 中的 subpart A 部分。

[②] NSERC, CIHR&SSHRC, "Tri-Council Policy Statement: Ethical Conduct for Research Involving Humans"，资料来源：http://www.pre.ethics.gc.ca/pdf/eng/tcps2-2014/TCPS_ 2_ FINAL_ Web.pdf，访问时间：2016 年 9 月 1 日。为方便行文起见，后文引述此规范简称 TCP2。

第2.2.6条，也明示了研究人员应当告知参与者的13类信息。① 以上各国规章制度中明确列出的信息范围实为知情同意的基础，它的清晰和完备，对于维护受试者的知情权和自主权来说至关重要，更有助于其在权益被侵害时的维权。正因如此，上述各国才在立法中不厌其烦地加以详细列举。可以肯定的是，上述立法经验已经受到关注。2014年4月30日，卫计委在官网上公布的《涉及人的生物医学研究伦理审查办法（征求意见稿）》中，设立了专门的"知情同意"一章，该章第三十二条规定了"研究人员应向受试者说明"的9项信息，其中的第二至九项所列举的内容及次序，均为美国通用规则第116（a）中八类信息的翻版。另外，第三十三条又规定了"知情同意书"必须包括的七项内容。不过，这七类信息中有些与三十二条中的九类信息有实质性重合。其在知情同意实践中与第三十二条有何实质区别，及在落实上有何不同，办法中无明示。2016年10月发布的新版审查办法，专门设立了"知情同意"一章，内容较前述几处规章的知情同意规定有所完善，但仍有不足。例如，前文提到的加拿大《三理事会政策声明》还规定了研究者须告知受试者研究活动的资助方或赞助方，以及受试者将因参与研究而取得的报酬（payments）或补偿（reimbursement）。② 对这些信息的强制披露，一方面对于发现和处理明确存在的或潜在的利益冲突（conflict of interest），维护受试者的权益来说十分重要；另一方面，对于监督研究者行为的正当性，以及后续查处舞弊及不端行为（比如不当激励或引诱受试者参与），维护受试者权益来说，同样具有重要意义。诸如此类缺项，并非仅限于上述两项，限于篇幅，此不一一列举。简言之，所谓知情同意，实为受试者知情权与自主权的落实。它既是一份权利清单，也是一个落实该清单的持续性过程（ongoing process），二者是衡量有关知情同意立法是否严密及合理的基本尺度，是相关立法中不应忽视的重要问题。

其三，个人信息与隐私保护的不足。在欧美各国关于受试者保护的规章制度中，关于受试者的隐私及个人信息保护，历来受到重视。在各国政府及科学基金组织出台的保护受试者权益立法体系中，有关隐私及个人信

---

① ARC、NHMRC，"National Statement on Ethical Conduct in Human Research"，资料来源：https：//www.nhmrc.gov.au/_files_nhmrc/publications/attachments/e72_national_statement_may_2015_150514_a.pdf，访问时间2016年9月1日。

② 见TCP2第3.2条的规定。

息的保护，也历来是一重要的领域。从科学研究的方法角度来说，无论是定性研究方法的应用，还是数据库的建立和使用，只要其涉及收集和使用个人信息存在伦理的敏感性，即有必要接受相应的审查和监督。从学科分类的角度来说，以上方法除应用于生物医学领域外，还广泛应用在社会学、心理学以及其他行为研究的领域。在当信息化及大数据环境下，各类学科领域的研究中，往往都涉及对个人信息的收集、存储、使用、披露。如何使这个过程中的行为符合负责任研究行为的标准，从而使受试者的利益得到合理、充分的保障，这是有关立法者应关注的重点。而就技术层面来说，这首先涉及对个人信息进行可识别性分类，从而才能合理确定保护的强度以及后续的伦理审查和监督的强度。① 遗憾的是，从2007年的《审查办法（试行）》，直到2016年的《审查办法》，其中均没有涉及隐私保护的实质性规定。② 而我国的两大科学基金组织亦至今未出台相应规章。

其四，伦理审查制度。伦理委员会是监督保障受试者立法实施的首要主体；由其实施的伦理审查，是为研究活动的伦理的可接受性提供了基本的程序保障。而要确保伦理委员会公正合理的履职，必须在其组织原则与审查程序两个环节贯彻正当程序（due process）精神。从这一角度来看，我国有关立法在伦理委员会的组织原则，审查的基本原则、审查强度、频率与风险等级的对应性等方面，尚有不足。更重要的是，根据前述欧美国家的制度经验来说，与立法协同相对应的，是法律的实施与监督机制的协同问题。同样以美国为例，在联邦政府各部委统一接受《通用规则》，作为规制各自管辖范围内实施的有关调查研究活动的依据的同时，各部委同样接受了由卫生部认定的伦理审查体制。客观来说，这种立法口径的缺乏统一，乃至"法出多门"的状况，将提高政府的整体管理成本，减低效率。更重要的是，这样的制度设计，将提高受试者的维权成本，降低维权效率。

其五，缺乏有效的不端问责机制。包括公共卫生部门在内的有关部门，在出台的各类涉及人类受试者保护的规章中，缺乏对违规行为，尤其

---

① 关于这一点，可参见拙作《英美国家政府资助研究领域人类参与者权益保障制度初探》一书的介绍。

② 尽管2016版的《审查办法》中也明示了"隐私保护原则"，但对于如何保护，无进一步规范。

侵害受试者利益的行为问责的规定。尤其是，没有明确将违规行为纳入研究不端处置体系的举措。没有罚责的规章，在规制研究行为方面效力何如，有待商榷。科学研究与科技进步与公共福利息息相关。随着公共财政对科研支持不断增长，科学研究即越来越具有"公共产品"的属性。而随着科技创新对社会生活的影响越来越大，科学共同体的社会责任也越来越大。这也成为健全科技法制的重要方向。目前，"负责任研究行为"（Responsible Conduct of Research，RCR）越来越成为一项共识，包括前文所提各国的科技资助与管理部门制定了相应的规章或规范，它意味着科研责任的具体化和严格化。其中，严重侵害受试者利益的研究行为，也先后被纳入欧美国家政府有关部门科研不端处理机制。比如，根据澳大利亚政府的《澳大利亚负责任研究行为准则》的有关规定，侵害受试者权益的严重行为属研究不端（reasearch misconduct），对此，科研单位须依《准则》的规定，启动相应的调查、听证及处理程序。[①] 其他欧美国家也有类似机制。相比而言，我国政府有关部门的规章制度中，尚无将侵害受试者权益的行为与科研不端挂钩的明确规定，这既不利于维护受试者权益，更不利于维护科研行为的伦理可接受性。

总之，我国保护受试者法制建设虽已取得一系列进展，但仍处于起步阶段，许多方面有待于进一步完善，下文各章将立足于以上问题，在详细比较中外制度经验的基础上，提出相应看法和建议。

---

① 参见 Australian code for the responsible conduct of research 的 Chapter9、10 的规定。

第二章

作为权利清单与过程的知情同意

知情同意的根本在于受试者要充分并持续了解其所参与的研究的内容、性质,所参与的研究活动的风险及其变化。

第一节 基本概念与理论

一 什么是风险

根据各国法律文献中关于研究风险的定义,风险不是指研究是否成功,而是指参与者在参与研究时将面临损害的程度与可能性。

美国联邦政府卫生部在1974年出台的《贝尔蒙报告》是西方较早研究参与者权利保护和风险问题的政府性文件。该《报告》指出:所谓风险是"伤害产生的可能性"。"'小风险'或'大风险'则通常是指(常常是模糊地)体验伤害的概率以及伤害预计的严重程度。"[1] 除此之外,美国联邦政府人类研究保护办公室(OHRP)出台的《机构审查委员会指南》第三章对风险的界定如下:"作为参与研究的结果而言,风险即指产生某种损害或伤害(身体、心理、社会或经济)的可能性。其产生的可能性和等级涵盖了从微小到严重的各个层次。"[2] 根据该《指南》,风险分为三类:身体损害及其可能性、心理损害及其可能性以及社会或经济损害及其可能性。

---

[1] 《贝尔蒙报告》第"C. Applications"部分"2. Assessment of Risks and Benefits"小节。

[2] 参见 Institutional Review Board Guidebook 第 III 章的节 A "Risk/ benefit analysis",网址:http://www.hhs.gov/ohrp/archive/irb/irb_chapter3.htm#e9。[最后访问时间:2016/2/23]

加拿大于20世纪90年代末出台《三理事会声明》，后又经过多次修订。《声明》将风险界定为发生某"损害"（harm）的概率及严重程度。"因为研究是步入未知领域，故可能产生对参与者及其他人的损害。损害即是对参与者福利的一切负面影响，如社会性损害、行为性损害、心理损害、身体的或经济损害等。风险即是衡量此类损害的大小、严重性，及其发生的可能性，以及风险针对参与者还是针对第三方。针对研究的合理的伦理分析应当考虑可预见风险及可用的降低风险的手段。"①

澳大利亚《国家声明》指出："一种风险即是一种损害、不适或不便，分如下几种情况：一，产生某种损害（或不适或不便）的可能性；以及二，损害的严重性及其后果。"②

"上述各国法律文献中关于风险的概念表述大同小异。总的来说，大致都包含对风险的实质属性（如不便、不适、损害）、风险的等级与严重性、可能性三个方面的要素。对风险的清晰界定是合理设计研究项目、有效实施伦理审查、监督及风险评估的基本前提，也是参与者知情权所指向的基本内容范畴。"③

遗憾的是，我国的立法中从无明确的关于风险的术语界定。2003年9月1日施行的《药物临床试验质量管理规范》第四条规定："所有以人为对象的研究必须符合《世界医学大会赫尔辛基宣言》（附录1），即公正、尊重人格、力求使受试者最大程度受益和尽可能避免伤害。"第五条规定："在进行人体试验前，必须周密考虑该试验的目的及要解决的问题，应权衡对受试者和公众健康预期的受益及风险，预期的受益应超过可能出现的损害。"2007年1月11日，卫生部颁布的《涉及人的生物医学研究伦理审查办法（试行）》第十四条第二项规定："对受试者的安全、健康和权益的考虑必须高于对科学和社会利益的考虑，力求使受试者最大程度受益和尽可能避免伤害。"2016年国家卫生计生委公布的《涉及人的生物医学研究伦理审查办法》第十八条第二项规定了控制风险原则。该原则规定："首先将受试者人身安全、健康权益放在优先地位，其次才是科学

---

① 唐伟华：《英美国家政府资助研究领域人类参与者权益保护问题初探》，中国社会科学出版社2014年版，第43—64页。
② 澳大利亚《国家声明》第2.1节"风险与效益"。
③ 唐伟华：《英美国家政府资助研究领域人类参与者权益保护问题初探》，中国社会科学出版社2014年版，第45页。

和社会利益，研究风险与受益比例应当合理，力求使受试者尽可能避免伤害。"根据我国上述相关立法规定，可以理解为：伤害（harm）是对受试者身体、精神和社会上造成的损害，风险（harm and risk）是指发生上述伤害的可能性。

二 风险的分类

（一）健康风险

人体试验可能会给受试者造成人身上实质性损害，侵害受试者的生命健康权。"生命健康权是指公民对自己的生命安全、身体组织完整和生理机能及心理状态的健康所享有的权利，包括生命权、身体权和健康权。生命权是自然人以其性命维持和安全利益为内容的人格权；身体权是自然人对肢体、器官和其他组织依法享有完整和支配的人格权；健康权是公民以其身体的生理机能的完整性和保持持续、稳定、良好的心理状态为内容的权利。"[1] "人身损害，具体表现为试验行为导致了受试者身体的内外有形组织和各器官的生理机能遭受破坏，使受试者的劳动能力减弱或丧失，受试者的身体受损但未达到伤害的程度，或者直接导致了受试者的死亡等。"[2] 而且受试者在试验过程中产生了焦虑、紧张等负面情绪，承受极大的心理压力，对其生活造成了极大的影响。因此，健康风险不仅包括参与者身体上的疼痛或者不适，身体健康方面的损伤；还包括参与者精神上及思想情感和心理方面的变化，如忧虑、幻觉、紧张、负罪感、焦虑、不安和丧失自信心等情绪，严重的可以导致参与者精神分裂或者精神疾病问题。精神损害是一种抽象的、无形损害，它可能是来自肉体上的疼痛，也可能单纯是精神上的不适或者痛苦压力，并且无法用医学手段或者医疗技术将其具体化，只能由受试者本人自身感知；精神损害也不同于财产损害，其损害无法通过相应数额的补偿使损害恢复到一个圆满的状态；精神损害持续的时间无法测量，可能是暂时的，也可能是较长的某一段时间，也可能延续终身。总之，精神损害对受试者自身和生活的影响是多方位、多方面的。在人体试验

---

[1] 高言、柴春英：《人身权法理解适用与案例评析》，人民法院出版社1996年版，第11页。

[2] 满洪杰：《人体试验法律问题研究》，中国法制出版社2013年版，第219页。

中，精神损害的认定和衡量是立法上的一个难点，是外界对个人内心感知的一种判断，正常人很难去"感同身受"以确认损害其程度和对个人造成的影响大小。例如，2003年我国《药物临床试验质量管理规范》第五条规定："进行药物临床试验必须有充分的科学依据。在进行人体试验前，必须周密考虑该试验的目的及要解决的问题，应权衡对受试者和公众健康预期的受益及风险，预期的受益应超过可能出现的损害。"第六十八条规定："严重不良事件（Serious Adverse Event），临床试验过程中发生需住院治疗、延长住院时间、伤残、影响工作能力、危及生命或死亡、导致先天畸形等事件。"2007年卫生部颁布的《涉及人的生物医学研究伦理审查办法（试行）》第十四条第五项规定："确保受试者因受试受到损伤时得到及时免费治疗并得到相应的赔偿。"在司法实践中，对精神损害的认定应当考虑各种因素可能，本着公平原则，需要法官运用其自由裁量权进行综合判断。

（二）法律风险

法律风险主要包括：参与者隐私权被侵犯，参与者的个人秘密信息被泄露，甚至参与者会受到刑事指控等。如我国2007年颁布的《涉及人的生物医学研究伦理审查办法（试行）》第十四条第四项规定："尊重和保护受试者的隐私，如实将涉及受试者隐私的资料储存和使用情况及保密措施告知受试者，不得将涉及受试者隐私的资料和情况向无关的第三者或者传播媒体透露。"在各国政府及科学基金组织出台的保护受试者权益立法体系中，有关隐私及个人信息的保护，也历来是一重要的领域。

（三）经济风险

经济风险包括：参与者可能面临的财产损害、经济负担或者失业，个人生活受到影响。我国2007年的《涉及人的生物医学研究伦理审查办法（试行）》第十四条第三项规定："减轻或者免除受试者在受试过程中因受益而承担的经济负担。""财产损害，包括直接损失和间接损失，只要是人体医学试验侵害到受试者的人身或者财产权利，由此造成的受试者经济上的损失。主要有致人死亡而使受试者或近亲属遭受的财产损失；因受试者丧失劳动能力造成收入的损失等。由于试验行为造成受试者死亡时，人体医学试验不仅仅造成了受试者人身上的损害，更在人身损害的基础上衍生出了财产损害。"[1] 例如，试验导致受试者死亡，受试者的亲属支出丧葬费等费用，丧葬费即属于受试者近亲属遭受的财产损失范畴。试验行为造成了受试者身体残疾或肢体障碍，从而使受试者丧失了正常劳动能力，由此导致受试者在工作收入上的减少或者彻底丧失工作。受试者治疗其人身损害产生的直接医疗费用，以及后续的残疾用具费用都属于受试者的财产损害。研究试验对受试者造成的伤害时，受试者在治疗过程中产生的医疗费属于直接财产损失范围，在治疗过程中也必然产生一些间接费用，例如，受试者因身体受到侵害不能正常上班所产生的误工费，因护理受试者而产生的亲属的误工费或是亲属雇人照管受试者的护理费用，治疗过程中支出的交通费和住宿费等，都属于人体医学试验对受试者财产造成的损害和负担。

（四）其他风险

其他风险主要指社会舆论风险，包括参与者社会评价降低，社会声誉和社会尊严受到影响，在社会中被贴上某种标签，在社会受到一些耻辱的信息和对待等。我国2016年的《涉及人的生物医学研究伦理审查办法》第二十条第十二项规定了社会舆论风险。《涉及人体的医学科学技术研究管理办法》（征求意见稿）第三十八条规定：研究结果的伦理符合性，主要评估对受试者权益和尊严的影响。

三 风险的分级

（一）各国立法关于风险分级的比较

在国外的法律规范中，通常根据风险的严重性程度，将风险划分为不同的等级，主要有三分法，如澳大利亚，还有两分法，如美国和加拿大。

澳大利亚对风险等级划分采用三分法。澳大利亚《国家声明》将参与者在研究中面临的风险按照严重性由重至轻分为三类：损害、不适与不便，[2] 一类是"损害"（harm）也即高风险，"损害"被划分成了六大类：一是生理损害，包括：受伤、疾病、疼痛。二是心理损害，包括无价值

---

[1] 王利明、周友军、高圣平：《中国侵权责任法教程》，人民法院出版社2010年版，第333页。

[2] 见澳大利亚《国家声明》第2章，另参见澳大利亚生命伦理学咨询委员会（National Bioethics Advisory Commission）报告 Ethical and Policy Issues in Research Involving Human Participants，Bethesda，2001，第71—72页。

感、悲痛感、负罪感、愤怒或恐惧感,例如披露敏感的或令人难堪的信息,或学习关于开发某种无法治愈的疾病的遗传学可能性,另如:得知某一名作为参与者的家庭成员被查出获有遗传性疾病时的悲痛情绪;某一记录资料可能给家庭或朋友造成的影响,或传染病流行的风险。三是个人价值贬损,包括:受到屈辱、被操纵,或受到其他各种无礼的或不公正的对待。四是社会性损害,包括对社会网络或人与人之间关系的损害;在利益、服务、受雇及保障的获取问题上的歧视;社会性屈辱;先前未知的血缘关系的发现。五是经济损害,包括将直接或间接成本强加给参与者。六是法律损害,包括发现及控诉犯罪行为。必须指出的是:某些社会性研究可能包含着更广泛的社会及经济风险。例如,在某一小型群体中开展关于特殊亚群的思想观念的研究,可能影响到社会凝聚力、财产价值或商业投资。除上述各类损害之外,还存在各类由研究人员或单位的不端行为或欺诈行为引起的损害,一些国家将此类行径作为研究不端进行处理。[①] 第二类是"不适","不适"属于低风险,与"损害"相比,"不适"的严重性稍逊一些,其包括身体及(或)精神的不适。举例而言,不适包括药物的轻微副作用,血压测量引起的不适,以及由访问导致的紧张感。当人的反应超越不适及演变为悲伤的时候,就应视为损害。另外,如果研究中风险的严重性超过"不适"的限度,则无论其是否可能发生,该研究都不属于"低风险"研究。[②] 第三类是"不便","不便"属于可以忽略型风险。"风险可忽略研究"指研究中不存在可预见的损害性或不适性风险,其一切可预见风险仅限于不便(inconvenience)的研究。不便的严重性比"不适"低。举例来说,"不便"可能包括填写表格,参与街头调查,或花费时间参与研究活动。如研究中的风险严重程度超过不适,则该研究不能算作"低风险研究"。[③]

美国对风险等级划分采用两分法。美国政府及资助机构的有关法律规范中将风险大致划分为最低风险和高于最低风险两个层次。适用于联邦政府各部的"通用规则"(common rule)即45CFR46102(i)对"最低风

[①] 如《澳大利亚负责任研究行为准则》(Australian code for the responsible conduct of research) 就把严重违反《国家声明》等有关规定并给参与者造成损害列为研究不端行为,加拿大《三理事会负责任研究行为章程》也有类似规定。

[②] 澳大利亚《国家声明》第2.1.6条。

[③] 澳大利亚《国家声明》第2.1.7条。

险"的界定是:"受试者在其参与的研究活动中所面临的可预见性损害或不适的可能性与严重性,均不高过其在平常生活或常规身体、心理检查时所遇到的类似风险。"例如,"就从健康人身上抽取少许血液用于研究而言,其风险不会高过其在例行的身体检查时遇到的同类风险"。① 此外,美国行政法典 45CFR46 对涉及孕妇、胎儿、囚犯、未成年人等具有某种脆弱性的参与者群体的研究中存在高于最低风险的情况做出了十分严格的限制。② 为进一步说明"最低风险"的含义,美国联邦政府卫生部人类研究保护办公室(OHRP)于 2007 年 3 月发布了"理解最低风险"③的说明,以情境案例的方式,对 45CFR46 中提出的"最低风险"做出了进一步的诠释。

加拿大《三理事会声明》未明确提出将风险划分几个等级,提出了"最低风险"(Minimal risk)的概念。研究中的风险也相应地被大致划分为"最低风险"和"高于最低风险"两个等级。而"最低风险"被界定为"参与者在参与研究活动时,发生损害的概率与严重程度都不超过参与者在日常生活中所碰到的那些情况"。④

(二)我国现行立法关于风险分级及其问题

与国外关于风险等级的立法规定相比,我国关于风险等级的立法规定散见于不同的规范性文件,关于风险等级划分的方法也不相同,有的分为最低程度风险和高于最低风险两级;有的分为低度、中度和高度危险三级;有的分为较低风险、一定风险、较高风险和高风险四级。

2007 年的《涉及人的生物医学研究伦理审查办法(试行)》第十四条第二项规定:"对受试者的安全、健康和权益的考虑必须高于对科学和社会利益的考虑,力求使受试者最大程度受益和尽可能避免伤害。"第二十条第三项规定:"受试者可能遭受的风险程度与研究预期的受益相比是

---

① 见美国联邦政府卫生部人类研究保护办公室(OHRP):《机构审查委员会指南》第三章节 A "RISK/BENEFIT ANALYSIS"中的界定。

② 参见 45CFR46 subpart B 至 D 的规定。

③ 原文题为"Understanding Minimal Risk",系联邦政府人类研究保护办公室(OHRP)于 2007 年公布的,意在帮助研究人员、伦理审查人员及科研管理人员及其他相关主体识别和理解"最低风险",全文见:http://www.hhs.gov/ohrp/sachrp/sachrpminrisk20080131.html。

④ 见"Understanding Minimal Risk"第 2 章节 B "Approach to REB Review"中的"Concepts of Risks and Potential Benefits"小节。

否合适。"根据上述《办法》关于风险的规定可以推定：最低程度的风险（minimum risk）是指，研究中预期的伤害或不适的发生概率和程度，不超过受试者日常生活或常规治疗所可能遇到的情况。2016年修订后的《审查办法》第十八条第二项规定了控制风险原则，即"首先将受试者人身安全、健康权益放在优先地位，其次才是科学和社会利益，研究风险与受益比例应当合理，力求使受试者尽可能避免伤害"。根据此项规定也可以推定出：我国现行立法中关于最低程度的风险。

《涉及人体的医学科学技术研究管理办法》（征求意见稿）第三条规定了风险最小化原则。第十三条规定："风险程度判定应参考以下有关因素：（一）涉及孕产妇、未成年人、残障人士、囚犯等特殊人群；（二）人体侵入性创新干预研究；（三）预期风险不可评估，敏感性高或社会影响大；（四）危险度高（可能导致死亡等）；（五）与境外机构（或组织）开展科研合作；（六）多中心、大样本研究；（七）涉及国家安全、生物安全；（八）涉及人类遗传物质研究；（九）其他。"第三十一条规定："根据第十三条参考因素确定的高风险医学科学技术研究，机构（或组织）应当有针对性地制定风险管理措施，并实施全过程跟踪管理，有效防止风险的发生。"根据此《管理办法》的规定可以推定：我国现行立法中关于风险等级还包括高程度风险或称为"高于最低风险"。

《基因工程安全管理办法》第六条规定：按照潜在危险程度，将基因工程工作分为四个安全等级；安全等级Ⅰ，该类基因工程工作对人类健康和生态环境尚不存在危险；安全等级Ⅱ，该类基因工程工作对人类健康和生态环境具有低度危险；安全等级Ⅲ，该类基因工程工作对人类健康和生态环境具有中度危险；安全等级Ⅳ，该类基因工程工作对人类健康和生态环境具有高度危险。

2009年施行的《医疗技术临床应用管理办法》第七条将医疗技术分为三类：第一类医疗技术是指安全性、有效性确切，医疗机构通过常规管理在临床应用中能确保其安全性、有效性的技术。第二类医疗技术是指安全性、有效性确切，涉及一定伦理问题或者风险较高，卫生行政部门应当加以控制管理的医疗技术。第三类医疗技术是指具有下列情形之一，需要卫生行政部门加以严格控制管理的医疗技术：（一）涉及重大伦理问题；（二）高风险；（三）安全性、有效性尚需经规范的临床试验研究进一步验证；（四）需要使用稀缺资源；（五）卫生部规定的其他需要特殊管理的医疗技术。第三十八条规定:"医疗机构应当建立手术分级管理制度。根据风险性和难易程度不同,手术分为四级:一级手术是指风险较低、过程简单、技术难度低的普通手术;二级手术是指有一定风险、过程复杂程度一般、有一定技术难度的手术;三级手术是指风险较高、过程较复杂、难度较大的手术;四级手术是指风险高、过程复杂、难度大的重大手术。"不同于常规治疗,在医学人体实验中施行于受试者的技术、药物或者器械的有效性、安全性都未获确证,受试者面临的风险较常规医学诊疗更大。"在面临的风险上,医学研究在人体上实验新的医疗技术、药品或者医疗器械的安全性和有效性,即使有临床前研究提供的数据资料,受试者可能因此承受的伤害也是高度不确定的;而在医疗中,虽然患者的预防、诊断和治疗方法可能在后续的医学研究中受到质疑,但从总体上看,医务人员所使用的技术、药品或器械的安全性和有效性一般都已得到充分的证明,风险更小。"[1]

第二节 知情同意的四项基本要素及其在立法中的体现

知情同意权是受试者的基本权利。"受试者的知情同意权是指受试者在获得及时、充分、有效信息的基础上,自主地做出是否同意参与人体试验的权利。"[2] 知情同意权包括知情权和同意权两部分。"受试者的知情同意,是指有行为能力的受试者在被充分告知与研究有关的信息并充分理解这些信息后,在没有任何外力胁迫下或诱导下,自愿作出参与或者不参与医学研究的过程。"[3] 一般认为,知情同意的过程,包括受试者是否充分知情、完全理解,是否完全自主自愿。"受试者告知与同意包含三项要素:信息、理解和自愿,研究者必须向受试者提供充分的信息,受试者必须对相关的信息有适当的理解,必须确保受试者具有同意的能力并且基于

---

[1] 张洪松、兰礼吉:《医学人体实验中的知情同意研究》,《东方法学》2013年第2期。
[2] 徐喜荣:《论人体试验中受试者的知情同意权——从"黄金大米"事件切入》,《河北法学》2013年第11期。
[3] 张洪松、兰礼吉:《医学人体实验中的知情同意研究》,《东方法学》2013年第2期。

自愿同意参与研究。"[1] "将信息揭示给受试者的目的，在于使之能作出同意或不同意的自主决定，也只有在受试者对所提供的信息有适当的了解后，才能作出决定，这是对自主决定权的行使。"[2]

《赫尔辛基宣言》和《涉及人的生物医学研究的国际伦理准则》确定了受试者知情同意在"信息的告知""适当的理解"和"自愿的同意"三个维度上的基本标准。根据美国和加拿大相关法律文献中关于知情同意程序的规定和描述，知情同意的基本构成要素主要包括："信息"（information）、"理解"（comprehension）、"自愿"（voluntariness）、"持续"（ongoing）四个方面。

我国没有制定统一的"人体试验法"，关于受试者知情同意的规定分别散见于侵权法、医事法律和一些部门规章中，尚缺少完善的、整体的、统一的关于知情同意的法律规范。关于知情同意法律层面的规范主要是《侵权责任法》《执业医师法》和《精神卫生法》。2010年的《侵权责任法》第五十五条规定："医务人员在诊疗活动中应当向患者说明病情和医疗措施。需要实施手术、特殊检查、特殊治疗的，医务人员应当及时向患者说明医疗风险、替代医疗方案等情况，并取得其书面同意。"何为"特殊检查""特殊治疗"，《侵权责任法》并未作出解释。一般认为，所谓的"特殊检查""特殊治疗"是包括临床试验在内的人体试验的。1998年的《执业医师法》第二十六条规定："医师应当如实向患者或家属介绍病情，但应当注意避免对患者产生不利后果。医师进行实验性临床医疗，应当经医院批准并征得患者本人或者其家属同意。"第三十七条规定："医师未经患者或家属同意，对患者进行实验性临床治疗的"，由"卫生行政部门给予警告或责令暂停6个月以上1年以下执业活动，情节严重的，吊销其执业证书；构成犯罪的，依法追究刑事责任。"《精神卫生法》第四十三条第一款规定："医疗机构对精神障碍患者实施下列治疗措施，应当向患者或者其监护人告知医疗风险、替代医疗方案等情况，并取得患者的书面同意；无法取得患者意见的，应当取得其监护人的书面同意，并经本医疗机构伦理委员会批准：……（二）与精神障碍治疗有关的实验性临床

---

[1] 陈元方、邱仁宗：《生物医学研究伦理学》，中国协和医科大学出版社2003年版，第111—116页。

[2] 田侃、汤扬：《浅谈受试者在药物临床试验中知情同意权的法律保护》，《中国药房》2008年第28期。

医疗。"

关于知情同意的规范规章层面主要有：1994年的《医疗机构管理条例》第三十三条第一款规定，"医疗机构实行手术、特殊检查或者特殊治疗时，必须征得患者同意，应当取得家属或者关系人同意并签字"，同时第八十八条指出：特殊检查、特殊治疗包括临床试验性检查和治疗。2002年的《医疗事故处理条例》第十一条规定："在医疗活动中，医疗机构及其医务人员应当将患者的病情、医疗措施、医疗风险等如实告知患者，及时解答其咨询，但是应当避免对患者产生不利影响。"《医疗机构从业人员行为规范》第二十七条规定："严格遵守药物和医疗技术临床试验有关规定，进行实验性临床医疗，应充分保障患者本人或其家属的知情同意权。"《药物临床试验质量管理规范》第十四条规定了研究者或其指定的代表必须向受试者说明有关临床试验的详细情况；第十五条规定充分和详细解释试验情况的要求；第六十八条规定知情同意是指向受试者告知一项试验的各方面情况后，受试者自愿确认其同意参加该项临床试验的过程，须以签名和注明日期的知情同意书作为文件证明。《医疗器械临床试验规定》第八条规定医疗器械临床试验负责人或其委托人应当向受试者或其法定代理人详细说明的事项；第九条规定受试者在充分了解医疗器械临床试验内容的基础上，知情同意书应当包括的内容。此外还有《药物临床试验伦理审查工作指导原则》等。最重要的受试者知情同意权保护制度是2007年1月11日卫生部制定的《涉及人的生物医学研究伦理审查办法》，该办法第一次系统地对生物医学研究中人体试验涉及的伦理审查问题进行了规范。2016年卫生部又对该审查办法进行了重新修订。上述这些规范性文件都要求在充分告知试验研究风险并确保受试者在充分了解研究内容的基础上获得受试者的知情同意。下面将分别分析知情同意的四项基本要素。

一 信息

在知情同意的四项要素中，信息是首要要素。"信息要素是指研究人员或科研单位有义务向潜在参与者提供有关研究活动的必要信息，尤其强调的是披露信息的全面性与及时性。也就是在告知参与者信息时，应当尽量做到全面。同时，在项目研究活动的实施过程中产生或发现的，对于可能影响参与者的参与意愿的信息，应及时向参与者披露。"①

试验研究者的信息告知义务是受试者知情同意权实现的基本前提。在人体试验研究中，因研究者具有专业上、职业地位上的优势，研究者和受试者在试验信息方面存在实际意义上的不平等，其中受试者处于弱势地位。研究者信息告知或披露义务的确立是解决双方信息不对称、地位不平等问题的必要手段。"根据民事权利和义务的对等性，受试者在享有知情同意权的同时，研究者即被赋予了向受试者充分说明临床试验有关信息的法定义务，如试验目的、内容、过程以及预期的收益和风险等。"②

（一）信息告知的范围

在知情同意过程中，对信息要素的基本要求是信息的必要性。信息的必要性具体表现在知情同意流程中，研究人员必须向参与者披露信息的范围，即关于必要信息进行告知的范围。研究者必须披露或告知的事项包括哪些，这既是对研究者提出的一项义务性要求，同时也是参与者享有知情权的具体范围。

《纽伦堡法典》第1条规定："进行人体试验必须取得受试者的同意，而受试者的同意必须基于对试验的性质、期间与目的、试验的方法、可合理预测的不便与风险、参与试验对身体健康或个人的影响等事项的充分知悉与理解，使受试者得以作出明智的决定。"《赫尔辛基宣言》第24条规定："应适当地告知潜在的受试者，关于试验的目的、试验的方法、资金的来源、任何可能的利益冲突、研究者之间的内部职务关系、可预期的研究利益与潜在风险、可能产生的不适，以及不参与试验或撤回同意的权利等事项。"《奥维多公约》附加议定书第13条（对试验参加者的告知）规定："1. 被要求参与试验项目的人必须被以其可以理解的方式正确的告知有关事项。告知应当记录在案。2. 告知内容应当包括试验的目的、整体计划、项目可能的风险和收益，以及伦理委员会的意见。在被要求做出参加试验的同意表示之前，根据试验的性质和目的，相对人应当被特别告知以下内容：（1）试验项目的性质、范围和过程，特别是其中所包含的任何风险的细节，（2）现有的预防、诊断和治疗过程，（3）对试验不良后

---

① 唐伟华：《英美国家政府资助研究领域人类参与者权益保护问题初探》，中国社会科学出版社2014年版，第64页。

② 邵蓉、张玥、魏巍：《药物临床研究受试者知情同意权法律保护之探析》，《上海医药》2011年第8期。

果和受试者关心事项所做的安排，（4）为确保尊重受试者私人生活和个人信息安全所做的安排，（5）就受试者知悉有关试验和总体结果的信息所做的安排，（6）对发生损害时公平赔偿所做的安排，（7）试验结果、数据和生物医学物质的任何进一步用途，包括商业用途，（8）试验计划的资金来源。3. 此外，被要求参加作为试验的人应被告知其权利和法律规定的保护措施，特别是他们有权拒绝同意以及随时可以撤回同意的权利，且不应因此受到任何歧视特别是不应因此被剥夺接受治疗的权利。"

美国 1979 年的《贝尔蒙报告》规定了必须披露的一般事项，联邦政府的 45CFR46 中规定了研究人员必须披露的八个方面的基本信息和需要额外披露的六类信息以及必要的其他信息。加拿大的《三理事声明》明确列举了属于参与者知情权范围的 12 类信息。澳大利亚的《国家声明》第 2.2 节 "关于同意的一般性要求" 主要就知情同意问题作出了一般性规定。

我国相关立法主要规定研究者必须提供全部必要的信息。信息的必要性要求在我国立法中主要体现在：《侵权责任法》第五十五条规定："医务人员在诊疗活动中应当向患者说明病情和医疗措施。需要实施手术、特殊检查、特殊治疗的，医务人员应当及时向患者说明医疗风险、替代医疗方案等情况，并取得其书面同意；不宜向患者说明的，应当向患者的近亲属说明，并取得其书面同意。医务人员未尽到前款义务，造成患者损害的，医疗机构应当承担赔偿责任。"《药物临床试验质量管理规范》第十四条和《医疗器械临床试验规定》第八条都对研究者的告知内容进行了列举式规定，包括："试验目的、试验的过程与期限、检查操作、受试者预期可能的受益和风险，告知受试者可能被分配到试验的不同组别，与试验相关的损害的补偿等。"《精神卫生法》第四十三条第（一）项规定包括："医疗风险、替代医疗方案等情况。" 2007 年的《涉及人的生物医学研究伦理审查办法（试行）》第十七条规定："在获得受试者知情同意时，申请人必须向受试者提供完整易懂的必要信息。" 2016 年修订后的《伦理审查办法》第三十五条规定："知情同意书应当含有必要、完整的信息，并以受试者能够理解的语言文字表达。"

（二）国外关于信息告知范围的立法规定

各国政府针对有关信息披露的范围确立了十分详细的规则。

美国在 1979 年出台的《贝尔蒙报告》要求，须披露的事项一般包括：研究操作过程，目的，潜在的危险和预期利益，其他类似的操作（当牵涉治疗时），以及声明参与者有提问题的机会且可在任何时候退出研究。另外还包括参与者的挑选方式，研究的负责人，等等。但是，《贝尔蒙报告》也明确指出：一份简单的项目名单并不能代表提供多少以及提供哪方面信息的标准。那么，以何种方式及在何种范围内披露才算合理？该报告曾提出确立一个"合理自愿者"（the reasonable volunteer）标准：信息的范围和性质应该是在知道操作过程对他们的治疗既没有必要且也许人们还没完全理解该操作的情况下，研究参加者能够决定他们是否希望参加研究以增进知识和理解。即使预计有直接利益，参与者应清楚地意识到风险的大小及参加研究的自愿性。①

美国联邦政府45CFR46116（a）明确划定了参与者知情权涵盖的基本范围，这是研究人员必须向参与者披露的信息，它包括八个方面：（1）对研究目的、参与者的预计参与期间的解释说明，对参与程序的说明，以及对实验性程序的确认和说明。（2）对于参与者将面临的一切合理的可预见（foreseeable risks）风险或不适（discomforts）的说明。（3）对参与者或他人将可能享受到的，来自研究活动的合理的预期利益的说明。（4）对可能存在的某种有利于参与者的可选择治疗程序或方法的说明。（5）就针对可能导致参与者身份泄露的记录实施保密的说明。（6）对在实施超过最低风险的研究活动的情况下，如果参与者在研究活动中受到伤害，将如何进行补偿或治疗，其具体包括哪些措施或内容，以及获取进一步的信息。（7）说明谁将负责受理并回答有关研究及研究参与者权利的询问，以及谁将负责处理参与者在研究中受到伤害事务。（8）一份声明，它包括：参与研究活动是自愿的，拒绝参与不会招致惩罚，不会导致潜在参与者丧失有权享受的利益。并且，参与者退出参与研究活动不会招致惩罚，或丧失那些其有权享受的利益。② 其次，45CFR46.116（b）还规定了须额外披露的六类信息范围，这类信息并非在一切条件下都要向潜在参与者披露，而是一项个案性要求，即当伦理委员会（IRB）认为适当的情况下，可以要求某一项研究活动的知情同意流

---

① 唐伟华：《英美国家政府资助研究领域人类参与者权益保护问题初探》，中国社会科学出版社2014年版，第64—65页。

② 须指出的是，依照21CFR50.25（a）的规定，在临床研究中，研究人员同样需要向受试者传达这些信息。

程中，向参与者披露"其中的一项或多项"。这些信息包括：其一，一项声明，其内容是：该项治疗或程序将会含有对于参与者（在参与者即将或可能怀孕的情况下，对于胚胎或新生儿）的，目前不可预见的风险；其二，在何种情况下，研究人员可以在未经参与者同意的情况下，终止参与者参与研究；其三，参与者因为参与研究动因则承担的所有额外的成本；其四，参与者退出研究的后果，以及参与者有序终止参与研究活动的程序；其五，一项声明，其内容是：在研究过程中产生的，将对参与者参与研究的意愿产生重大影响的新发现，将会被提供给参与者；其六，将参与研究活动的参与者的大概的数目。必须明确的是，以上六类信息并非在一切情况下一概披露给参与者，而是要由伦理委员会针对特定的研究项目的特定情况，做出个案性的决定，也就是说，这六类信息是否提供给参与者，要看伦理委员会的决定。如果伦理委员会认为某一研究活动的参与者必须获得这些信息，则研究人员及科研单位有义务确保参与者获得这些信息。[①]

加拿大《三理事会声明》第3.2条针对"参与者"的知情权范围，罗列了12类信息：包括（a）明确告知参与者被聘请参与一研究项目；（b）以明确的、通俗易懂的语言说明研究目的，研究人员的身份，研究资助者或赞助者的身份，预计参与期间及内容，对研究程序的说明，对参与者的责任的说明；（c）以明确、通俗易懂的语言，对参与者将面对的可预见风险及潜在利益做出说明；（d）一项保证，用以确保以下事项：参与者没有任何参与的义务；参与者随时可以自由退出，且其先已享有的资格或权利不会受到歧视性对待；在研究项目实施的整个过程中，及时地将那些与参与者是否继续参与研究的决策相关的信息告知参与者；参与者有权撤回由其提供的数据或人体生物材料，以及任何对撤回数据或人体生物材料的限制；（e）研究成果的商业化的可能性的信息；与研究人员及其所在单位、研究的赞助方涉入的所有实际存在的、潜在的或已察觉的利益冲突；（f）将采取的传播研究成果的手段，以及参与者是否会直接或间接泄露参与者的身份；（g）一名被指定负责解释与参与者相关的研究的科学或学术问题的授权代表人员的身份及联系信息；（h）在项目研究团队之外的，供参与者咨询研究伦理问题的适当人员的身份及联系信息；

---

① 适用于临床研究的 21CFR50.25（b）同样有此要求。

(i) 一份清楚的说明，内容是研究人员将从参与者身上收集什么信息，以及收集的目的是什么；一份清楚的说明，内容是什么人将有权限接触这些涉及参与者的身份的信息；一项说明，内容是研究人员及主办方将采取何种保密措施；说明研究员将如何使用这些数据；说明谁将负责披露收集来的信息，以及这些信息将披露给谁；(j) 对参与者的支付信息，包括激励参与者参与研究的报酬（payments），给予参与者用于冲抵其参与成本的补偿（reimbursement），以及在参与者在参与研究中受到伤害时的赔偿（compensation）；(k) 一份声明，内容是参与者同意参与研究活动，并不意味着放弃了在遭受损害时寻求法律救济的权利；(l) 停止临床试验的规则，以及研究人员在何种情况下可以将参与者从试验中撤出。

澳大利亚《国家声明》第2.2节"关于同意的一般性要求"主要就知情同意问题做出了一般性规定。其首先指出："针对研究人员的指导原则是：参与研究的个人决定应当由参与者在充分获知相关信息，以及充分理解被申请研究及参与研究的含义的情况下自愿做出。"并且"应当以适当的方式"向潜在参与者提供有关信息，"以充分了解信息为基础的自愿参与，要求充分理解研究的宗旨、方法、要求、风险及潜在效益"①。这项要求大体划出了知情权所涉及的基本信息范围。在此基础上，《国家声明》第2.2.6条还规定了研究人员须进一步向参与者告知的13类信息，包括：（a）参与者可以做出的一切选择；（b）针对该研究的监控将如何实施；（c）针对研究给参与者带来的不良影响提供相关服务；（d）投诉受理人的详细联系信息；（e）研究人员的详细联系信息；（f）对隐私与机密将如何予以保护；（g）参与者享有在任何阶段终止进一步参与的权利，以及所有的意思表示形式，以及撤销数据的可能性；（h）研究资助的额度及来源；（i）与研究人员、赞助方或研究机构有关的金钱或其他性质的利益披露；（j）给予参与者的任何酬劳；（k）研究成果发布（包括出版）的可能性及形式；（l）一切惠及社会大众的预期效益；（m）《国家声明》其他章节中要求的任何与研究的细节相关的信息。

（三）我国立法中关于信息告知范围的规定

由于生物医学研究和人体试验在我国尚处于起步阶段，我国立法对于

---

① 以上见《国家声明》第2.2.1、2.2.2、2.2.3条，另外《国家声明》第5.2.16就"适当方式"做出了要求，参见本文后面章节的论述。

试验研究者信息告知义务的规定经历了一个从无到有，从不完善到逐步完善的变化过程。

最早规定受试者知情同意具体内容的是2003年9月1日施行的《药物临床试验质量管理规范》。该规范第十二条第三项规定："伦理委员会应从保障受试者权益的角度严格按下列各项审议试验方案：向受试者（或其家属、监护人、法定代理人）提供有关本试验的信息资料是否完整易懂，获取知情同意书的方法是否适当。"第十四条规定："研究者或其指定的代表必须向受试者说明有关临床试验的详细情况：（一）受试者参加试验应是自愿的，而且有权在试验的任何阶段随时退出试验而不会遭到歧视或报复，其医疗待遇与权益不会受到影响；（二）必须使受试者了解，参加试验及在试验中的个人资料均属保密。必要时，药品监督管理部门、伦理委员会或申办者，按规定可以查阅参加试验的受试者资料；（三）试验目的、试验过程与期限、检查操作、受试者预期可能的受益和风险，告知受试者可能被分配到试验的不同组别；（四）必须给受试者充分的时间以便考虑是否愿意参加试验，对无能力表达同意的受试者，应向其法定代理人提供上述介绍与说明。知情同意过程应采用受试者或法定代理人能理解的语言和文字，试验期间，受试者可随时了解与其有关的信息资料；（五）如发生与试验相关的损害时，受试者可以获得治疗和相应的补偿。"根据该管理规范第十四条、第十五条和第二十四条的规定，研究者负有与受试者知情同意权相对应的告知说明义务。

2004年的《医疗器械临床试验规定》第八条规定："医疗器械临床试验负责人或其委托人应当向受试者或其法定代理人详细说明以下事项：（1）受试者自愿参加临床试验，其有权在任何阶段退出试验；（2）受试者的个人资料保密。对受试者的资料，伦理委员会、（食品）药品监督管理部门、实施者可以查阅，但不得对外披露其内容；（3）医疗器械临床试验方案，尤其是医疗器械临床试验目的、过程和期限、受试者预期可能获得的受益和风险；（4）医疗机构有义务在试验期间向受试者提供与该临床试验相关的信息资料；（5）实施者应对试验产品给受试者带来的损害进行相应的补偿；在医疗器械临床试验合同中应当载明有关补偿事宜。"

上述两项规定不仅对研究者需要告知的信息资料的主要内容及其包括事项，给予了明确界定，而且还规定了研究者提供的有关试验信息的资料要具有完整性。但不足之处在于：一是判断信息资料完整性的一般标准是什么，立法没有明确；二是没有规定研究者或医疗机构要向受试者进行告知的方式，以何种方式履行告知义务，是否可以口头告知，立法没有明确指明。因此，相对比国外的立法规定，《医疗器械临床试验规定》和《药物临床试验质量管理规范》对告知义务的规定仍不够明确，内容也不够全面。

2007年的《涉及人的生物医学研究伦理审查办法（试行）》对于试验者应当告知受试者的具体内容未做规定。"比较而言，在药物、医疗器械的临床试验中，研究者的告知义务规定较为详细，但是其他人体试验则规定得过于原则，甚至没有规定，急需确立统一的基本标准与重要内容的特别告知程序。"[①] 2007年《审查办法（试行）》第十七条规定："在获得受试者知情同意时，申请人必须向受试者提供完整易懂的必要信息。"第二十条第四项和第七项规定："伦理委员会对申请伦理审查的项目进行下列审查：在办理知情同意过程中，向受试者（或其家属、监护人、法定代理人）提供的有关信息资料是否完整易懂"，"是否向受试者明确告知他们应该享有的权益，包括在研究过程中可以随时退出而无须提出理由且不受歧视的权利"。根据该审查办法（试行）的规定，可以推定出受试者的合法权益，包括：自愿参加和不参加研究的权利，知情同意的权利，在研究过程中的任何时候可以自由退出、无须说明理由而不遭到惩罚报复的权利。但是，2007年的《审查办法》没有明确规定研究者关于信息告知的具体范围，只是笼统性地规定了研究申请人必须向受试者提供完整的信息，至于哪些信息是属于完整性所必需的，信息披露的范围达到完整性的具体要求是什么，《审查办法》并没有给予明文规定。"对于什么是'必要信息'没有解释，是研究者认为的必要信息？还是受试者认为的必要信息？存在解释困惑。"[②]

2007年的《伦理审查办法》除了在信息告知范围存在立法空缺外，关于信息告知的主体、告知的方式、未告知或未完全告知以及虚假告知的后果和责任等方面也存在不足之处。"在我国现有法律中只是规定经充分和详细解释试验的情况后获得知情同意书，没有具体规定告知的主体，履

---

① 徐喜荣：《论人体试验中受试者的知情同意权——从"黄金大米"事件切入》，《河北法学》2013年第11期。

② 同上。

行告知义务的具体方式，因而在实际操作中造成了'口头'知情同意，有名无实；知情同意书未经伦理委员会审核，或审核后被任意篡改；告知不充分，语言叙述简单笼统含糊，没有包括应当告知的必要内容，比如在告知检查项目时，用'相关检查'代替具体的项目名称；未在知情同意书中交代获得的药物和相关检查是否免费，没有具体列出发生与试验有关的损害时可获的治疗、补偿和赔偿情况；在未签署知情同意书前就开始试验或事后补签；知情同意书中对参与试验的风险避重就轻，夸大利益，缩小风险；未将签署后的知情同意书复印件交给受试者；知情同意书格式五花八门，一式三联、两联、甚至一联的都有；缺乏受试者和研究者的联系方式；受试者为弱势人群，如孕妇、儿童、无行为能力或阅读能力人员等，签字页只有受试者签名栏，而没有向法定代理人和见证人发出邀请。"[1] 2012年发生的引起媒体和公众广泛关注的"黄金大米"人体试验事件即为一例。根据中国疾病预防控制中心等单位的调查结果，美国和中国科研工作者在湖南省某小学联合开展"黄金大米"（转基因水稻）试验。美方人员将烹调好的"黄金大米"米饭非法携带入境，分发给该小学儿童受试者食用。但课题研究组事先没有向受试者的家长或监护人说明试验将使用转基因的"黄金大米"，也未发放完整的知情同意书，仅发放了知情同意书的最后一页，该页上没有提及"黄金大米"，更未告知食用的是"转基因水稻"。[2]

2016年《涉及人的生物医学研究伦理审查办法》被重新修订。新的《伦理审查办法》在2007年的基础上对知情同意的信息要素做出了进一步详细的规定。首先，新修订的《审查办法》规定了知情同意原则的含义。第十八条规定："涉及人的生物医学研究应当符合知情同意原则：尊重和保障受试者是否参加研究的自主决定权，严格履行知情同意程序，防止使用欺骗、利诱、胁迫等手段使受试者同意参加研究，允许受试者在任何阶段无条件退出研究。"其次，新《审查办法》第四章专门规定了关于

---

[1] 郑逸飞：《论药物临床试验中知情同意权的内涵及保护》，《中国卫生事业管理》2011年第4期。

[2] 参见中国疾病预防控制中心、浙江省医学科学院、湖南省疾病预防控制中心《关于〈黄金大米中的——胡萝卜素与油胶囊中的——胡萝卜素对儿童补充维生素A同样有效〉论文的调查情况通报》，http://www.chinacdc.cn/zxdt/201212/t20121206_72794.htm，最后访问时间：2014年5月19日。

知情同意原则的具体要求。第三十五条规定："知情同意书应当含有必要、完整的信息，并以受试者能够理解的语言文字表达。"第三十六条规定了知情同意过程中信息告知的具体范围。"知情同意书应当包括以下内容：（一）研究目的、基本研究内容、流程、方法及研究时限；（二）研究者基本信息及研究机构资质；（三）研究结果可能给受试者、相关人员和社会带来的益处，以及给受试者可能带来的不适和风险；（四）对受试者的保护措施；（五）研究数据和受试者个人资料的保密范围和措施；（六）受试者的权利，包括自愿参加和随时退出、知情、同意或不同意、保密、补偿、受损害时获得免费治疗和赔偿、新信息的获取、新版本知情同意书的再次签署、获得知情同意书等；（七）受试者在参与研究前、研究后和研究过程中的注意事项。"

由此可见，新的《审查办法》对知情同意书的具体内容做出了比较明确规定。通过规定研究者告知的具体内容，受试者可以了解到比较全面的信息，包括：研究项目和研究者的基本情况、拟采取的试验措施以及这些措施可能会给其自身带来的后果，包括利益、风险和不适，出现损害时该给予怎样的赔偿或补偿，在此基础上受试者可以自主决定是否接受或拒绝参与该项研究。根据新的《审查办法》，"受试者的知情权包括两个方面：一是受试者有权获悉与试验相关的相关信息，如试验的目的、过程、方法、措施、获益、风险等；二是受试者有权获悉在试验中的各项权利，如受试者有权决定参加或者不参加试验、有权在试验的任何阶段随时退出试验、参加试验可以得到的补偿、出现损害时可以获得的赔偿等。受试者只有在充分知悉试验相关信息的基础上才有可能进行真实的意思表示以决定是否参加临床试验，也只有在完全知悉临床试验中各项权利的基础上才能自觉维护、并监督研究人员切实尊重和保障自身上述权利"[1]。

新的《审查办法》有效弥补了 2007 年《审查办法》的某些缺漏和不足，但是对于信息的必要性和完整性要求仍然没有做出明确的解释和统一界定，相对于国外信息告知范围的立法规定，新的《审查办法》规定的研究者信息告知范围仍显得不够全面。例如，CIOMS《伦理指南》、美国《共同规则》和《奥维多公约附件议定书》规定的信息告知内容，总体上

---

[1] 田剑波：《医学临床试验中受试者法律保护的现状与完善》，《医学与法学》2017 年第 4 期。

可以分为以下几个方面。第一方面是关于受试者参与或者拒绝参与试验的机会或者权利,第二方面是试验的性质、目的、风险和可能的收益,第三方面是受试者的隐私权和信息安全,第四方面是试验资金来源和可能的利益冲突,第五方面是对于试验可能给受试者造成损害的救济安排,第六方面是受试者分享试验结果的可能性,第七方面为试验的伦理审查情况。这些方面,都是在告知时所必不可少的。

相比较而言,我国 2016 年的《审查办法》没有要求告知试验资金来源和可能的利益冲突情况,以及对于试验成果的分享安排,对此在立法中应当予以补充。"我国至少缺乏对'资金的来源、任何可能的利益冲突'的规定。而如果受试者无法得知研究经费的来源,就无法得知研究机构背后的种种权利金钱关系,就无法确知人体试验的最终获利者是谁,亦无法评估与自身利益的冲突。而在人体试验中,研究者与受试者之间不可避免地存在利益冲突。"[1] "因为人体试验不太可能'不伤害'受试者,人体试验计划也不可能完全只考虑受试者的个人利益,研究者所追求的试验利益,往往是借由受试者承担风险与牺牲健康所换来的,两者存在利益冲突,因此,对任何可能的利益冲突的告知是非常必要的。研究者必须做出充分的告知,使受试者取得足以保护自己的信息。"[2]

另一个问题的关键在于以什么标准来确定"必要信息"?有学者建议以受试者认为的"必要信息"为标准比较合适。"以《药物临床试验质量管理规范》第 14 条所列举的内容为基础,吸收《赫尔辛基宣言》第 24 条、美国《贝尔蒙特报告》所采用的'理性志愿者标准',将研究者须告知的内容规定为:在人体试验中,研究者必须以受试者能理解的方式向受试者告知试验的目的、试验的方法、资金的来源、任何可能的利益冲突、受试者资料的保密程度、受试者可能被分配到试验的不同组别、研究者之间的内部职务关系、可预期的研究利益与潜在风险、可能产生的不适、不参与试验或撤回同意的权利、与试验相关的损害补偿以及一个理性的受试

---

[1] Richard Delgado, Helen Leskovac. Informed Consent in Human Experimentation: Bridging the Gap between Ethical Thought and Current Practice [J]. UCLA L. Rev, 1986, (34): 69, 88-89, 68-69, 97.

[2] 徐喜荣:《论人体试验中受试者的知情同意权——从"黄金大米"事件切入》,《河北法学》2013 年第 11 期。

者所期望知道的其他事项。"①

新的《审查办法》的不足之处还有：没有规范知情同意书的格式。实践中，"知情同意书的格式不规范，有的太过简单，没有包括应当告知的内容，无法使受试者充分的知情相关信息；有的内容越来越长，成为医方避免陷入纠纷的工具"②。"从立法层面规范知情同意书的格式，制定范本，以首先确保受试者知情的充分、完整、客观、真实。知情同意是保障受试者权益的重要措施，知情同意书是实现受试者知情同意的重要手段。一份充分、完整、客观、真实的知情同意书是受试者知情的前提。受试者只有完全了解试验相关信息，才能正确地进行自主选择和决定是否参与临床试验。概言之，规范知情同意书对受试者权益保护能起到积极作用：一是确保告知事项的充分完整，以便受试者能够充分获悉试验相关的信息，二是真实地行使是否参加试验的自主权。"③

（四）我国司法实践中侵犯知情同意权的典型事件

由于我国相关立法上的缺漏和不足，在司法实践中也出现了一些因侵犯受试者知情同意权而导致损害发生的案件。"知情同意是要式行为，需要履行知情同意书的签署。目前关于人体试验的法规和部门规章中，只言明研究者需要获得知情同意书，由于对知情同意书的规定过于简单笼统，实践中很容易出现侵犯受试者知情同意权的事件。比如美国哈佛大学在安徽等地进行'人类基因研究'，受试者根本不知道有知情同意这回事，就稀里糊涂地签了字。又如北京地坛医院艾滋病患者试药试验中，受试者表示事先对试验的目的意义一无所知，不仅听不懂中英文并列的知情同意书的内容，并且也没有拿到知情同意书。"④ 还有著名的"韩国人参丸事件"，"由于缺少正当的履行告知程序，受试者只是按了手印就表明同意明显对受试者保护相违背。在不明白受试风险的情况下，该名农妇在接下

---

① 徐喜荣：《论人体试验中受试者的知情同意权——从"黄金大米"事件切入》，《河北法学》2013 年第 11 期。

② 张进华：《关于新药临床试验中的伦理学问题》，《中国药业》2007 年第 20 期。

③ 田剑波：《医学临床试验中受试者法律保护的现状与完善》，《医学与法学》2017 年第 9 卷第 4 期。

④ 郑逸飞：《论药物临床试验中知情同意权的内涵及保护》，《中国卫生事业管理》2011 年第 4 期。

来的三年内都服用了这种人参丸，最后肾衰竭死亡"①。

2004年4月周某在因咳嗽、乏力、呕吐等症状就诊于上海某儿科医院后，被诊断为扩张性心肌病、心功能不全，经治疗后病情持续恶化，没有好转。经家属同意后联系了上海某医院医生刘某会诊，刘某建议人工心脏左心辅助治疗，待心功能稍有恢复可进行干细胞移植或等待供体心脏移植。此后，患者家属表示同意转院治疗。转院后，患者进行了手术植入心脏辅助装置，术后患者心室功能无恢复。故患者于2004年6月又进行了干细胞移植手术，但术后患者心脏功能恢复仍不令人满意。2005年5月，患者并发右侧额颞叶脑梗塞，左肢体偏瘫；2005年7月医院为患者进行了原位心脏移植，术后患者出现脑功能障碍，昏迷不醒，后并发全身脏器功能不全，直至衰竭。后经救治无效，宣布临床死亡。案件发生之时，人工心脏植入手术在我国属于新技术，该医院就该技术与德国柏林心脏中心合作并向上海市卫生局申请了"人工心脏的临床应用研究"项目，该医院对周某实行的心脏手术是该项目中的一项新技术。手术前，周某的父母未被告知这一信息。故周某父母将医院告上了法庭，认为医院所实施的手术实际上是一种人体试验，要求医院对周某之死承担赔偿责任。医方采取该手术的主观目的是治愈周某的扩张性心脏病、心功能不全。但该心脏移植手术仍处于研究阶段，一项医疗新技术从获得临床应用研究到获得临床应用准入许可有一定法定过程。医方采用该医疗技术时，并未告知周某父母该手术为研究试验阶段，侵犯了周某的知情同意权，应当承担赔偿责任。②

2004年浙江省海宁市人民法院审理叶某诉海宁市中医院案。该案中，沈某（原告叶某的母亲）于1998年10月在一次体检中被查出患有腺瘤性大肠息肉，容易导致癌变。海宁市马桥卫生院的医生告诉沈某有一个免费吃人参的机会，服用后沈某的大肠息肉能够缩小甚至消失。沈某以为是政府关心农村老人的福利免费为其提供人参治疗大肠息肉，就接受了医生的建议，随后不识字的沈某在《参与人参预防大肠癌研究项目同意书》上按了手印。而实际上沈某参加的是由韩国癌症中心医院与浙江大学肿瘤

---

① 《韩国人涉嫌用国人作药物试验难道731又现身》，搜狐网，http://it.sohu.com/s2005/yaowushiyan.Shtml，最后访问时间：2017年12月1日。

② 吕晓彧：《论人体医学试验的侵权责任》，硕士学位论文，西南财经大学，2014年。

研究所于1997年开始合作进行的一个名为"人参预防大肠癌研究项目"的新药临床试验，韩方负责总设计和提供资金，海宁市肿瘤研究所作为浙江大学肿瘤研究所的科研基地于1998年被吸收进入负责项目的实施，但沈某对此并不知情。根据该项目的要求，从1998年5月开始，沈某要在连续三年的时间内，每周去一次马桥卫生院或者其下属的柏士卫生所免费服2粒从韩国寄来的人参丸。到2000年5月，沈某已经连续感觉头痛头晕等身体不适，检查的结果是高血压。叶某怀疑母亲居高不下的高血压与服用人参丸存在关系，于是向柏士卫生所反映，经过层层上报报到了海宁市肿瘤研究所，医生让沈某停服一次人参丸，如果停服后沈某的高血压仍然没有下降，说明沈某的高血压与人参丸没有关系。沈某停服后，高血压没有明显的下降，因此海宁市肿瘤研究所否认了服用人参丸与沈某高血压的关系，并要求沈某继续服用人参丸。该试验直到2001年三年期满结束。到2002年3月，沈某已经出现各种严重的不良反应，并查出患了尿毒症。沈某在被病痛折磨了两年多后，2004年2月终因肾脏彻底坏死、肾功能衰竭、尿毒症而离开人世。

2002年上海市静安区人民法院审理了何某诉复旦大学附属华山医院案。该案中，原告何某曾因皮肤病（鱼鳞病）于1999年6月5日—2001年1月4日到被告复旦大学附属华山医院处就诊，门诊医生向原告配售了四瓶阿罗神胶囊。原告在服用该药后出现了停经现象，经被告免费治疗无效后，原告自行转院医治仍然未愈，遂提起诉讼。本案中，阿罗神胶囊尚处在临床试验阶段，其药理作用和副作用还有待更多的科学求证和总结。在该药未获得国家或者地方卫生行政部门颁发的"药准字"号之前，说明该药还存在有相当的未知范围，医生在此未知范围内，更应充分履行说明义务和注意义务。而被告并未就阿罗神胶囊正处在临床试验阶段的情况以及服用该药可能会产生的副作用告知原告，应承担违反告知和注意的约定义务的相应法律责任。阿罗神胶囊的说明书载明"禁忌及注意事项"包括"妊娠及哺乳期妇女禁用，未育女性慎用，在用药期间及停药后二年内必须避孕"。说明不排除该药对妇女生理上的影响，时间为停药后的二年。而被告华山医院对此没有充分注意并采取相应的措施以排除该药与脱发、停经之间的联系，也没有将阿罗神胶囊正在进行临床试验的情况及该药的风险告知原告。原告何某作为患者，享有对治疗方法及治疗所含危险的知情权，并以此为基础权衡利益轻重作出是否接受治疗的选择。由于被告华山医院违反规定进行临床试验,并且未充分履行告知药物临床试验的真实情况,致使原告失去了选择的机会,从而侵犯了原告的知情权。

2006年南京市鼓楼区人民法院审理了郭某诉南京鼓楼医院及徐州某药厂案。该案中,原告郭某患有糖尿病六年,一直服用胰岛素,控制不佳,于2005年9月7日有血糖波动到被告南京某三甲医院处就诊。两天后,原告到被告医院办理住院进行糖尿病治疗时,接诊医生将其推荐给了另一被告徐州某药厂的新药科研组,称该药厂研制的一款治疗糖尿病的新药对他应该有效果,新药既免费,又可获赠礼品。郭某同意后,被安排接受了受试前的身体检查,检查结果为尿蛋白2+。被告医院没有告知原告此检查结果,也没有向原告说明在这种情况下进行新药临床试验对原告肾脏的影响,并停用了原告原来服用的药物。随后,郭某签订了医生交给他的患者须知和知情同意书,知情同意书中写有参加此研究的风险及有可能获得的受益等内容,郭某就这样成为了该种糖尿病新药的Ⅲ期临床试验受试者。2005年9月29日,郭某开始试用治疗糖尿病的新药,并按医生的要求停用了原来使用的药品。试用新药过程中,郭某血糖一直控制不好,并且病情出现了恶化,郭某向试验组的医生反映情况,但医生只是要求郭某不断地加大药量。同时在其向负责试验的医师诉说身体不适时,未得到任何处理。13周的新药试验完成后,郭某因腰酸、眼睑轻度浮肿再次就诊,郭某被诊断为2型糖尿病、糖尿病性肾病。郭某认为新药试验不仅延误了其糖尿病的治疗,还造成了其肾功能的损伤,遂向南京某三甲医院和徐州某药厂提起诉讼。法院认为知情同意书有向原告说明Ⅲ期临床试验前期研究中试验药物的基本情况,动物试验的药物疗效和毒理研究结果;没有说明如何根据试验对象的入选/排除标准决定原告是受试者;没有说明原告参加试验可能的预期治疗效果;没有说明试验药物的质量保障;尤其是没有向原告告知其尿蛋白2+的病情以及在这种情况下,不理想的试验疗效对原告糖尿病及并发症的影响;而这些未告知的信息又足以影响原告权衡利弊作出决定。由于药物试验的《临床研究方案》和《知情同意书》等又都是被告药厂拟定和提供的,因此被告医院和被告药厂在履行说明义务时都存在过失。[1]

---

[1] 周晔:《新药临床试验中的侵权责任研究》,硕士学位论文,成都中医药大学,2014年。

二 理解

在四要素中,"理解"是最关键的因素。因为在四要素中,理解是告知的目的,也是同意的前提。美国学者马克·赛格勒认为,"受试者在没有真正理解研究者所提出的试验步骤前,不可能真正地同意。因此,理解是知情同意的一个至关重要的方面。很多人不能理解复杂的医学术语。特别是用这些术语来描述还没有普遍应用的药物或治疗方法时更是如此。如果受试者的语言与研究人员的语言不同,或者受试者所受教育不多,理解就会尤其困难。研究人员在接受受试者的同意之前,有伦理和法律的责任来确信受试者真正理解了他们所要进行的研究。研究人员还要对病人进行提问,以确保受试者已经真正地理解。另外,受试者的知情同意也不是仅仅在知情同意书上签名,还要考虑受试者的理解与决断能力"[1]。中国台湾地区的学者也认为,"告知后同意"原则的精神,与其说重点是在"同意",不如说重点是在"告知"和"了解",因为真正重要的,是希望民众于充分的理解与认知之下,在评估所有可能影响其是否参与该研究的因素之后,自由决定是否愿意参与研究。[2]

那么什么是"理解"?根据《贝尔蒙特报告》,理解是指告知应当适合受试者的理解能力。试验者有义务确保受试者理解告知的内容。告知的方法和形式与告知的内容同等重要,特别是对于试验的目的,试验者有义务保证受试者完全和正确的理解。

"与充分提供信息相比,研究人员向参与者提供信息的方式同样重要,因为这涉及参与者对于所获信息的理解力问题。故根据研究伦理的要求,在充分获知信息的前提下,参与者还必须能够充分有效地理解研究人员或与及研究主办方向其提供的有关信息,这将为其给出合理有效地判断参与研究的利弊得失,决定是否参与研究,提供充分可靠的依据。而这又转化为研究人员及科研单位所应当承担的伦理义务。与此同时,对研究人员来说,促进未来参与者对于信息的理解,也是实施负责任研究行为,遵

---

[1] MarkSiegler,"Some Issueses of Informed Consent in the United States",郭莉萍译,《医学与哲学》2001 年第 12 期。

[2] 刘宏恩:《试评日本基因资料库之相关伦理规范与制度设计——以其组织运作及告知后同意问题之处理为讨论核心》,《月旦法学杂志》2007 年第 141 期。

守科研诚信要求的基本体现。"① "将信息揭示给受试者的目的,是让其能够根据所提供的信息,通过双方之间的信息交流,在充分理解的基础上作出同意或不同意参加试验或治疗的决定。这个环节会受到诸多因素的影响,比如社会历史、时间、地理、文化、社会阶层、性别与年龄等因素,从而造成理解的误差。"② "在理解试验相关信息时,受试者往往会受到诸如性别、年龄、智力、语言、受教育程度、社会阶层等特殊因素的制约,对信息的理解产生偏差,从而做出不当的选择。从根本上说,研究者须确保所揭示的信息能够让受试者对试验中可能发生的相关危险及副作用有足够的认知,要保证受试者能理解其所告知的信息。所以研究者应根据受试者的理解能力的不同来确定具体告知信息的方法。若试验风险或不确定性增加,研究者相应的告知说明义务也将同时增加,若受试者有任何不清楚的地方,都可以随时咨询研究者,研究者负有真实、耐心、全面解释的义务。"③

根据相关研究表明,受试者获得告知的信息数量和其能够理解的信息数量之间存在较大差距。研究受试者在理解相关信息时往往会受到一些因素的制约,造成理解的误差,从而做出不当的选择。这种差别的产生主要牵涉两个方面的问题:一是语种的选择,应当使用潜在参与者使用的基本语种(翻译问题)。二是信息的告知,应当与参与者知识水平和理解能力相适应,注重清晰性与通俗性,对于专业术语的使用应慎重及适当限制。这种理解上的误差不仅与受试者的知识背景有关,而且与他们和他人沟通交流的能力相关。对于上述制约因素,在实践中可以通过一些具体的方式加以克服。比如对于文化背景有限的受试者,可以尽量用些通俗易懂的语言,也可以通过一定的肢体语言向他们告知,和他们耐心交流,确保受试者能够理解所告知的信息并做出理性的决定。研究人员应该从受试者的利益出发,不能消极不作为,应与受试者共同交流,仔细解释,帮助他们有效决策,这些难题也就容易解决了。

---

① 唐伟华:《英美国家政府资助研究领域人类参与者权益保护问题初探》,中国社会科学出版社2014年版,第75页。

② 田侃、汤扬:《浅谈受试者在药物临床试验中知情同意权的法律保护》,《中国药房》2008年第28期。

③ 侯雪梅:《人体医学试验中受试者知情同意权研究》,《西部法学评论》2015年第5期。

(一) 国外关于促进参与者对信息理解力的立法规定

加拿大《三理事会声明》指出：知情同意的关键在于未来参与者能够理解研究人员提供给他们的有关信息。伦理委员会应当考虑如何更好地传递信息，以便增进参与者对信息的理解，例如在向参与者提供书面材料的同时附以视听辅助手段。[1]《三理事会声明》要求：当研究人员与潜在参与者之间存在语言障碍时，须在研究人员与参与者之间设立一个中间人，其应当具备必要的语言技巧，以确保研究人员和参与者双方的有效沟通。[2]

美国《贝尔蒙报告》强调根据潜在参与者的理解力运用适当的针对性的信息传达方式。该报告指出："传达信息的方式方法与信息本身同样重要。比如：混乱迅速的传达，给别人很少时间思考，或者缩减别人提问的机会，都可能反面地影响实验受试者作出选择的能力。因为受试者的理解力是智力、合理性、成熟性及语言的组合，应该根据受试者的能力来决定传达信息的方式。研究人员应当保证让受试者理解其所收到的信息。确保向受试者提供全面的有关风险的信息，以及确保受试者对研究风险有充分理解，是研究人员的责任。随着受试者所面临的风险的升高，研究人员的责任也随之增加。有时有必要针对受试者的理解力进行口头测试或笔试。当受试者的理解力严重受限时，将需要制定特殊规则，如：受试者心智不成熟或有精神疾患。研究人员应根据每一类无行为能力的受试者（如婴儿、未成年人、精神病患者、临终病人、昏迷病人）的具体情况做出针对性考虑。对于这些人来说，基于尊重的原则，无论其是否最终会参与研究活动，都应当给予他们选择的机会。除非他们必须要接受由研究活动带给他们的治疗，否则，研究人员应当尊重他们不参加研究的决定。尊重原则也要求取得其他相关人士[3]的同意，以保护这些受试者免遭伤害。对于这类受试者的尊重，不仅体现在尊重他们自己的意愿，还体现在引入第三方的意见来保护他们的权益。这里的第三方应当是那些最能理解丧失行为能力的受试者的情况，且代表其切身利益的人士。这些受试者的授权代理人应当获得观察研究活动的机会，以便在某些情况下出于对受试者切身利益的考虑而让受试者退出研究。"[4]

---

[1] 见《三理事会声明》第 3.2 条。
[2] 见《三理事会声明》第 3.2、4.1、5.2 条的规定。
[3] 即合法的授权代理人，见后文论述。
[4] 出处同前。

美国联邦政府法规45CFR46.116的要求："给予受试者或其代理人的信息，必须使用受试者或其代理人能够看得懂的语言。不论以口头还是书面形式，所有的知情同意书中，都不可以含有可能引导受试者放弃作为受试者的权利，或导致免除研究人员、研究赞助者、科研单位的义务的'免责性语言'（exculpatory language）。"该条的规定中包含两个层面的意思：首先，知情同意书所用语言及相关表格（尤其是解释研究目的、期间、实验程序、可选项、风险、利益）的所用语言，必须是参与者或代其做出决定的授权第三方能够看懂的语言。如果潜在的参与者的母语不是英语，或者其文化程度较低，则伦理委员会应当特别注意确保潜在参与者或其代理人，能够理解来自研究人员的口头告知信息、知情同意书及有关表格、文本的语言表述，在告知信息时，研究人员应当尽可能使用通俗易懂的语言，尽量少用技术性术语。通常信息告知分为书面和口头两种形式，对两种形式的要求存在不同：一是在使用书面知情同意材料时，为取得合法有效的知情同意，研究人员提供的知情同意文书及材料的书面语言须为参与者能够理解的语言。对参与者做出的知情同意的记录，也应当使用其能够理解的语言。二是当研究人员以口头形式告知参与者信息时，须有一名见证人，还须附有一份简短的书面知情同意书，用来声明有关法规中要求的信息已经被提供给参与者，还须附一份关于口头提供信息书面摘要。在实施针对非英语参与者的知情同意程序时，（1）口头告知和书面知情同意书的语言应当用参与者看得懂的语言；（2）伦理审查委员会批准的英语知情同意文书可以作为上述书面摘要使用；（3）见证人须具备流利的英语理解和表达能力，同时还应对参与者所懂的语言具备流利的理解和表达能力。在参与者表达同意时，须注意三点：其一是简短知情同意书应当由参与者（或授权第三方）签字；其二，上述摘要须由研究方案中所确定的向参与者告知信息的人员签字；其三简短知情同意书和摘要都须经过见证人的签字。当研究人员在翻译的帮助下获取参与者知情同意时，该翻译即可以作为见证人。除研究人员和科研单位外，伦理委员会必须以收到各个外语版本的知情同意书，作为批准研究方案的前提条件。[①]无论知情同意程序中采用书面抑或口头形式，以上各项要求必须在研究方

[①] 参见"Obtaining And Documenting Informed Consent Of Subjects Who Do Not Speak English, November 9, 1995"，见美国联邦政府卫生部官网，http://www.hhs.gov/ohrp/policy/ic-non-e.html，最后访问时间：2017年12月1日。

案的设计中得到充分展现。在此基础上，还要由伦理委员会最后判定研究项目设计中的有关知情同意程序是否合理。为此，美国联邦政府卫生部还于1995年公布了一份"用于非英语受试者的知情同意书样本"。其三，45CFR46.116禁止研究人员及研究单位在向参与者出示的知情同意书中使用"免责性语言"（exculpatory language）。为此，卫生部人类研究风险防护办公室（OPRR）早在1996年就专门发布公告，[①] 以举例的方式，就对所谓"免责性语言"的理解做出详细阐释："免责性语言表述事例如下：'同意我们来使用（它），您应该明白您将放弃从它的商业化或应用中获取个人利益的主张'；'我自愿及自由地将任何及所有的血液、尿液及组织样本（tissue samples）捐赠给美国政府，并借此放弃与所述事项有关的权利、资格和利益'；'借由对参与该研究的同意决定，我放弃所有我将在研究中所提供的体液或组织样本的财产性权利'；'我放弃所有因参与研究而受伤的情况下可能得到的赔偿'。"不过，该公告中也列举了"可以接受的语言"，如："从您的身上获取的生理组织将可能用于建立一个细胞系（cell line），该细胞系可能用于获得专利及授权。但在这种情况下，将不会给您提供经济补偿"；"在同意参与研究的前提下，您授权我们在上述研究中使用你的体液及组织样本"；"本医院不能在您参与研究时受到伤害的情况下，向您支付经济补偿或承担医疗成本"；"本医院不承诺在您因参与研究而产生不利结果的情况下，向您提供医护治疗或支付补偿。所提供的医疗服务将照常收费"。

澳大利亚《国家声明》要求研究人员在向参与者告知信息时考虑六项因素：一是相关的信息是否已通过演讲、著作及其他方式，或这些方式的结合，得到了很好的沟通；二是此类信息应以精确、可靠的方式（书面或口头）译成参与者的第一语言或方言的需要；三是参与者的文化及其对语言对（英语及其他语种）理解方式的影响；四是参与者的教育背景和水准；五是参与者的年龄；六是参与者是否存在视觉、听觉或交流功能缺损。[②]

[①] 见联邦政府卫生部人类研究保护办公室（OHRP）公布于卫生部官网的"知情同意中的免责语言"（"Exculpatory Language" in Informed Consent）的阐释，该文最早由卫生部OPRR于1996年11月15日公布，全文见：http://www.hhs.gov/ohrp/policy/exculp.html，最后访问时间：2017年12月1日。

[②] 《国家声明》第5.2.16条。

总之，促进未来参与者对有关研究活动的信息的理解的关键，在于研究人员能切实从参与者的实际情况出发，充分考虑到参与者及其代理人的语种、文化程度等因素对其理解力的影响或限制，从而采取与其理解力相适应的，为其所接受的信息传达方式，以帮助参与者充分、准确地理解有关信息。①

(二) 我国立法中关于促进参与者对信息理解力的规定

2003 年的《药物临床试验质量管理规范》第十二条第三项规定："伦理委员会应从保障受试者权益的角度严格按下列各项审议试验方案：受试者入选的方法，向受试者（或其家属、监护人、法定代理人）提供有关本试验的信息资料是否完整易懂，获取知情同意书的方法是否适当。"第十四条第四项规定："必须给受试者充分的时间以便考虑是否愿意参加试验，对无能力表达同意的受试者，应向其法定代理人提供上述介绍与说明。知情同意过程应采用受试者或法定代理人能理解的语言和文字，试验期间，受试者可随时了解与其有关的信息资料。"第十五条规定了经充分和详细解释试验的情况后获得受试者或其法定代理人签名的知情同意书。由此可见，针对参与者对信息理解力的问题，该《管理规范》规定了研究者提供的有关试验信息的资料要容易理解，使用受试者或代理人能够理解的语言和文字，在特殊情况之下，研究者还须承担介绍和说明义务。"其中一个重要的方面就是知情同意书应当以作为普通人能够理解的语言制作，并且应当根据其特殊要求进行必要和及时的解释，即要以每一个受试者所能理解的语言和方式，与受试者就试验的信息进行沟通，并回答受试者的任何问题。试验者也可以考虑使用电视短片等媒介方式，使受试者有条件理解试验所涉及的科学背景。"② 该《管理规范》的不足之处是：对知情同意的方法和形式没有予以明确。

2007 年《涉及人的生物医学研究伦理审查办法（试行）》规定了知情同意的方式，包括书面和口头两种。其第十六条规定："项目申请人必须事先得到受试者自愿的书面知情同意。无法获得书面知情同意的，应当事先获得口头知情同意，并提交获得口头知情同意的证明材料。对于无行

---

① 唐伟华：《英美国家政府资助研究领域人类参与者权益保护问题初探》，中国社会科学出版社 2014 年版，第 79 页。
② 满洪杰：《从"黄金大米"事件看未成年人人体试验的法律规制》，《法学》2012 年第 11 期。

为能力、无法自己做出决定的受试者必须得到其监护人或者代理人的书面知情同意。"第十七条规定:"在获得受试者知情同意时,申请人必须向受试者提供完整易懂的必要信息,知情同意书应当以通俗易懂的文字表达,少数民族地区可以采用当地文字表达,并为受试者所理解,同时给予受试者充分地时间考虑是否同意受试。"第二十条第四项规定:"伦理委员会对申请伦理审查的项目进行下列审查:在办理知情同意过程中,向受试者(或其家属、监护人、法定代理人)提供的有关信息资料是否完整易懂,获得知情同意的方法是否适当。"可见,2007年的《审查办法》对知情同意的方式规定比较具体,在这个过程中,试验者不仅应当向受试者提供信息,更重要的是应当提高受试者的理解能力。主要包括:作出知情同意的方式,即受试者作出知情同意可以是书面形式,也可以是口头方式;作出知情同意的主体,不仅包括受试者,特殊情况之下也可以是受试者的监护人或者法定代理人;作出知情同意的时间上,研究者给予受试者作出知情同意的时间要足够充分,使受试者能够足够充分地考虑是否同意受试,这个告知的过程在时间上既不应过于仓促,也不能过分加重受试者的负担,并应在告知后给予受试者适当的考虑和决定时间;在知情同意书的语言选择上,为了使受试者能够全面理解必要信息,知情同意书要使用通俗易懂的文字表达,少数民族地区可以采用当地文字表达。该审查办法的不足之处是:该如何判定和衡量获得知情同意的方法是否适当,没有提出一个具体或者统一的标准。

2016年修订后的《审查办法》在2007年的基础上对如何促进参与者对信息理解力又做出了进一步详细的规定。其第三十三条规定:"项目研究者开展研究,应当获得受试者自愿签署的知情同意书;受试者不能以书面方式表示同意时,项目研究者应当获得其口头知情同意,并提交过程记录和证明材料。"第三十四条规定:"对无行为能力、限制行为能力的受试者,项目研究者应当获得其监护人或者法定代理人的书面知情同意。"第三十五条规定:"知情同意书应当含有必要、完整的信息,并以受试者能够理解的语言文字表达。"第三十七条规定:"在知情同意获取过程中,项目研究者应当按照知情同意书内容向受试者逐项说明,其中包括:受试者所参加的研究项目的目的、意义和预期效果,可能遇到的风险和不适,以及可能带来的益处或者影响;有无对受试者有益的其他措施或者治疗方案;保密范围和措施;补偿情况,以及发生损害的赔偿和免费治疗;自愿参加并可以随时退出的权利,以及发生问题时的联系人和联系方式等。项目研究者应当给予受试者充分的时间理解知情同意书的内容,由受试者作出是否同意参加研究的决定并签署知情同意书。在心理学研究中,因知情同意可能影响受试者对问题的回答,从而影响研究结果的准确性的,研究者可以在项目研究完成后充分告知受试者并获得知情同意书。"

新修订的《审查办法》除了继续沿用原有 2007 年的立法内容,规定了知情同意的作出方式、时间、主体、使用的语言文字之外,还增加了研究者对口头知情同意的记录和证明义务,对知情同意书内容的逐项说明义务,这两项新增的规定可以促进受试者更好地理解知情同意书的具体内容,缓解了双方知识和信息不对称的突出问题;新的《审查办法》对知情同意作出时间的规定也进一步完善和明确,增加了研究者在研究结束后可以获得知情同意书的内容,并且把知情同意的时间进一步划分为受试者的理解时间和作出同意的时间,使受试者作出知情同意更具有客观性和科学性。此外,还有学者提出对知情同意书条款的解释和效力问题。"考虑到知情同意书的格式属性和研究人员的主动告知义务,对于临床试验中告知不清晰、容易产生歧义的条款,应按照有利于受试者的原则进行解读和解释;对于不合理免除研究机构损害赔偿责任的条款应认定为无效。"[1]

尽管立法做出了比较详细的规定,在实践中,知情同意过程仍然存在一些问题,这些问题主要有:"知情同意一般都是采用口头同意的方式,并且大部分情形下没有见证人;知情同意书在使用之前没有经过伦理委员会审查,或者在经过审核后研究方又随意改变其内容;没有严格执行知情同意的过程,知情同意书的数量少于受试者的人数,即没有确保每一位受试者都签署了知情同意书;对于知情同意书的内容,有的将参加试验的益处写了很多,对于试验的风险却只字不提;有的使用专用术语过多,无法保证受害者对于所传递信息的理解;有的知情同意书中根本就没有包括受试者的权益保障机制和补偿机制。"[2] 其中直接影响参与者对信息理解的问题主要有三个方面,一是知情同意书的用语问题,如专业词汇过多,不够通俗,表达含混不清、容易产生歧义,对于受试者补偿和损害赔偿责任的条款不明确、不合理、不合法。"由于医疗知识的专业性,一般受试者

---

[1] 田剑波:《医学临床试验中受试者法律保护的现状与完善》,《医学与法学》2017 年第 4 期。

[2] 张进华:《关于新药临床试验中的伦理学问题》,《中国药业》2007 第 20 期。

对于这些专业术语基本上不了解,甚至根本就不理解。因此,在医疗活动中,研究方处于主动地位,受试者处于被动地位。"[1] 二是信息告知的程序问题,只注重告知的形式,而没有进行实质意义的告知。"有些研究者将知情同意简单地看成是获得一张签名同意书,把告知的过程当成知情同意书的宣读,未对重要信息进行必要的分析,忽略了知情同意是一个双方互动的过程,不留下充裕的时间给受试者提问和考虑,或对提问敷衍了事。"[2] 三是信息告知的形式问题。"告知的形式决定着有关试验的信息不仅仅被受试者所获得,而且被受试者所理解,以使其得以根据其理解做出是否参与试验的决定。只有在使受试者充分理解其所被告知的内容的前提下,受试者所做出决定才是真正自主、有意义的。实际上,由于生物医学的复杂性,对于普通的受试者而言,能够真正了解其被告知的有关试验信息的意义是非常困难的。经验方法研究表明,在人体试验的知情同意中受试者对于研究的性质与其被要求参与的试验,'通常会因为无法理解其中包括的科学方法论而错误理解了参与试验的风险/受益比例'。在这种情况下,受试者所实际同意的事项与他们本意往往有着根本差别,导致知情同意无法落在实处。因此,告知的形式和程序至关重要。在这个过程中,不仅应当向受试者提供信息,更重要的是提供受试者的理解能力。其中一个重要的方面就是知情同意表格应当以作为普通人的预期受试者能够理解的语言制作,并且应当根据他们的特殊要求进行必要和及时的解释。要以每一个潜在受试者所能理解的语言和方式,与受试者就试验的信息进行沟通,并回答任何试验者提出的问题。试验者也可以考虑使用电视短片等媒介方式,使受试者有条件理解试验所涉及的科学背景。这个告知的过程应当在时间上既不应过于仓促,也不能过分加重受试者的负担。"[3]

三 自愿

"知情同意权是以受试者的基本人格权为基础,为保障基本人格权而享有的一项重要权利,是人体生物医学研究活动对相关权利人意志和自由

---

[1] 王亮等:《医学研究受试者权益遭受侵犯的伦理分析》,《辽宁医学院学报》(社会科学版) 2012 年第 1 期。

[2] 郑逸飞:《论药物临床试验中知情同意权的内涵及保护》,《中国卫生事业管理》2011 年第 4 期。

[3] 满洪杰:《人体试验法律问题研究》,博士学位论文,复旦大学。

的尊重与权利人对自己的人格利益的支配的结合。"[1] 从法理上说，知情同意权体现了受试者的自主决定权。"受试者的自主决定权是指具有知情行为能力的受试者，在得到充分告知并充分理解相关信息的基础上，有参加临床试验并自行做出决定的权利。"[2] 简言之，受试者"对是否参与做出自主选择的权利，即自主决定权，它使受试者的人格尊严得到实现"[3]。受试者的自主决定权，具体而言又包括：自愿参加、拒绝参加或退出试验研究的权利。自主决定的核心是自愿，强调参加和退出试验研究首先必须是自愿的，不能有任何的强迫、威胁或利诱，而且参加者自始至终拥有拒绝参加或者退出试验研究，而不受外界干扰的权利。

自主决定权的实施要求受试者自愿的意思表示以及具备做出决定的能力。自愿的意思表示是指受试者在做出决定时没有受到欺诈（如隐瞒真实信息、夸大预期受益）、胁迫（如不参加试验就不能得到应有的治疗）、利诱（如刻意强调额外的医疗服务、奖金或礼品）等不良外界因素的影响。自愿的核心在于意思表示的真实。自愿"是指受试者是在自由意志的支配下，自由地选择其是否参加试验，不受任何人不正当的影响或强迫"[4]。受试者出于自愿，在不受任何外界因素干扰、引诱、强迫的情况下，自愿做出参加试验的决定。受试者是否愿意参加人体试验应该是由其个人决定的，不受他人意见的干扰，而且可以不管试验进行到哪种程度都可以选择退出试验。"自愿的同意是指有关人员在法律上有资格提供同意，并应处于能行使自由选择的权利的情况下，而没有暴力、欺骗、欺诈、强迫、哄骗以及其他隐蔽形式的强制或强迫等因素干预。"[5]

在各国的立法中，自愿包括自愿参与和自由退出两个方面。

加拿大《三理事会声明》第3.1条规定：（a）同意应当自愿。"同意的自愿性十分重要，因为它体现了对于参与者的尊严的尊重和维护，并且意味着参与者按照自己价值观、取舍和意愿做出了选择。招募的方式，是

---

[1] 斯科特·伯里斯、申卫星：《中国卫生法前沿问题研究》，北京大学出版社2005年版。
[2] 郑逸飞：《论药物临床试验中知情同意权的内涵及保护》，《中国卫生事业管理》2011年第4期。
[3] 同上。
[4] 侯雪梅：《人体医学试验中受试者知情同意权研究》，《西部法学评论》2015年第5期。
[5] 庄晓平：《也谈医疗的知情同意与个人自由和责任——与苏力教授商榷》，《自然辩证法通讯》2012年第1期。

确保自愿性的重要因素。尤其是如何、何时及在何地接触参与者,以及由谁招募,将对参与者的自愿性造成重要影响。在解释同意的自愿性时,研究人员和伦理委员会都必须清楚:不当影响、强迫及提供某种激励,都将削弱参与者同意参与研究时的自愿性。"(b)同意决定可在任何时刻撤回。"参与者可以在任何时刻退出研究活动,且不必提供任何理由。在某些情况下,涉及身体实践的研究项目,实际上容不得参与者中途退出,如在项目仅包含一项介入,或中止该医学研究程序将有损参与者的安全时。参与者不能因为退出研究活动而遭到不利待遇或受到报复,也不能取消原定于在参与者退出之前支付给他的报酬。如果研究项目对参与者使用一次性激励(lump-sum incentive),则参与者有权获得该项酬劳的总额;如果酬劳是非一次性的,则参与者有权按其参与研究活动的比例取得酬劳。"(c)如果参与者撤回同意决定,则他们还可同时撤回其为所参与研究项目提供的数据或人体生物材料(human biological materials)。"知情同意书应当说明哪些不容许撤回那些已经收集的取得参与者的数据或生物材料的情况。一旦知情同意书中确定不许撤回参与者的数据或生物材料,则参与者的身份应当在研究项目实施过程中及结项后的一切时间中,受到严格保密。在某些研究项目中,撤回数据或生物材料是不现实的(比如当个人信息被匿名化并纳入某一数据库①)。在这种情况下,参与者应当被告知一旦数据或生物材料被公开或传播,就很难撤回。"

澳大利亚《国家声明》中也有类似规定。其第2.2.7条规定:"无论参与者是否确定,研究设计中应当明确的确认每一位参与者在自愿基础上所做出的参与研究的决定。""人们在选择不参与研究项目的情况下,无须为其决定提供任何理由。研究人员必须尽可能确保人们不会因为拒绝参与研究而遭受不利条件。"②"同意参与研究之前,参与者应当被告知这种退出的后果。"③

我国2016年的《伦理审查办法》明确要求研究者要尊重和保障受试者自主决定同意或者不同意受试的权利,严格履行知情同意程序,不得使用欺骗、利诱、胁迫等不正当手段使受试者同意受试,允许受试者在任何阶段退出受试。但是在实践中,知情同意过程往往存在以下情况:研究者

---

① 原文为 data pool。
② 《国家声明》第2.2.19条。
③ 《国家声明》第2.2.20条。

告知情况与方案及事实不符，存在误导、欺骗；知情同意的过程不自主，存在诱导、胁迫。例如，在"黄金大米"试验过程中，科研人员对受试儿童及家长刻意隐瞒了食用转基因大米的事实，仅发放了知情同意书的最后一页，通过欺骗性的手段得到家长的签字同意。

"一般不自愿的同意有三种：一是强迫或胁迫；二是欺骗；三是不当的影响。"① "总体来看，影响参与者自由意志与自愿决定的因素主要包括两类：一是'强迫'（coercion），二是以利诱为主要形式的'不当影响'（undue influence）。各国有关立法中涉及这一主题的内容，主要体现为对强迫和不当影响的识别与禁止。如《贝尔蒙报告》称：一份自愿参加实验的协议构成一个有效的同意。知情同意的这个因素要求毫无强迫及不当影响。"② 加拿大《三理事会声明》将以上两种因素笼统地称为"不当影响"（Undue Influence）。下面就这两个方面分别论述。

(一) 过度激励和引诱问题

在人体试验中，研究者会给受试者一定的利益或好处，同时，研究者给予试验参与者的补偿或补贴应当合理。"为了补偿参与者在参与研究中的负担或成本，研究人员或研究主办方往往会给参与者提供某种利益。但有时，研究人员或科研单位可能将其作为诱使潜在参与者做出参与决定的手段。这就会对参与者的自主自愿地作出决定产生不当影响，被视为是违背伦理的行径。"③ 由于"临床试验的执行完全取决于研究人员个人的伦理素养和修为，主观随意性大，研究人员可能利用自身身份、专业优势及患者的就医心理诱导患者参加试验，在告知试验相关情况的时候容易存在告知不全面、不充分、不真实、甚至过分夸大研究收益而忽略或隐瞒研究风险等情况，或者未给予受试者足够时间来商量和考虑。而基于信息的不对称，加之患者求医心切，很多患者甚至认为临床试验和研究一定是最先进的、最有效的，往往容易因误导而参加试验"④。

因此，在知情同意过程中，研究者应当真实地描述利益，如果这项试

---

① 朱伟：《生命伦理中的知情同意》，复旦大学出版社2008版，第44页。
② 唐伟华：《英美国家政府资助研究领域人类参与者权益保护问题初探》，中国社会科学出版社2014年版，第81页。
③ 同上书，第84页。
④ 田剑波：《医学临床试验中受试者法律保护的现状与完善》，《医学与法学》2017年第9卷第4期。

验成功可能给受试者或者他们带来怎样的利益和好处都一一列明。研究者尽量避免夸大试验利益以影响受试者自愿作出是否参加试验决定。研究者对受试者以货币或实物形式提供的报酬也不应太多，以免对未来受试者的知情同意构成不正当的诱导。

那么，什么是正当的补偿或激励？它的界限在哪里？国外立法提出一项重要的标准是："向参与者发放的补偿或报酬，应当与参与者所付出的成本形成合理的比例关系。如澳大利亚《国家声明》第2.2.10条规定：对于参与者因参与研究而花费的有关成本进行补偿，是恰当的做法。这些成本包括交通、食宿及泊车费用。有时还包括对参与者消耗时间的补偿。然而，如果报酬的额度与参与者所耗时间不成比例，或存在引诱或鼓励参与者冒险的情况，即违背了相关的伦理性要求。另外，第2.2.11条还要求在向参与者或其所属群体发放酬劳或补偿时，应尊重其风俗、习惯或惯例。"[①] 我国现有立法关于给予受试者利益补偿及合理比例方面没有明确规定，有学者提出："受试者在新药临床试验中的目的不是获得物质财富，即使受试者在参与试验时可得到路费补贴或者额外报酬等，但这些收入都不是投入与产出的财产关系。并且虽然临床试验完成新药上市之后，申办者和临床试验机构可能获得巨额的经济回报，但在新药临床试验这个阶段，他们与受试者之间并非是围绕财产关系展开的经济活动。"[②]

研究机构应当补偿受试者因参加人体试验而遭受的利益损失。如何进行补偿？一般认为，补偿主要包括直接损失，即受试者为订立合同所付出的费用，如往返差旅费、通讯费等。至于是否应当补偿受试者的间接损失，即因丧失其他机会所造成的损失，立法则需要慎重对待。"临床试验属于伦理性很强的领域，伦理规范在受试者保护等问题中发挥着重要作用，我国临床试验相关立法也带有十分明显的伦理性和国际性。例如《药物临床试验质量管理规范》等，通过援引和列为附件的方式，直接把国际伦理规范《赫尔辛基宣言》转化为国内法律规范。国际伦理规范的精神是不主张给予受试者过多的经济补偿的，甚至在招募受试者时不允许

[①] 唐伟华：《英美国家政府资助研究领域人类参与者权益保护问题初探》，中国社会科学出版社2014年版，第84页。

[②] 周天保：《浅议试药导致损害的侵权责任》，《山西省政法管理干部学院学报》2011年第4期。

对受试者允诺过多的经济利益，报酬不应太多。"① 否则将构成"不当诱导"。"尤其是在受试者处于经济等方面的不利地位和困境时，其可能会因为丰厚的经济回报而忽视试验风险，盲目进入试验。由此可见，伦理规范是不鼓励受试者出于经济目的参与实验的，临床试验伦理世界的理想图景是'志愿受试者'完全出于推进科学发展和卫生技术进步的目的而甘愿自我牺牲，自愿参与实验。但事实是，现实中存在大量的所谓'职业试药人.'他们频繁参与各类试验，目的恰恰是获取经济回报。'职业试药人'的存在是违反伦理规范的基本理念的。不难推断，按照伦理规范，是不能赔偿受试者因丧失其他机会所造成的间接损失的。"②

另外，什么是不当影响？"不正当的影响是指以利诱等方法诱使一个人作出他本来不会作出的决定。例如，暗示患者如果参加人体试验，就能得到额外的医疗服务或奖金，对于贫困的患者以免除治疗费用为利诱。不正当的影响是一种隐蔽形式的控制。不正当的影响和强迫与单纯的压力不同。人们常在竞争、需要、家庭利益、道德和法律义务、责任、有说服力的理由等影响和压力下作出决定，但这不是不正当的影响或强迫。"③ 根据《贝尔蒙报告》，"过分影响则指的是为了使对方屈服而采用的过度的，未经授权的，不适当或不合适的奖赏或表示的手段。另外，当对象特别脆弱时，一般情况下可行的诱惑也可能变成过分影响。当处于权威或有影响地位的人——尤其是涉及可能的制裁时——主张对某对象采取行动时，往往对周围的人会产生过分的压力。然而，这些影响因素以连续统一体的形式存在，不可能精确地分清合理劝说和过分影响的界限。但过分影响会包括行动，比如通过近亲的控制影响力来操纵某人的选择，以及威胁撤销某人应享有的健康服务"④。

可见，对这一问题应当从两个角度来理解：其一，研究人员或科研单位的哪些行为超越了正当的激励而构成了不当影响？这是需要研究人员仔

---

① 卜擎燕、熊宁宁、吴静：《涉及人类受试者研究的伦理指南》，《中国新药杂志》2004年第6期。

② 刘学民：《临床试验受试者知情同意权的民法意象》，《湖北警官学院学报》2014年第8期。

③ 黄丁全：《医事法》，中国政法大学出版社2003年版，第287页。

④ 唐伟华：《英美国家政府资助研究领域人类参与者权益保护问题初探》，中国社会科学出版社2014年版，第81页。

细斟酌,更需要伦理审查机构及其成员仔细辨别、全面客观评估的重要问题。事实上,不当影响的表现形式并不仅限于提供物化的、可见的报酬。在特定情况下,非物质激励也可以构成不当影响,如给予学生额外的学分,或者提供计划之外的服务。不当影响还可能表现为某种微妙的不易察觉的形式。① 例如,"当某患者的医生同时又是研究人员的时候,患者可能感到有义务参加研究。另如,同一班级中的一名学生在其他学生都参加研究的时候,可能会感到压力。因为影响的产生需要一定的环境条件,且不当影响要视潜在受试者的个人情况来做判断。伦理委员会难以对不当影响做出清晰界定,故审查人员要运用其自由裁量权限来判断何种情况会催生不当影响"②。其二,不当影响的产生往往与特定的参与者类别存在某些先天的关联性,或者说,某些类别的群体因其特定的脆弱性而容易成为不当影响的受害者。在各国法律文献中,这些群体包括如孕妇和新生儿、未成年人、患有精神障碍的人士、经济状况或教育水平低下者,以及身处某种不平等的关系中的人士(如在押犯人、在校学生、单位雇员),等等。③

例如,上文所述的郭某案件中,"法院认为由于药物试验具有自愿性,原告可随时根据试验过程中的病情进展,决定是否继续参与试验,在试验过程中被告仍有根据试验进展情况进行说明的义务,应向原告说明血糖控制不佳对于糖尿病肾病的影响,并提出建议,由原告决定是继续参加还是退出试验。而此案中被告未充分履行知情同意义务,侵害了原告的自主决定权。主治医师推荐药物,以'药品免费、获赠礼品'进行利诱,影响了郭某自愿的意思表示。试验过程中,郭某血糖控制不佳并诉说不适时未得到合理解释和建议,仍被要求继续加大剂量,侵犯了其同意退出、中途停止的自主选择权"④。

各国有关规范中大都认可或默认对参与研究活动的参与者实施补偿的做法。但其中有一系列难题有待于伦理审查机构解决。例如,给参与者补

---

① 参见美国联邦政府法典 45CFR46.116 的规定。
② 见美卫生部 "Informed Consent-FAQs",出处同前。
③ 如美国联邦政府法典 45CFR46.111(b)、subpart B-D,以澳大利亚《国家声明》第 4 章等文献中所涉及的各类参与者。
④ 郑逸飞:《论药物临床试验中知情同意权的内涵及保护》,《中国卫生事业管理》2011 年第 4 期。

偿多少钱算合理？补偿针对的是什么？是参与者花费的时间？因参与研究带给他们的不便？因参与研究而遭受的不适？还是其他因素？基于这些问题，伦理审查机构必须对那些可能构成对参与者不当影响，从而影响参与者在自愿同意的报酬保持敏感。为此，有关规定要求研究人员和伦理审查机构重视以下几项原则：

其一，给予被招募者的酬劳绝不能被视为用来抵消风险的手段。也就是说，绝对不能使报酬达到能够使参与者忽视风险的程度，或者说，所付报酬不应当达到能够驱使参与者（或其代理人）接受那些在无该报酬的情况下无法接受相同风险的额度。加拿大《三理事会声明》[1] 也并不禁止对参与者的激励："激励是提供给参与者的钱款或其他用于鼓励其参与研究的利益，它是评估参与者同意的自愿性的重要考量因素。"该声明称："既不建议也不鼓励使用激励"。但它明确要求："对参与者的激励不能大到使他们忽视风险而轻率做出决定的程度。这一问题在临床试验的第一阶段尤其多见。有时，提供给未来参与者的激励会被其视为用于改善糟糕境况的手段。这意味着不当地引诱，是与参与者表达同意的自愿性背道而驰的。"与此同时，"研究人员有义务向伦理委员会证明其特定的激励模式及等级的合理性。在考量研究中的经济及其他种类的激励是否构成不当影响时，研究人员和伦理委员会应当全面考虑到潜在参与者群体的经济条件、年龄、行为能力、风俗，以及风险的可能性及严重性等因素。（潜在参与者的）监护人及授权第三方不得为安排参与者参与研究而接受好处。但是，在适当的情况下，他们可以代表参与者接受合理的激励或补偿"。[2]

其二，报酬或其他激励形式不能成为参与者参与研究的唯一或首要动机。为此，伦理审查机构须确定激励虽然构成被招募者参与动机的一部分，但其不会对被招募者的参与决定造成不当影响。在这一前提下，使用激励手段来招募参与者是合乎伦理的。为了做出这一决定，审查机构必须知晓参与者群体的身份，以及激励的方式，以及参与者接受该激励的各项条件都是什么。无论如何，酬劳都将会对参与者产生影响，尤其是当付酬

---

[1] 加拿大《三理事会声明》第 3.1 条。
[2] 另见加拿大研究伦理专门小组 2012 年 7 月时做出的针对《三理事会声明》的针对知情同意问题的解释第 6 项，原题为 "Are all models of incentives for recruitment and participation in research ethically acceptable? (July 2012)"，http://www.pre.ethics.gc.ca/eng/policy-politique/interpretations/consent-consentement/，最后访问时间：2017 年 12 月 1 日。

能够显著改变参与者的经济条件时，它对于参与者来说将显得更为重要。在这种情况下，伦理审查机构应当注意限制这类报酬，使之不至于高到形成对潜在参与者的"不当影响"或不当引诱，促使其对风险做出错误判断，并由此而做出在实质上有悖于"自愿"原则的选择。提交给伦理委员会的研究方案必须充分说明并且证明报酬及其额度或等级的合理性。同时，这些说明和证明性内容还必须写入知情同意书中。伦理审查机构可以要求研究人员提交用于对招募参与者过程进行监控的计划，以确保这种引诱手段不会导致招募参与者的过程走向不公平（如专门招募那些经济状况糟糕的人士）。①

其三，对参与者的激励或给其发放报酬的方式、手段或程序应当合理、公平。首先，被招募者均应享有平等的选择机会和权利，即要求给予被招募者参与研究之外的，其他可获得与参与研究相当的利益的多样性选择的机会。根据美国卫生部的阐释："不当影响通常是指通过提供多余或不合理的报酬，或以其他表示，以获取对方服从。比如研究人员可能许诺给学生以额外学分，以换取其参与研究活动。如果这是一名学生取得额外学分的唯一途径，则该研究人员的行为便属于对潜在参与者的不当影响。而如果学生在通过参与研究而获得额外学分之外，还取得通过参与研究外的其他获取同等学分的选择，则此项激励不构成不当影响。"② 其次，激励或报酬的发放程序或手段本身，不应当成为制约和影响被参与者的参与意愿的因素。但现实中，这种手段却经常被有意识地用于牵制和影响参与者的意愿。如科研单位或研究人员虽然报出可观的激励或报酬，但却利用领取方式或发放过程的安排，延缓甚至阻碍参与者获得激励或报酬，从而在实际上达到强迫参与者参与研究活动的目的。为此，美国联邦政府卫生部要求：当科研单位已经确立了有关招募参与者及支付报酬的规章制度的情况下，伦理审查机构和研究人员应当确保知情同意流程包含一份有关接受激励的各项条件及报酬情况的详细说明，其内容包括在何种情况下，参与者将会收到部分报酬或者收不到报酬（例如，当参与者中途撤出，或研究人员因医学或参与者不服从要求等原因而将其撤出研究）。最后，不仅是报酬本身，报酬的支付方式（如一次性支付或分期支付）也可能影

---

① 见美国联邦政府卫生部"Informed Consent-FAQs", http://answers.hhs.gov/ohrp/categories/1566。最后访问时间：2017 年 12 月 1 日。

② 同上。

响参与者的意愿。为此，美国联邦政府卫生部建议"在那些持续时间较长，且包含复杂多样的互动关系的研究中向受试者支付报酬时，应当在其参与期间付酬，而不是等研究活动结束以后再行支付。因为后一种方式将对参与者行使其随时中途退出的权利造成不当影响。例如，当一项研究的实验期间是六个月时，应当是每个月或每两个月支付一次酬劳。或者，当研究包括多个时段时，可以每两个时段支付一次酬劳。"[1] 基于以上情况，研究人员和伦理审查人员需要熟悉参与者群体及研究环境，以便做出关于补偿给参与者所造成的影响的合理判断。

以上三项原则是通常情况下保护参与者表达意愿的自由、自愿的基本要求。但必须明确的是，在现实中完全杜绝强迫和不当影响是不现实的。为此，美国45CFR46.116要求："所有研究人员应当在以下条件下获取参与者知情同意：给予未来的参与者或其代理人充分考虑是否参与研究的机会；并且使强迫或不当影响的可能性降至最低。"可以说，"使强迫或不当影响的可能性降至最低"是美国政府有关法规对解决问题的基本立场，但该如何理解和操作？首先必须明确的是，使不当影响最低化，不仅是研究人员和科研单位（受资助科研单位）的责任，更重要、更直接的责任在于伦理委员会或相应的审查机构。联邦政府卫生部人类研究保护办公室（OHRP）指出：例如，伦理委员会可以判断是否需要在某一合理的时间或合理的条件下来实施知情同意程序，也可以仔细考虑未来的参与者在被要求迅速做出决定，或被阻止从其他人处获取建议时，其是否会感受到压力。由于合理与不合理的影响方式之间缺乏清晰的标准和界限，故研究员和伦理委员会必须对强迫与不当影响的种种可能性及其复杂的形式保持敏锐的察觉，尽可能降低其可能性。合理的评估可以有效地降低发生不当影响或强迫的可能性。例如，伦理委员会可以严格地限制激励的等级，并审慎地审查那些向参与者出示的信息，以确保研究方案对激励及提供激励的形式做出清晰明确的说明。同时，研究人员须准确说明并且不得夸大参与者在参与研究过程中将得到的可知利益。并且，应当对那些潜在的或不确定的利益的可能性和不确定性做出清晰的说明。[2]

---

[1] 见美国联邦政府卫生部"Informed Consent-FAQs", http://answers.hhs.gov/ohrp/categories/1566, 最后访问时间：2017年12月1日。

[2] 同上。

(二) 强迫的问题

强迫是指如果他人不同意某件事,他就有可能在身体、精神或经济方面受到危害。例如,暗示患者如不参加药物临床试验,就得不到应有的治疗。①

强迫有以下两种:

一是明示的强迫。在涉及人类参与者参与研究活动的问题上,公然的强迫是各国法律普遍禁止的,这是保护参与者的尊严与自主权的底线,也是自《纽伦堡法典》以来国际社会形成的普遍共识。那么什么是强迫?《贝尔蒙报告》称:"强迫是指某人为了让对方就范而对他蓄意进行的恐吓。"② 加拿大《三理事会声明》③ 指出:"强迫是一种不当影响(undue influence)的极端形式,包括以伤害相威胁或对不参与者进行惩罚。在研究项目中,强迫与自愿决定是背道而驰的。"澳大利亚《国家声明》第2.2.9条指出:没有人应当在决定是否参与研究的问题上,屈从于强迫或压力。即使并无明显的强迫或施压,在同意的意思表示中,也可能蕴含着(参与者)对研究人员的权力性地位或他人意愿的顺从。一个人只有在表示自愿同意的前提下,才能成为研究参与者。根据美国卫生部的解释:"强迫是一方为了使另一方服从,而故意对其公开或非公开地以伤害相威胁。如一名研究人员可能告诉一名未来的受试者如其不参与研究则将失去获得健康服务的机会。"④ "总之,以丧失某种资格、权利或机会来迫使潜在参与者的合作,如参与者本来有资格享受服务的资格或参与某计划的机会等等,都是现实中常见的强迫的表现形式。"⑤ 在我国现有法律规范中,对明示的强迫或者公然的强迫都没有明确规定。

二是招募人和被招募人之间本身即存在不对等的关系,甚至是支配与被支配的关系。基于这种关系的存在,被招募者的参与决定往往具有意思

---

① 田侃、汤扬:《浅谈受试者在药物临床试验中知情同意权的法律保护》,《中国药房》2008年第28期。

② 唐伟华:《英美国家政府资助研究领域人类参与者权益保护问题初探》,中国社会科学出版社2014年版,第81页。

③ 见《三理事会声明》第3.1条。

④ 见美国卫生部"Informed Consent – FAQs",http://answers.hhs.gov/ohrp/categories/1566。最后访问时间:2017年12月1日。

⑤ 唐伟华:《英美国家政府资助研究领域人类参与者权益保护问题初探》,中国社会科学出版社2014年版,第84页。

表示不真实的潜在风险。而招募者有时恰恰会利用这种关系，迫使潜在参与者参与研究活动。加拿大《三理事会声明》称："不当影响及操控行为往往产生在那些被招募者处于某种权威之下的情况中。权力关系（如雇主与雇员、教师与学生、军官与士兵、管教与囚犯）对自愿性的影响应当从潜在参与者的角度来加以判断，因为在这类情况下，被征招的参与者可能感受到享有权势的另一方的意愿给自己带来的压力。这种控制可以是身体上的，经济上的，心理上的，或者职业上的。例如，这种控制可包括向潜在参与者提供某种诱惑，或者以某种剥夺相威胁。在这种情况下，这种以权力关系为外表的操控可能会给潜在参与者造成不当的压力。在极端的情况下，潜在参与者可能完全基于权威或指令而做出完全违背自愿的同意决定。"同时，"伦理委员会和研究人员还应当特别注意某种信任或依赖关系（如医患关系、师生关系）。即使在没有显著表现的情况下，这类关系仍可能会对处于关系中的潜在参与者造成不当影响。任何依赖性关系都可能会带来这种不当影响。在重大或存续中的依赖性关系中，产生不当影响的风险则会更大。然而，曾经的护理、教育及其他服务资格，不应当对决定是否参与某一研究项目带去成见。相应地，如一名医生应当确保持续的临床护理不会关联到参与研究。同样地，当学生不愿意为了课程学分而参与研究时，他们应当获得其他与之相当的选择"①。

此外，要区分强迫和单纯的影响或者压力。"在判断受试者给予的某一同意是否出于自愿时，应当注意区分不合法或者不正当的强制性因素和单纯的影响或者压力，那些基于家庭的需要、法律的义务、道德的认知或者正当的说服等方面的影响或压力作出的决定一般应当被认为是自愿的。"②

四 持续

一般认为，知情同意权是一种持续性权利。"知情同意过程是一个包括研究者的告知、受试者的理解与询问、研究者的再告知等一系列阶段的过程，而不仅仅是知情同意书的签署这样一个单一过程。其中，知情权的

---

① 见《三理事会声明》第 3.1 条后附带的适用解释（application）。
② ［美］麦克里那：《科研诚信：负责任的科研行为教程与案例》，何鸣鸿等译，高等教育出版社 2011 年版，第 74—75 页。

持续性表现为研究者必须将临床试验过程中发生的所有可能影响受试者决定的信息及时告知受试者,使之有机会重新考虑自己的决定;同意权的持续性表现为受试者在同意参加试验后,享有随时改变自己同意的结果、随时选择退出的权利,而且不能因为退出试验而受到歧视或报复。这一点在受试者是病人时显得尤为重要。病人退出试验后,其原本享有的常规医疗不能因此而受到影响。"[1] "知情同意权的行使是受试者与研究者双向交流的过程。研究者单方面提供信息或者受试者被动接受信息,都不构成有效的知情同意。"[2]

在多数研究中,知情同意采取书面形式告知参与者有关研究的重要信息。使用知情同意书的一部分宗旨在于向参与者提供有关研究的信息,并且记录下研究人员和参与者的互动关系。然而,即使参与者签署了书面的知情同意书,也不构成完整的知情同意程序。在被招募者签署了知情同意书之后,知情同意流程并未终结。尤其是对于研究人员、科研单位来说,他们对参与者的伦理义务也同样远未终结。从本质上看,知情同意程序都是一个研究人员与参与者之间的交换信息的持续性过程(ongoing process)。当原有信息的准确性已显不足,或出现有关研究的预期风险和潜在利益的信息,或出现其他可以改进知情同意流程的新信息的时候,则应当在伦理审查机构的审查监督之下修改相关的知情同意程序及知情同意书等相关书面材料,并重新取得参与者的知情同意。[3] 由此可以说,知情同意"应当贯穿整个研究项目的始终。研究人员有一项持续性的责任,即是向参与者提供所有的与他们持续同意参与研究相关的信息"[4]。作为一个完整的过程,知情同意"起于最初的接触(如招募),止于参与者终止其参与行为"。在这个过程中,"研究人员有一持续性的伦理及法律义务,即将研究项目中的一切可能对参与者及其继续参与研究活动的意愿产生影响的变动,告知参与者,尤其是告诉他们有关变动所带来的研究风险或潜在利益。这将使参与者有机会在新的信息的基础上重新考虑是否同意

---

[1] [美]斯科特·伯里斯、申卫星:《中国卫生法前沿问题研究》,北京大学出版社2005年版,第255页。
[2] 姜萍、殷正坤:《人体研究中的知情同意问题研究综述》,《哲学动态》2002年第12期。
[3] 见45 CFR 46.103(b)(4)。
[4] 加拿大《三理事会声明》条3.3条。

继续参与研究项目"①。

（一）国外关于知情同意持续性的立法规定

首先，从形式上看，知情同意是一个不断重复、更新和补充信息的过程。"这样一个过程是持续性的，不仅发生在研究项目启动之初，而且延续到整个研究项目结束之时，在此期间，研究者具有更新知情同意的义务。根据CIOMS/WHO《涉及人的生物医学研究的国际伦理准则》第6条的要求，如果研究条件或者研究程序在研究过程中发生了实质性的改变，或者研究者获得了可能影响受试者继续参与研究的研究结果和文献资料，比如研究者从本研究或者其他来源知悉了关于试验风险的新信息，应当及时向受试者通报这些信息，并再次寻求受试者的知情同意。此外，在长期性的研究项目中，即使研究目的和研究设计并无变动，研究者也应当按照预先定好的间隔期再次寻求受试者的知情同意。"②

通常各国的相关法律要求研究人员取得参与者或其代理人的有法律效力的知情同意。而保证参与者知情同意或父母许可流程的充分完整性，就需要对起初的知情同意程序进行补充或重复。如美国联邦政府行政法45CFR46.116要求："只有在参与者有充分的机会去考量是否参与研究，并且有关强迫或不当影响的可能性被降至最低的前提下，研究人才能去获取参与者的同意。"根据美国卫生部的解释，"这项规定也使得对初始知情同意程序的重复和补充成为必要"③。事实上，这种重复或补充从最初征得参与者的知情同意时就已经开始了。在某些情况下，这种重复或补充在研究活动的实际启动之前就开始了。根据尊重的原则，参与者应当在实际参与研究活动之前，在充分考虑参与研究活动的风险和潜在利益的基础上，做出同意表示，这是启动有关的参与性研究活动的前提要件。但这首先涉及一个问题：做出同意并不等同于研究活动的开始。那么，研究人员须在研究开始前多久取得参与者的知情同意才算合理？对此，各国立法中多无明确规定。事实上，该期间的长短取决于研究活动的内容、风险的等级、潜在利益、可选项、以及与参与者家属磋商的意愿，等等。但是，如果参与者实际表示同意的日期到其实际参与研究的日期之间的间隔拖得过

---

① 加拿大《三理事会声明》条3.3条。
② 张洪松、兰礼吉：《医学人体实验中的知情同意研究》，《东方法学》2013年第2期。
③ 见美国联邦政府卫生部"Informed Consent - FAQs"，出处同前。

长,则即便在研究设计没有改变,或者没有产生影响研究的重要发现的情况下,在实际启动任何研究程序之前,也需要对知情同意书中所含的信息进行审查。在该期间,如果研究方案的设计或风险发生变化,或者自参与者同意之后到研究的实际开始之间的间隔时间过长,则有必要重新确认参与者的参与意愿是否发生了变化。例如,潜在参与者可能不再愿意参与研究活动,不再符合参与研究的资格条件,不再接受风险,或者不再有时间完成所有的与研究相关的活动。①

其次,从研究人员与参与者关系的实质来说,知情同意过程是一个在持续的风险利益提示的基础上不断权衡与选择的过程。在实践中,有两类典型的持续同意的情形:

一是研究中的偶然发现(incidental findings)。研究是深入未知领域的活动,在实施研究的过程中,常常产生一系列之前无法预计的状况。在这种状况下,加拿大《三理事会声明》明确"研究人员有义务向参与者披露研究中的一切重大的偶然发现"(material incidental findings)。② 所谓"偶然发现"是指在研究过程中发现的研究范围之外的意外情况。重大意外发现是指那些对参与者的福利如健康、心理、社会等方面产生重要影响的研究发现。在出现重大偶然性发现的情况下,研究人员有义务告知参与者。在某些研究领域,如医学和遗传学研究领域,发生重大偶然发现的可能性更大。在这类情况下,研究人员应当预先制订用以确定如何向参与者披露此类发现的计划,并将其提交给伦理委员会(REB)。如果研究人员不确定向参与者披露信息的最合理的方法是什么,他们应当咨询伦理审查机构。③ 美国联邦政府法规45CFR46.116(b)(5)则要求研究人员在适当的情况下,向参与者提供一份声明,其内容是:所有研究过程中产生的,可能对参与者继续参与研究的意愿造成影响的重要的新发现,将会被提供给参与者。这样才能确保知情同意的合法有效。④

二是在研究中可能需要重复使用涉及参与者的数据、生物材料或生理组织样本的某些情况下,也需要持续地征求参与者的同意。如《赫尔辛

---

① 见美国联邦政府卫生部"Informed Consent - FAQs",出处同前。
② 加拿大《三理事会声明》第3.4条。
③ 加拿大《三理事会声明》第3.4条的适用解释(Application)。
④ 见美国联邦政府卫生部"Informed Consent - FAQs",http://answers.hhs.gov/ohrp/categories/1566,最后访问时间:2017年12月1日。

基宣言》第 25 条：对于使用可确认的人体材料或数据的医学研究，医生通常必须寻求对收集、分析、存放和（或）再使用的同意决定。对于在未来研究中利用数据和组织的问题，澳大利亚《国家声明》针对研究活动启动前后两个阶段，提出了不同的知情同意方式，展现了知情同意的持续性问题：① 其一，是在研究启动前的初始的知情同意，在授权使用的范围上，参与者或其代理人有三种可选同意方式：第一种是"特定的"同意：它仅限于针对某一项具体研究项目做出的同意；第二种是"延展的"同意：针对在未来研究项目中利用数据或生物组织的两种情况：（i）作为原研究项目的延伸项目，或与原项目密切相关的项目；（ii）与原研究项目同属一个领域的一般性研究（例如系谱研究、民族志研究、流行病学研究或慢性病学研究）。第三种是"非特定的"同意，即在任何未来的研究中使用数据或生物组织。在此基础上，《国家声明》强调称："研究时常会需要那些原延展的或非特定的同意未涵盖在内的数据及生理组织。要想利用这些额外的数据及组织，就必须取得潜在参与者的同意，除非此项获取同意的需求已被某一审查机构放弃。"② 而在寻求非特定性同意时，应就其各项条件及广泛的含义向潜在的参与者做出明确解释。在这类同意做出后，应该明确记录它的各项条件。③ 其二，在研究实施的过程中，同样可能产生需要研究人员与参与者"重新协商同意"的情况。如澳大利亚《国家声明》第 2.2.8 条指出："在一些研究中，参与者的同意表示需要一次次的重新协商或确认，尤其是在研究项目较为复杂或为期较长，或在参与者的身心较为脆弱的情况下。如果双方最初协商一致的有关期限发生变化，责任方应及时通知研究参与者，并尊重其继续参与或撤出的意愿。"

而对于在不可预知的未来研究中使用生物组织及样本问题，英国MRC《在研究中使用人体组织与生物样本的伦理及操作指导原则》④ 第6.2 条明确建议采用两段式（two-part）同意程序，即研究人员须先就在

---

① 见澳大利亚《国家声明》第 2.2.14 条。
② 见澳大利亚《国家声明》第 2.2.18 条。
③ 澳大利亚《国家声明》第 2.2.16 条。
④ 原题为 "Human tissue and biological samples for use in research Operational and Ethical Guidelines（2001）"，全文来自 MRC 官网：http://www.mrc.ac.uk/，最后访问时间：2017 年 12 月 1 日。

已经计划好的研究活动中使用生物材料征得捐赠者同意。继而,再就继续储存和使用这些样本征求捐赠者同意。而且该条规定明确指出:"除非在存储之前该样本被匿名化处理或者未被连接,否则采取无条件全面同意的做法是不允许的,如在知情同意书里面使用'所有的生物或医学研究'(all biological or medical research)这种表述。"在这种同意程序中,"参与者始终应当有权决定其样本只能用于某项已经计划好的研究。而研究人员的责任在于严格按照参与者的意图来使用样本"。在此基础上,如果未来对样本的二次使用涉及遗传学研究,则研究人员必须在取得参与者同意时,对未来的研究活动做更详细的解释说明。原因在于,各类遗传学研究及其结果容易引发对参与者(捐赠者)情况的社会性关注,如人格、行为特征、性取向或智力。"在这种情况下,即便其样本已经匿名化及去连接化,也必须针对引发不同关注的每一类研究专门取得知情同意,这尤其重要。"[①]

(二)我国关于知情同意持续性的立法规定

我国相关立法中也规定了知情同意权具有持续性。《药物临床试验质量管理规范》第十四条第一项规定了受试者有在任何临床试验阶段随时退出试验而不会受到报复或者歧视的权利。同时,第十五条第五项规定,研究者如发现与试验药物有关的重要资料时须将知情同意书作修改取得伦理委员会批准后,再次取得受试者同意。卫生部2007年颁布的《涉及人的生物医学研究伦理审查办法(试行)》第十八条规定:"当项目的实施程序或者条件发生变化时,必须重新获得受试者的知情同意,并重新向伦理委员会提出伦理审查申请。"2016年新修订的《审查办法》第三十八条规定:"当发生下列情形时,研究者应当再次获取受试者签署的知情同意书:(一)研究方案、范围、内容发生变化的;(二)利用过去用于诊断、治疗的有身份标识的样本进行研究的;(三)生物样本数据库中有身份标识的人体生物学样本或者相关临床病史资料,再次使用进行研究的;(四)研究过程中发生其他变化的。"这些规定都是知情同意权具有持续性特点的体现。

实践中,受试者知情权的持续性常常被忽视。"知情同意是个持续的过程,不少研究者只注重试验前的知情同意工作,而忽略了过程中信息的

---

① 见该《操作指导原则》第6.4条。

及时告知和反馈，必要时为了受试者的健康还应行使干预的义务。"① "从南京郭某案件中可以看出，被告忽略了知情同意权的自主性和持续性，知情同意书的签署并不能等同于知情同意书的履行。由于药物临床试验是用安全性和疗效均未知的新药物或新技术，受试者承担得风险较大，因此对药物临床试验的知情同意需有更高的要求，才能使知情同意权的实践成为保护受试者权益真正有效的方法。案例中，原告在试验过程中病情控制不佳、甚至加重，研究者应根据试验进展的情况，向其说明继续试验可能导致的后果，由原告决定继续或者退出。被告后续的告知瑕疵给原告造成了伤害。"② "由于参加新药试验具有自愿性，原告可根据试验过程中的情况，随时决定是继续参加还是退出试验，所以在试验过程中，被告医院根据试验过程进行情况负有的说明义务是持续的，在试验过程中被告医院应向原告说明血糖控制不佳对原告糖尿病性肾病的影响，并提出建议，由原告选择是继续参加还是退出试验。但被告医院在试验过程中，除要求原告郭某不断地加大试验用剂量外，没有向原告进行任何的说明，因此被告医院对此存在过失。新药试验前，如果两被告能充分向原告告知说明新药试验的相关情况及其检查出的病情，尤其是参加试验时不理想的试验疗效对原告肾脏可能的影响，原告有可能就选择不参加该试验。如果试验过程中被告医院向原告充分说明血糖控制不佳对其糖尿病性肾病可能的影响，原告也很有可能选择退出试验。因此原告同意并继续参加新药试验，是在被告没有充分履行说明义务的情况下所作出的选择，其同意不产生同意的法律效果。"③

"韩国人参丸事件"中，农妇沈新连从1998年10月开始，在卫生院的监护下，每周免费服用人参丸两粒，但她那时仍然不知那是韩国一家药物研究机构进行的人体试验。在1999年7月的时候，沈新连突然感到头痛头晕，被查出有高血压。由于缺乏人体试验过程中的跟进检查制度，其卫生院在明知其有高血压的情况下，仍然让其服用人参丸。研究机构在接下来的三年的试验过程当中也没有对于高血压患者对于此试验的风险的告

---

① 郑逸飞：《论药物临床试验中知情同意权的内涵及保护》，《中国卫生事业管理》2011年第4期。

② 同上。

③ 周晔：《新药临床试验中的侵权责任研究》，硕士学位论文，成都中医药大学，2014年。

知，只是来过两次，抽完血拿回去化验就没有了下文。① 在这个事件当中，受试者农妇沈连新本身健康状况发生了改变，但卫生院和韩国研究机构并没有及时告知受试者此项试验对人体带来的不利后果，在三年的试验期间也没有告知受试者在人体试验过程中各个阶段药品的功效和作用，侵犯了受试者的知情同意权的持续性。

由此可见，知情同意权的享有是一个连续的过程，从试验开始前到试验结束，受试者都应享有并能行使其权利。知情权的持续享有表现为受试者一直知悉其试验的详细情况，在试验过程中研究者有义务随时解答受试者关于试验的相关问题。同意权的持续性则表现为试验开始前自愿参与，试验中有权随时退出，并且不会因此带来任何不利的结果。为了尊重受试者的自主权，不但在最初须取得受试者的同意，若以后发生了未曾预期的严重状况如部分受试者病情加重或死亡时，亦必须告知其他受试者，并容许受试者随时撤回同意而退出试验，无须提出任何理由。知情同意权是一种持续性的权利，后续的告知瑕疵也是对受试者知情同意权的侵害。知情同意制度也不仅仅止步于招募受试者时的各种权利义务和制度设计，还要延伸到试验进行以及结束之后的制度设计，确保试验期间接受受试者或其代理人的询问或投诉并予以响应的机制。②

第三节 有关知情同意的其他方面

一 潜在参与者的行为能力及代理问题

受试者行使知情同意权的基础是受试者有行使该权利的能力，所以人体试验活动必须要求个体适格。从知情同意权的来源来看，人体试验领域的知情同意主要强调个人自主权和自决权的实现。"知情同意制度以受试者自主、理性的决定参与试验作为试验行为合理性的依据，其前提是受试者应当具有做出理性决定的能力，也就是同意能力。"③ "法律上的能力，

---

① 《韩国人涉嫌用国人作药物试验难道 731 又现身》，搜狐网，http://it.sohu.com/s2005/yaowushiyan.shtml，最后访问时间：2017 年 12 月 1 日。
② 何卫东、张威：《人体试验控制法律问题》，《科技与法律》2002 年第 1 期。
③ 满洪杰：《人体试验法律问题研究》，博士学位论文，复旦大学。

是指进行某种行为的资格,如民事权利能力、民事行为能力和刑事责任能力等。做出参与人体试验的决定的能力,是一种行为能力,是以自身的行为参与法律行为并承担相应后果的资格。这种资格是与行为人的心智发育和成熟程度以及心理状态相联系的。"① 因此,受试者只有具备行为能力方可行使知情权,行为能力包括认知能力、理解能力和决定能力。从理论上讲,在人体试验关系中,受试者本人为知情同意权的唯一权利主体,只有受试者在客观上没有能力行使或不能理智行使知情同意权时,受试者的近亲属或代理人才可成为知情同意权的代为行使主体。"除以上四个构成要素外,从法律效力角度来说,合法有效的知情同意还取决于主体(参与者)的行为能力。不过,在实践中,参与者的行为能力往往因为种种因素——如未成年、疾患、衰老而导致的行为能力受限或丧失,从而使其丧失正常的意思表示能力。在这种情况下,需要考虑由参与者的代理人(或称'授权第三方'、'合法授权的代理人'等等)来介入知情同意程序直至代其做出意思表示。"②

(一)国际和各国关于潜在参与者的立法规定

对此问题,《赫尔辛基宣言》中有多个相关条款:首先,"如果潜在研究受试者不具备能力,医生必须寻求法律上被授权的代表的知情同意。这些不具备能力的潜在研究受试者决不能被介入到对他们没有益处可能的研究中,除非研究项目的目的是促进该潜在受试者所代表的人口的健康,而且研究又缺少具备能力人员的参与,而且研究只会使潜在受试者承受最低限度的危险和最小的负担。"③ 不过,"当一个被认为不具备能力的潜在研究受试者实际有能力做出同意参与研究的决定时,医生应除寻求法律上被授权的代表的同意外,还必须寻求研究受试者的同意。潜在受试者做出的不同意的意见应予尊重"④。其次,从研究的内容方面来说,"研究涉及那些身体上或精神上不具备做出同意意见的能力时,比如无意识的患者,应只有在阻碍给予知情同意意见的身体或精神状况正是被研究人口的一个必要特点时才可以开展。在这种情况下,医生应寻求法律上被授权的代表

---

① 满洪杰:《人体试验法律问题研究》,博士学位论文,复旦大学。
② 唐伟华:《英美国家政府资助研究领域人类参与者权益保护问题初探》,中国社会科学出版社2014年版,第93页。
③ 《赫尔辛基宣言》第27条,出处同前。
④ 《赫尔辛基宣言》第28条。

的知情同意。如果缺少此类代表，而且研究不能延误，研究项目没有知情同意可以开展，如果参与研究的受试者处在无法给予知情同意的状况下这些具体理由已在研究规程中陈述，该研究已得到伦理委员会的批准。同意继续参与研究的意见应尽早从研究受试者或法律上被授权的代表那里获得"[1]。除参与者的代理人介入外，在某些情况下，还需要中立第三方的介入，代为征求参与者的同意，如《赫尔辛基宣言》第 26 条要求"在寻求参与研究项目的知情同意时，如果潜在受试者与医生有依赖关系，或可能会被迫表示同意，医生应特别谨慎。在这些情况下，应该由一个适当的有资格且完全独立于这种关系之外的人来寻求知情同意"。

除国际性规范外，各国有关规范中也有专门规定。如加拿大《三理事会声明》中称：尊重他人意味着个人对研究的参与须建立在自愿、理解研究目的、风险、潜在利益的前提下。当一个人有能力理解这些信息，以及有相应的行为能力，并在自愿的基础上做出决定时，这一决定才能被视为自主性决定。通常，研究人员必须在研究开始之前取得未来参与者的同意。"尽管如此，根据尊重原则的要求，那些缺少自主决定能力的人士同样平等地享有参与那些可能给他们或他人带来潜在利益的研究的机会。在这种情况下，授权第三方（Authorized third parties）[2] 将根据参与者的利益做出相应的决定。授权第三方是指有权代替那些缺乏必要行为能力的人士，就是否参与或继续参与某一特定研究项目做出决定的人士。"[3]

另据美国联邦政府法规 45CFR46.102（c）的规定：合法授权代理人[4]是指获得法律授权的个人或单位，为了参与者的利益，就参与者是否参与研究做出是否同意决定。条例规定，在没有征得参与者或合法授权的代理人同意的前提下，研究人员不得招纳参与者参与研究。[5] 而对于那些行为能力受限或者丧失的参与者，只有在其合法授权的代理人同意的情况下，研究人员才能吸纳其参与研究活动。而享有此项授权者即是所谓

---

[1] 《赫尔辛基宣言》第 29 条。

[2] 在加拿大《三理事会声明》中，这类人士常被表述为"authorized third party decision makers"。

[3] 加拿大《三理事会声明》第 3 章导论（introduction）部分。

[4] 其原文为"Legally Authorized Representative"，简称 LAR。

[5] 见 45 CFR 46.116。

"合法授权的代理人"。根据联邦政府卫生部的要求,伦理委员会在确定合法授权的代理人的时候,可以咨询律师意见。

(二) 我国关于参与者行为能力的立法规定

同意能力和行为能力是否一致?在同意能力的认定上,我国《药物临床试验质量管理规范》第十五条采用了"无行为能力人"的表述,应指"民事行为能力"。"在临床试验下,同意的能力是指能理解试验的程序,能权衡它的利弊得失,能对面前的选择做出评论,能够理解所采取的行动的后果,能够根据这种知识和运用这些能力做出决定。"[1]

"根据我国《侵权责任法》第五十五条的规定,可将知情同意权的行使分为两种情形:(1)当患者具有完全的行为能力和同意能力时,需以本人的意思标准为主,由患者本人行使该权利;(2)代理行使,此处并不完全适用民法中关于法定代理的规定,因为对于民事行为能力、限制行为能力的范围规定并不能囊括同意能力之范围。上述第二种情形又具体分为以下三种情形:(1)患者为无同意能力的未成年人时,由其监护人代理其行使知情同意权。当监护人为父母时,在非医疗紧急情况下,但可能造成重大后果或治疗本身具有较大侵袭性时,需父母双方共同同意;在医疗紧急情况和一般治疗场合,父母一方同意后即可实施医疗行为。当监护人非父母时,比照上述原则处理。(2)当患者是部分同意能力的未成年人,未成年人不适合单独做出决定的情况时,例如当医疗方案比较复杂时,应当先向未成年人讲述有关治疗的相关情况并获得其认可,监护人方能代理同意。(3)患者为无民事能力的成年人时,此时患者不具有同意能力,由法定的监护人代其行使相关权利;患者为限制民事行为能力人时,在其同意范围内应当征求本人意见;患者具有法律意义上的行为能力但不具有同意能力时,如患者丧失意识,此时患者一般无法定代理人,法定代理人可以参照《民法通则》第17条规定的无民事行为能力或者限制民事行为能力的精神病人的监护人的范围,同时对该范围进行排他性排序,同一顺序优于后一顺序,当同一顺序的人不止一个且意见不一时,由直接赡养人作为法定代理人。"[2]

2007年《涉及人的生物医学研究伦理审查办法(试行)》第十六条

---

[1] 黄丁全:《医疗法律与生命伦理》,法律出版社2007年版,第287页。
[2] 梅夏英:《中华人民共和国侵权责任法讲座》,中国法制出版社2010年版,第261页。

规定："对于无行为能力、无法自己做出决定的受试者必须得到其监护人或者代理人的书面知情同意。"根据该审查办法，自主性（autonomy）是指，一个有行为能力的人就自己的问题做出理性决定的能力。尊重自主性的伦理要求是对有自主性的人尊重其自愿和知情同意权利；对缺乏自主性的人则应寻求其与之没有经济和情感冲突的监护人或代理人的知情同意，并给予他们特别的保护。

综上所述，我国现行立法中对同意能力的评判标准并不适当，现有的立法将民事行为能力作为同意能力的评判标准。对此，有学者指出："在医疗关系的知情同意权，是以人的生命健康为客体的权利，其有关行为能力的观点不能套用民法上基于管理财产目的设立的民事行为能力的概念，应当建立一种不同于民事行为能力的医疗同意能力制度。"[①] "在临床研究中，同意能力指能理解试验的程序、能权衡其利弊得失、能对面临的选择做出评价、能理解所采取的行为的后果、能根据这种知识和运用这些能力做出决定。"[②] "知情同意权得以行使的先决条件是，受试者的同意能力；同意能力与民事行为能力存在交叉部分，但并不完全一致。一般认为具备同意能力需符合以下三个标准，一是是否能够充分理解和评价医疗方案的内容和程序；二是能否理解和承受医疗方案的实施后果；三是对医疗方案的选择是否具有准确的逻辑思考和判断能力。"[③] "因临床研究的专业性和高风险性，同意能力还包括理解试验信息的能力和对决策后果进行推理的能力，不同于一般民法上的意思表示。此外，法律也未规定知情同意权代理人的资格条件。"[④] 在"黄金大米"案件中，"黄金大米"试验的受试儿童绝大多数属于留守儿童，年幼且父母又不在身边，属于无行为能力人，缺乏维护自身权利的能力。"黄金大米"试验的组织者正是利用了这一点，采用蒙蔽的手段剥夺了受试者的自主选择权。如果不是"黄金大米"试验被曝违规，这72名受试儿童及其家长也许永远不知道"营养

[①] 夏芸：《医疗事故赔偿法——来自日本法的启示》，法律出版社2007年版，第539页。
[②] 金晶：《临床试验中受试者知情同意权的法律保护研究》，《西南国防医药》2010年第8期。
[③] 梅夏英：《中华人民共和国侵权责任法讲座》，中国法制出版社2010年版，第259页。
[④] 邵蓉、张玥、魏巍：《药物临床研究受试者知情同意权法律保护之探析》，《上海医药》2011年第8期。

餐"的真相。①

此外还有群体研究中的知情同意问题。"在人类基因研究中，由于基因承载着个人的遗传信息，同一地区人群、同一种族或同一家族往往携带着相同或近似的基因。因此，为了对特定地区的人群或族群进行遗传相似性研究，基因所采集的对象不仅仅限于某个或某几个个体，而是某个特定区域的人群或族群；这种情况下，基因的采集不仅经过个人的知情同意，还必须取得特定区域的人群或族群的知情同意——因为没有群体的一致同意，群体的遗传学研究就有可能没法顺利进行，受试人群的风险也得不到很好的预防，利益也得不到很好的保护。"②"所以，群体的知情同意是进行群体基因研究的必经程序。当然有关群体同意的一些具体内容，如谁有资格代表群体、代表违反了个体的知情同意承担什么责任等，还有待各个国家的立法进行解决。"③

二 知情同意的明示、默示及形式

（一）知情同意的形式——书面或口头的形式

知情同意可以通过怎样的媒介或形式来实现？澳大利亚《国家声明》第2.2.5条规定：参与者可以用口头、文字或其他形式表示同意（例如针对某一调查的回复，默示同意等），这取决于以下因素：（a）风险的真实情况、复杂性及风险等级；以及（b）参与者的个人条件与文化环境。与此同时，美国联邦政府卫生部也称：知情同意流程应当是一个在研究人员和潜在参与者之间积极能动的分享信息的过程。双方之间的信息交换可以通过：面对面接触、邮寄、视频或者传真等形式。④但知情同意形式的选择有时会对知情同意的效力产生影响。由此，一些国家的相关法规对可能给知情同意的效力造成影响的某些形式问题提出了明确要求。以美国45CFR46中的有关规定为例，其首先涉及"谁必须在知情同意书或父母许可书上签字"的问题。当使用一份包含45CFR46.116所要求的基本信

---

① 滕亚、冯泽永：《受试者权利保护中的程序公正——对"黄金大米"事件的反思》，《医学与哲学》2013年9月。

② 朱伟：《论人群遗传学研究中的知情同意问题》，《自然辩证法研究》2006年第6期。

③ 王海燕：《论基因研究受试者之知情同意权的特征》，《医学与法学》2017年第1期。

④ 见美国联邦政府卫生部"Informed Consent - FAQs"，http://answers.hhs.gov/ohrp/categories/1566，最后访问时间：2017年12月1日。

息要素的知情同意书或父母许可书时，45CFR46 仅要求参与者本人或参与者的父母或其他合法授权的代理人在该文书上签字。① 只有在使用简短知情同意书（short form）时，该法规才会要求在签字之外，额外要求一项"已经口头向参与者或其父母或其他合法授权的代理人口头告知了有关信息"的声明。② 在使用此类简短知情同意书的流程中，上述法规要求必须要有一名见证人，证明研究人员一方已经口头向参与者或其合法授权的代理人告知了有关信息。并且，该见证人还须在该简短知情同意书及一份经伦理委员会核准的，关于已经告知参与者或其合法授权的代理人何种信息的摘要。该参与者或参与者的合法授权的代理人必须在该简短知情同意书上签字，并且，该参与者的合法授权的代理人（如需要合法授权的代理人同意时）还必须在上述摘要上签字。③ 由此，有三类人涉入此项特定的知情同意流程——参与者或其合法授权的代理人或（参与者为未成年人时）其父母，以及见证人。

知情同意或父母许可程序中可以使用电子签名吗？根据美国联邦政府卫生部的解释：在某些具体的环境下，研究人员和伦理委员会需要通晓有关法律。当涉及参与者参与研究活动时，必须将知情同意书交由其本人或其合法授权的代理人签署，该知情同意书可以为电子版本。知情同意书必须以能够保存的形式并给参与者或其合法授权的代理人。OHRP 在其管辖的研究范围内，认可此类电子签名。OHRP 并没有具体认可某种具体电子签名的方式，而是允许伦理委员会在认为可用的情况下使用这种技术。有一种正当的电子签名的形式，即使用了安保系统的电子或数码签名，如加密的可识别的签名（encrypted identifiable "signature"）。另外，如果电子签名取得方式合理，则电子签名也可以被视为原始（original）签名来保存。④

能否用经签署的知情同意书或父母许可书的传真稿作为知情同意的文献记录？美国联邦政府卫生部明确承认这种方式。但其他各国的有关法规及政策中并无十分明确的规定。根据联邦政府卫生部的阐释："对于参与

---

① 详见 45 CFR 46.117（a）及 45 CFR 46.408（d）的规定。
② 详见 45 CFR 46.117（b）(2) 的规定。
③ 45 CFR 46.117（b）(2)。
④ 见美国联邦政府卫生部 "Informed Consent – FAQs", http://answers.hhs.gov/ohrp/categories/1566，最后访问时间：2017 年 12 月 1 日。

者一方来说，用传真将经签署的知情同意书发送给研究人员，是更为便利的。参与者可以以传真方式向研究人员传送经其签署过的知情同意文本，当参与者是未成年人或其他行为能力受限人士时，其父母或其他合法授权的代理人也可以传真形式发送有关文本，无须传送原始签名文本。"①

另外，对于知情同意书上的签字是否须标注日期，尽管45CFR46.117中并没有要求知情同意书标准签字时的日期，但OHRP建议这样做，这样便于伦理委员会及其他相关方面确认研究人员是在参与者参与研究之前而取得了他们的知情同意。②

我国2007年的《涉及人的生物医学研究伦理审查办法（试行）》第十五条规定，研究者需要进行伦理审查的研究项目应向伦理委员会提交受试者知情同意书。第十六条规定："项目申请人必须事先得到受试者自愿的书面知情同意。无法获得书面知情同意的，应当事先获得口头知情同意，并提交获得口头知情同意的证明材料。对于无行为能力、无法自己做出决定的受试者必须得到其监护人或者代理人的书面知情同意。"根据该《审查办法》，知情同意的形式可以书面同意也可以是口头同意。存在的问题是：在这里的"事先"是指什么？是指"研究前"还是"审查前"？一般认为，这里讲的"事先"得到受试者自愿的书面知情同意，是指研究工作开始前，不是指审查前；获得受试者的知情同意前不得开始研究工作。但值得注意的是，受试者签署知情同意书是知情同意过程的自然结局，不是知情同意的唯一目的。知情同意是尊重受试者的自主性，使他们能够理解有关研究的所有情况，作出自愿、自主、自由参加研究的决定。研究人员要向他们提供为他们作出决定所必需的充分的信息，受试者会向研究人员提出种种问题，研究人员要耐心地一一加以回答，研究人员要探索受试者是否对提供给他们的信息有了基本的理解。所以，知情同意是一个研究人员与受试者的交流过程。这个过程结局将是受试者自愿签署知情同意书。如果没有这一交流过程，研究人员没有提供必要的、充分的、真实的信息，受试者对信息也不了解，那么这种情况下受试者签署的知情同意书将是无效的。

---

① 见美国联邦政府卫生部"Informed Consent - FAQs"，http://answers.hhs.gov/ohrp/categories/1566，最后访问时间：2017年12月1日。

② 同上。

(三) 知情同意的默示

参与者或其合法授权的代理人可以用消极不作为（passive）或默示方式（implied）做出同意参与研究的决定吗？

"虽然《纽伦堡法典》要求在一切研究项目中都应贯彻知情同意要求，但在一些紧急的医疗情况下，这种要求可能是不现实的。如，在急诊急救领域，研究者通常不能与作为受试者的病人讨论是否愿意参加试验的问题，由于无法取得合法的知情同意，一般不允许以危重病人为受试者在急诊室进行研究。但在20世纪80年代以后，政策有所改变，两位美国学者福斯特和罗伯逊引入了'推迟同意'的概念，即让急诊病人先参加到研究试验中来，在一段合理的时间内，再由病人或病人的代理人提供知情同意。这一做法后来受到美国国立卫生研究院和食品药品管理局（FDA）的质疑。到1996年，FDA提出了'免除知情同意'的新标准，认为在满足'病人处于危及生命状态''现有治疗方案并非最佳''有可能使病人直接受益''无法获得知情同意''对研究进行公众说明''与社区代表进行协商'等严格条件的前提下，伦理审查委员会可批准免除知情同意的要求。与'推迟同意'一样，免除知情同意的做法在伦理上也是有争议的。除此以外，在另一些风险很小的研究中，《纽伦堡法典》的要求也可能是不必要的。如，当研究设计只涉及最小风险，亦即试验中预期风险的可能性和程度不大于日常生活、进行常规体格检查或者心理测试的风险，而获得每一个受试者的知情同意又很不现实时，CIOMS和WHO允许伦理审查委员会免除知情同意中的部分或者全部要素。"[1]

美国联邦政府法规45CFR46中并未就"以消极或默示的方式表达同意"做出详细的解释说明。但从实践中看，研究人员和伦理委员会经常用此类概念来阐述包含着变更或放弃知情同意或记录知情同意的科研流程设计。由于此类措辞在表达方面的隐蔽性和婉转性，往往导致潜在参与者忽视其真实意思，从而面临可能产生的不利后果。45CFR46.116明确规定只有在取得参与者或其合法授权的代理人的知情同意之后，研究人员才能将参与者纳入研究活动。然而，根据45CFR46.116（c）或（d）的规定，伦理委员会可以批准变更或者放弃有关规定中[2]对知情同意程序的常规要

---

[1] 张洪松、兰礼吉：《医学人体实验中的知情同意研究》，《东方法学》2013年第2期。
[2] 45 CFR 46.116。

求。在某些情况下，伦理委员会还可批准放弃取得参与者的知情同意。[1] 另外，伦理委员会还可根据有关规定，[2] 放弃对知情同意进行记录的要求。[3] 例如，研究人员在实施一项调查活动的时候（该调查活动不属于45CFR46.101（b）所界定的可免于取得知情同意的范畴），以随机方式向多名成年受众寄出了调查问卷（survey questionnaire）。该调查资料明确声明如果收件人填写了问卷，并将其寄回，则该行为表示其同意参与研究活动。然而，该材料所附的问卷中并不包含有关法规中[4]所要求的知情同意的各项要素，并且，材料中并未要求收件人签订知情同意书。如果伦理委员会已经批准了对知情同意流程的变通，以及放弃了对知情同意的书面记录，法规（即 45CFR46）对此是认可的。[5] 通过寄回完整的调查材料，收件人已经通过默示的方式表明了愿意参加研究活动的意思，但其并未签署知情同意书。尽管这种行为方式常常被称为默示知情同意（implied informed consent），但如伦理委员会已经批准了这种变通的知情同意流程，并且放弃了对知情同意的书面记录，则 OHRP 也将认可这种方式。

"消极同意"（passive consent）有时被用于以未成年人为参与者，且研究人员认为其父母允许其子女参与研究活动的情况。例如，从在校未成年人身上收集调查及行为数据的研究人员，以邮寄的方式向未成年人的父母提供有关研究的信息，并且要求这些父母以回寄一份表格的方式表示拒绝子女参与研究。有时，这种方式被称为选择退出程序（opt out procedure），这种方式违反了有关获取父母许可的规定。如果伦理委员会认定其符合有关免于取得父母许可的条件，则其可以根据有关规定[6]放弃对于取得父母许可的要求。尽管法规中没有规定，但即便在伦理委员会已经放弃了对取得父母同意的要求的时候，其仍可以要求给予父母以拒绝同意的机会。

---

[1] 45 CFR 46.116（c）and（d）。

[2] 45 CFR 46.117。

[3] 另外须注意的是：45 CFR 46.408（c）还允许 IRB 放弃要求研究人员征得受试者父母的许可。

[4] 45 CFR 46.116（a）。

[5] 加拿大《三理事会声明》第 3 章 "知情同意应当被记录"第 3.12 条的适用解释（application）中也确认了 "through the return of a completed questionnaire" 作出同意表示的有效性。

[6] 45 CFR 46.408（c）或 45 CFR 46.116（c）、（d）两项。

那么，在我国什么情况下可以免除知情同意程序呢？根据我国《侵权责任法》第五十六条的规定，当患者出现生命垂危时，医方无法取得患者或者其近亲属意见的，在进行医疗措施前经医疗机构负责人或者授权的负责人同意的，可以立即实施相应的医疗措施。[①] 由此可知，患者知情同意权行使存在例外，即在患者已经处于危机状态，生命垂危亟须抢救或者不能取得患者及近亲属意见时，医方可以行使紧急决策权对患者采取救治。我国 2007 年的《涉及人的生物医学研究伦理审查办法（试行）》第十条第一项规定："要求研究人员提供知情同意书，或者根据研究人员的请求，批准免除知情同意程序。" 2016 年新修订的《审查办法》第三十九条规定："以下情形经伦理委员会审查批准后，可以免除签署知情同意书：（一）利用可识别身份信息的人体材料或者数据进行研究，已无法找到该受试者，且研究项目不涉及个人隐私和商业利益的；（二）生物样本捐献者已经签署了知情同意书，同意所捐献样本及相关信息可用于所有医学研究的。"

可见，根据我国立法规定，医生在紧急状态下获得进行试验性治疗权利。"紧急情况下的试验性治疗是指当患者处于不立即实施试验性医疗行为其生命可能遭受重大危险的紧急状态时，医生有权在没有获得患者的知情同意的情况下实施试验性治疗行为。这是因为疾病的发展往往超出人类的预计，在某些紧急情况下，只有通过实施某些试验性的治疗行为，方可获得挽救患者生命的机会。若仍然囿于知情同意原则，则可能贻误诊治时机。为了最大限度地保护患者的利益，医生应当享有不经患者同意而先行实施试验性治疗的权利。"[②] "因此，只有在满足特定的以下条件时该义务才能免除：（1）不告知说明对获得准确的试验数据是不可或缺的；（2）不告知说明是试验方式本身的要求，例如安慰剂试验、双盲试验；（3）不告知说明对受试者没有潜在的危险；（4）有让受试者在适当的时候了解试验性质和结果的合理计划；（5）受试者同意在上述条件下参加试验。"[③] 也就是说，研究人员在未获得每个受试者的知情同意之前，不

[①] 陈现杰：《中华人民共和国侵权责任法条文与案例解析》，中国法制出版社 2010 年版，第 198 页。

[②] 满洪杰：《人体试验法律问题研究》，博士学位论文，复旦大学。

[③] 王岳：《从"韩国人参丸事件"反思我国药物临床试验中的法律问题》，《中国药房》2005 年第 10 期。

得开始涉及人的研究。但当研究的风险（可能的伤害）极小，而且要求获得个人同意很不现实时（例如研究人员只需从受试者病历中摘取数据时）；或者在一些特殊研究（如在心理学研究）中，知情同意可能影响受试者对问题的回答，从而影响研究结果的准确性，可以免除知情同意。另外在有些针对突发病情（如头部创伤、心肺骤停和脑卒中等）的研究中，受试者不能及时给予知情同意，此类研究的知情同意要求应给予例外处理。如果研究受试者来自一个反复发作的人群（如癫痫者或酗酒者）则可以事先获得其知情同意。但是"在新药临床试验中，研究者的告知说明义务在一定程度上具有某种绝对性，因为新药临床试验中任何告知说明义务的免除都可能造成对受试者人格的贬损和物化"①。

三　知情同意的记录

无论从法律上还是从其他方面，对知情同意进行记录和保存，有利于确认研究及参与者的参与活动的事实，有利于维护双方的权益，对于研究人员和参与者而言都是有益的。同时对知情同意的记录也是各国涉及人类参与者的科研领域中的通例，各国法律中也不乏相关规定，其中美国政府的有关立法较为系统详尽，其45CFR46.117即专门就知情同意的记录问题做出了明确规定：

根据该条（a）项规定："除了本条（c）项的规定之外，知情同意必须被以书面知情同意书的方式记录下来，且该知情同意书已经通过了伦理委员会的审批，并由受试者或受试者的合法授权的代理人签字。其副本应交给签署它的人"。

该条（b）项称："除了本条（c）项的规定外，知情同意可采用以下形式：（1）包含本法规第116条所规定的所有必备信息要素的知情同意书。该知情同意书可以向受试者或其合法授权的代理人宣读。但在一切情况下，在受试者或其代理人签署知情同意书之前，研究人员必须给予其充分的阅读该文书的机会和时间。（2）简短知情同意书（A short form written consent document），内容是声明所有本法规第116条所要求的有关信息均已经通过口头方式告知给受试者或其合法授权的代理人。当使用该

---

① 刘学民：《人体生物医学研究侵权责任探讨》，华中师范大学出版社2008年版，第20页。

方法时，须有一名口头告知的见证人在场。此外，研究人员还应准备一份由伦理委员会核准的关于口头告知内容的书面摘要。受试者或其合法授权的代理人须在简短知情同意书上签字，而见证人须在该摘要上签字。获取知情同意的人员须在该摘要的复件上签字。一份简短知情同意书和一份摘要的复件应交给受试者或其合法授权的代理人。"

根据该条（c）项："伦理委员会可以在以下两种情况下，允许研究人员放弃取得受试者书面签署的知情同意：（1）受试者与研究活动之间的唯一关联即是书面知情同意。并且，参与研究的主要风险来自违反保密性要求而带来的潜在伤害。每一位受试者都将被问及是否同意记录，以建立上述关联。在这种情况下，受试者的意愿将起决定作用。（2）研究活动所包含的对受试者的风险仅为最低风险，并且不包含任何在研究环境之外获取书面知情同意的程序。在放弃记录的情况下，伦理委员会可以要求研究人员向受试者提供一份涉及研究活动的说明。"

在知情同意的记录问题上，有一个问题也应引起关注：在未成年人作为参与者参与研究活动时，往往有法律效力的知情同意需要其父母或其他合法授权的代理人来做出。而其本人的意愿有可能得不到重视，而其本人的意愿是否也应当被记录保存？对此，目前所见各国有关法规中大多无明确规定，美国45CFR46中也未做明确规定，但联邦政府卫生部在对该法规进行阐述时涉及这一问题，声称："伦理委员会有权在充分考虑未成年人的年龄、成熟度、读写能力的基础上，确定一种用于记录未成年人同意决定的最适当的方式"。如果青少年参与的研究活动中，需要一份给予成年人的知情同意书的话，那么，通常用同样的方式记录青少年的同意决定是合理的。①

除美国外，加拿大《三理事会声明》也对知情同意的记录问题有比较明确的规定。其第3.12条规定：用于知情同意证明——经签署的知情同意书或由研究人员使用其他合理手段所做的记录——应当得到保存。② 该条款附带的适用解释称：参与者做出的书面知情同意是一项通用的证明其已经做出同意的方式。并且，在某些情况下，这是一项强制性的义务。例如《加拿大基于食品药品法案的健康条例》《魁北克民法典》中均有相

---

① 刘学民：《人体生物医学研究侵权责任探讨》，华中师范大学出版社2008年版，第20页。

② 见加拿大《三理事会声明》第3章。

应的要求。① 但除此之外，还有其他的合乎伦理要求的表示同意的方式。在某些类型的研究中，签署书面知情同意书往往包含着使知情同意合法化、正式化的意图，故往往被参与者理解为研究人员一方缺乏信任。在这些情况下，口头同意、口头协议或握手协议②等形式则可能会比签署书面知情同意书显得更加必要。

如果参与者的同意决定没有以签署知情同意书的形式得到记录，则研究人员可以使用包括口头同意、田野记录及其他策略，来记录知情同意过程。同意的意思也可通过某一行为来表达（如被访问者通过回复一份完整的调查问卷的形式）。根据《三理事会声明》的要求：当有正当理由不使用书面同意时，必须对获得知情同意的程序加以记录。③

不论是否签署知情同意书，向参与者传达一份包含整个知情同意过程的信息的声明是可取的。对于参与者来说，它能证明其同意参与研究活动。它还可以用来提醒参与者有关研究项目的各项条件。它还可以帮助参与者考虑或再考虑其是否参与研究活动的决定。然而，研究人员不应当在不利于参与者安全和为其保密或与其文化习俗有违的情况下，留给参与者任何文件。

---

① 两部法律的原名分别为"Health Canada regulations under the Food and Drugs Act"，以及"Civil Code of Québec"。

② 原文的表述分别为"oral consent""a verbal agreement"及"a handshake"。

③ 见《三理事会声明》第 10.2 条。

第三章

研究中涉及参与者的个人数据安全与隐私保护

随着科技发展，涉及人类参与者的研究越来越多，数据的获取和利用便会牵涉众多敏感的伦理性议题问题，尤其是参与者的隐私保护及相关的数据安全问题。与此相适应，有关人体试验隐私权保护也逐渐受到关注。人体试验研究是一个特殊的领域，试验行为及结果必须以获取受试者的个人情况为基础，是最易接触到受试者隐私的，如对疾病的诊断与处置、对器官的接触与检查、对心理的探询与追究等，人体试验研究行业最容易侵犯隐私权。"在研究实践中，这种风险往往来源于收集、使用和披露个人信息的过程。从研究过程来说，参与者的隐私风险几乎存在于研究活动的所有阶段。包括对个人信息的最初收集并且于研究分析阶段，研究结果的传播阶段，信息的存储、保管及处理阶段。"[①] 因此，人们对人体试验研究过程中隐私的关注程度越来越高，人体试验研究领域隐私的核心是受试者的疾病或健康状况，多数关于隐私的争议都是围绕这一核心产生的。事实上，人们关注的问题不仅仅停留在诸如身体方面的隐私，试验研究中信息隐私权利也越来越多地引起人们的重视。公众的信息隐私保护意识逐渐增强，研究人员的保护受试者信息隐私权的观念和意识却相对较弱，极易激发二者之间的矛盾和冲突。2001年5月9日，中国青年报登载一篇文章《你拿我的基因干什么》，文章提到美国哈佛大学与安徽医科大学合作进行一个试验项目，研究者到安徽省大别山深处的头陀镇采集农民血样进行研究。因为当地有一个"具同质遗传构造的人群"，当地有些人整个家

[①] 唐伟华：《英美国家政府资助研究领域人类参与者权益保护问题初探》，中国社会科学出版社2014年版，第121—122页。

族几代人都患有同一种疾病：哮喘。项目研究人员以体检的名义抽取农民的血样，提取其中的 DNA 样本，这个研究项目由美国某制药公司资助，试验目的是研究治疗哮喘病的新药。对于整个试验研究过程，提供样本的受试者几乎一无所知，他们仅得到 30 元人民币的报酬和几包方便面，在毫不知情的情况下自己的基因被拿走进行试验研究。这个事件严重侵犯了受试者的隐私权。

第一节 隐私理论及其在我国立法中的表达

一 隐私理论

（一）隐私及隐私权

隐私是由沃伦与布兰代斯《隐私权》一文从侵权法的角度提出的概念，即"不受打扰的权利"，从而确立了个人生活与公共生活的法律界限。隐私，是指不愿为他人所知悉或不愿被公开的个人情况。哪些个人情况属于隐私？一般认为，个人的生活方式、身体情况、家庭关系和背景等与公共生活无关的个人事务和情况都属于隐私，如个人健康记录、疾病情况、身体外貌、生活经历等。只要是与公共生活无关，并且个人又不愿意公之于众的信息都属于隐私的范围。隐私是个人的一项基本权利。隐私虽是一项私权，但带有浓厚的公法属性的，例如其在美国宪法第一修正案中的表述即是典型例证。同时，隐私不是指某一项单一的权利，而是一个"权利域"。澳大利亚法律改革委员会报告将隐私分成三个领域：领地隐私、身体隐私、信息隐私。在当代环境下，信息隐私尤其重要，是各国的隐私保护的立法前沿。"隐私是不愿被公开的秘密、被他人搜集、利用个人信息和自我信息是否公开的权利。"[1] "所谓隐私权是指权利主体对仅与个体相关的信息、生活资讯进行支配并排除他人干预的权利。"[2] 承认个体的隐私权就是赋予个体可以决定是否公开个人信息以及在何时、以何种方式、将哪些有关个人的信息、对谁公开，还包括未经许可不得公开的

---

[1] 张新宝：《隐私权的法律保护》，群众出版社 2004 年版，第 21 页。
[2] 中国社会科学院法学研究所法律辞典编委会：《法律辞典》，法律出版社 2004 年版，第 811 页。

权利。

人体试验研究中个人的隐私权主要是指与受试者个人生活相关的某些信息。"保护受试者的隐私权是保证受试者享有私生活安宁与私人信息安全,而不被他人非法侵扰、知悉、搜集、利用和公开。"[1] 在人体试验研究中,试验的过程、资料、结果,都包含着一些受试者不愿公开的个人信息,如受试者的个性信息、生活习惯、身体特征、健康状况、生理缺陷、遗传基因、疾病史、治疗病例等信息。事实上,受试者参与试验本身也是一种隐私,比如艾滋病患者接受艾滋病疫苗试验,受试者并不愿意外界知道自己是艾滋病患者,也不愿意外界知道自己参与艾滋病试验研究。"人体试验所涉及的隐私权,主要是受试者个人私生活秘密权,即个人可以决定何时,以何种方式,将哪些有关个人的信息,公开给谁,以及未经许可不得公开的权利。在人体试验中,试验的过程、试验的资料以及试验结果,都可能包含有受试者个人的隐私。如对于受试者的身体健康状况、医疗记录等,均包含有受试者个人的隐私。在很多情况下,受试者参加试验本身也构成一种隐私。如受试者因患有艾滋病而参与艾滋病疫苗试验,其参与试验的行为即可能是其不愿意为他人所知晓的信息。"[2]

(二) 医疗隐私权

人体试验研究活动是具有高度特殊性、专业性的活动,和医疗活动有相似之处,因此对患者隐私权或医疗隐私权的立法分析对理解人体试验研究中受试者隐私权的内涵尤为重要。"病患隐私权,又称病历隐私权或医疗隐私权,是信息隐私权的一种,隐私权是患者享有的一项重要的人格权。"[3] "患者隐私权是指法律赋予患者在接受医疗服务时享有的要求医疗机构及其医务工作者对合法掌握的涉及患者个人的各种秘密不得擅自泄露,并排斥医疗机构及其医务工作者非法侵犯的权利。"[4]

根据中国台湾地区医疗立法规定,个人医疗信息包括:(1) 医师依医师法执行业务所制作的病历;(2) 各项检查、检验报告资料;(3) 其

---

[1] 姜柏生:《人类基因组研究的法律控制》,《科技进步与对策》2006 年第 3 期。
[2] 满洪杰:《人体试验法律问题研究》,博士学位论文,复旦大学。
[3] 王静:《中美患者隐私保护比较之思考》,《世界最新医学信息文摘》2016 年第 16 卷第 91 期。
[4] 张传友:《试论患者的隐私权》,《中国医院管理》2005 年第 5 期。

他各类医事人员执行业务所制作的记录。① 根据日本财团法人医疗情报系统开发中心制定的《电子保存诊疗记录情报交换的数据项目集合》的汇总，医疗个人信息包括以下 11 大类：（1）患者基本信息：如姓名、年龄、出生年月日、住所、电话号码等个人识别信息、联系人、工作单位、户口名册、户口登记、配偶、职业等。（2）健康保险、福利信息：如健康保险信息、公费医疗信息、残疾信息、心理干预信息等。（3）诊疗管理信息：如就诊科室信息、适用保险信息、就诊日期、住院出院日期等。（4）生活背景信息：如吸烟史、饮酒史、生活史等。（5）医学背景信息：如出生时体重、生育史、预防接种记录、既往病史、输血记录、过敏史、家族病史等。（6）诊察记录信息：如问诊记录、现在病历、体检结果、病程记录、诊断、治疗计划等。（7）指令实施记录信息：如检查及检查结果、处方开立记录、手术实施记录、治疗实施记录、各种指导记录等。（8）治疗信息的交流情报：治疗信息提供书等。（9）治疗的说明同意信息：各种说明信息、各种同意信息。（10）汇总信息：诊疗汇总、住院汇总等。（11）死亡记录信息：死亡诊断书、尸检报告等。另外，还有些特殊的诊疗，比如怀孕、分娩等有关信息，以及主要用于医院管理的信息等等。除此之外，还包括诊疗信息以外的个人健康信息，比如因学校健康管理、劳动安全卫生管理、母子保健管理、养老保健管理等引起的健康检查信息等。

我国一般观点认为，"医疗信息不仅包括信息主体本人的医疗、健康信息，也包括与医疗有关的其他个人基本信息和个人经济信息。根据医疗机构记录个人信息的载体的不同，可将医疗个人信息分为病历记载的医疗个人信息和非病历记载的医疗个人信息。病历资料又可分为客观性病历资料和主观性病历资料，前者是指医生记录的患者的体征、病症、检查、化验、用药情况、手术记录等的病历资料，而后者是指医疗机构的医务人员对患者进行诊断、治疗过程中的主观判断，如疑难病例讨论、会诊记录等。主观病历由于不具有个人身份的识别性，因此不应列入医疗个人信息的范围"②。

"患者的医疗信息包括两方面：一是患者根据诊疗需要而提供的有关

---

① 曾淑瑜：《医疗伦理与法律 15 讲》，元照出版公司 2010 年版，第 325 页。
② 赵敏：《论个人医疗信息及其权利保护》，《中国卫生事业管理》2007 年 12 月。

个人生活、行为、生理和心理方面的信息;二是在诊疗过程中了解到的有关患者疾病性质、诊疗以及预后方面的信息。患者的医疗信息以病历为载体得以体现,一份完整的病历主要由两部分组成:社会背景资料和治疗记录,后者又可细分为一般性记录与敏感性资料。敏感性资料包括精神状况、性倾向、性功能、传染病、特定身份、生育状况、药物成瘾、基因信息、尴尬问题等等。这些病历上记载的信息多半都属于患者的个人隐私范畴。"[1] "在医疗过程中,围绕患者疾病和医疗行为形成的,关于患者身体特征、健康状况、疾病情况的客观记录以及所有这些情况所蕴含的信息。这些信息有的是对医学检查结果的记录,有的是对患者身体表征的记录,有的是针对患者作出的疾病诊断,还有的是患者自己诉及的与健康有关的各方面情况,一般表现为诊断书、X光片、检查结果、报告单、病历、病案、住院病人床头卡等各种医学资料,这些是比较显而易见的。除此之外,还包括所有这些情况所蕴含的信息。比如,某种疾病能反映出患者的生活方式、某种疾病能折射出患者的家族遗传历史、患者的某种身体器官的病变具有研究价值、患者的血液组织蕴藏着患者的基因,而基因可以透露出很多关于患者个人情况的隐私。所有这些显性的或隐性的情况,全面记录着患者与该疾病甚至整个个人健康、生活、情感状况有关的事实。有些医学信息虽然脱离了患者的身体和个人控制,但都是围绕着患者的疾病健康将之公开、没有授权别人处理、没有表示放弃,这些就都是患者的隐私。"[2]

"参照《医疗事故处理条例》的规定,可以将诊疗活动所产生的文书分为两类,即客观性病历资料和主观性病例资料。"[3] "医疗信息隐私根据不同的标准可以分为不同的类别。根据其直观程度,可以分为显性信息与隐性信息。前者指那些见诸文字和其他载体的直观可视的记录,后者指蕴含在这些记录里面的潜在信息,需要通过一定的科技手段才能显示出来。根据其成因又可分为客观信息和主观信息。这一分法类似于2002年9月1日施行的《医疗事故处理条例》有关解释中关于主观性病历资料和客观性病历资料的区分。前者指依患者的实际情形,如实所作的真实记录,

---

[1] 陶爱军:《论个人医疗信息的隐私保护》,硕士学位论文,西南政法大学。
[2] 崔群颖:《关于医疗信息隐私价值和法律地位的探索》,《医学与社会》2005年1月。
[3] 高圣平主编:《〈中华人民共和国侵权责任法〉立法争点、立法例及经典案例》,北京大学出版社2010年版,第607页。

反映疾病及其发展的客观情况，后者指医院方面关于这些情况所作的诊断结论和采取的治疗措施的过程记录。不管如何划分，不管哪一种，医疗信息隐私是在疾病发展变化及治疗过程中形成的真实记录。"①

患者隐私权不仅是一项人格权，同时也是一项财产权。研究者也常常不经受试者同意就任意地将受试者的个人相关信息收集起来加以利用、透露或提供给各类机构，获取非法利益。2016年全国30个省有275位艾滋感染者称接到了诈骗电话，艾滋病患者的个人信息疑被大面积泄露。诈骗电话中对方自称是政府部门或卫生局的工作人员，将给艾滋病患者发放补助，但需要患者先提供600—700元的手续费。而另一些诈骗电话则是要求患者输入手机验证码，随后银行卡里的钱被全部转走。②

随着时代的进步和科技的发展，受试者信息隐私权的内涵也是不断扩展的。人体试验研究过程中形成的信息隐私内容多样，从其中折射、反映、蕴含的资讯及信息就更无穷无尽，而且有潜在的巨大研究价值，对于医学研究、药品开发或是其他个人、机构的科研有重要意义。

例如，"医疗大数据时代下的患者隐私权，其语义范围等发生了新变化。1. 范围更广。传统时代下，患者的隐私权往往是在诊疗过程中，为更好地了解病情，做出正确诊断，医生需要详细了解与患者病情相关的个人情况和身体状况。但在大数据时代，随着诊疗方式的变化，以前不属于患者隐私信息的部分现如今也应被纳入范围内。例如，患者常常通过移动医疗APP或问诊平台进行健康管理、健康咨询，其过程中产生的相关信息如注册信息、健康监测信息、网络问诊信息、指导意见、诊断意见等都属于患者隐私的一部分。另外，随着支付方式的逐渐变化，患者的社会保障号码、信用卡数据、网银账号信息等敏感数据也属于患者隐私信息的一部分。2. 侵权主体更广泛，手段更隐秘、损害后果更严重。大数据时代下患者隐私权更容易受到侵害，不仅有来自医务人员和医疗机构主客观原因造成的隐私泄露，还包括很多医药相关的商家、保险公司或者是诈骗分子，侵权主体更广泛。通常在商业利益的驱使下，商家常常通过计算机高科技窃取或利诱的方式得到大量患者信息，并根据不同的目的进行利用或倒卖。据了解，2016年深圳某医院上千名接受产检和分娩照护的女性信

---

① 崔群颖：《关于医疗信息隐私价值和法律地位的探索》，《医学与社会》2005年1月。
② 《谁动了我的隐私？百名艾滋患者信息泄露被诈骗背后的真相》，[2017-05-12]，https://www.anquan.org/news/2174。

息泄露并被明码标价售卖，随后涉事受害者不断接到月嫂和婴儿产品公司的骚扰电话和短信。这样的营销模式或许某种程度上为患者带来了方便，但无疑也影响了个人生活安宁。3. 损害后果更严重。对于患者而言，由于生理特点、身体缺陷、健康状况、既往疾病史以及婚姻史等会影响其社会形象、地位等。互联网日益发展的今天，患者信息一旦泄露，因传播速度快、范围广、传播主体众多等因素，将给患者及其家属带来巨大心理压力。特别是对于一些特殊病患，例如艾滋病、肝炎等传染性疾病而言，则造成的影响更为明显。信息一旦暴露，患者会担心受到歧视和排挤，因而产生巨大的心理压力甚至导致抑郁，对患者的个人尊严、人际关系及其家庭生活的安宁等均造成更严重的后果。对于整个医疗行业而言，医疗数据的泄露将会带来巨大的经济成本，据报道，2016 年 IBM 联合 Ponemon Institute 发布的《2016 年数据泄露成本研究：全球分析》显示，医疗行业的数据泄露成本最高，平均每个患者的医疗信息泄露带来的成本高达 355 美元，远高于 158 美元的行业平均值。随着计算机技术的发展，医疗大数据时代的到来，传统意义上的患者隐私权概念已经显得过于狭窄，不能适应现代社会的发展和保护患者正当权益的需求"[①]。

近年来，人们已经开始关注受试者群体信息安全问题。"随着基因技术的发展，人体试验的结果，往往不再仅限于对受试者个人有意义，从对受试者个人基因信息的分析还可能推导出对于受试者家庭、社群甚至民族的遗传信息，甚至影响到国家的基因信息安全。例如据媒体报道，近年来发生多起外国公司或者研究机构在我国进行人类基因信息的收集和整理分析，如由美国哈佛大学主持的在我国农村地区大规模进行哮喘病等疾病患者的血样采集和分析，引发了有关我国基因安全性的广泛讨论。在这一方面，美国联邦亚利桑那地区法院 Tilousiv 颇 zonastateu 币 versity88 一案为人们所关注。该案中，被告亚利桑那州立大学的 M 训 n 和 M 田 tow 教授主持了一项 H~uPai 印第安部落的研究。试验者从 Havasupai 部落的成员身上采集了血液和手印样本。受试者被告知试验的目的是进行有关糖尿病的研究，而实际上，其真是目的是进行精神分裂症、近亲繁殖以及古代印第安部落迁移途径的研究。受试者在得知试验的真实目的后对大学和

[①] 汪艳杰、霍增辉：《医疗大数据时代的患者隐私权保护研究》，《中国卫生法制》2018 年第 2 期。

Martin 和 Markow 等人向法院提出了诉讼，认为如果他们知道试验的上述目的他们就不会参与试验。原告提出的诉因包括违背信托义务和缺乏知情同意、欺诈和不实陈述、过失和故意造成精神伤害、侵占、侵害公民权利、过失和重大过失以及违反法定义务的过失、侵害隐私和干扰正常生活，并要求给予惩罚性赔偿。法庭认为，原告经过被告同意采集有关人体血液和手印样本的行为，不构成对原告信托义务和知情同意权的侵害，也不构成欺诈和不实陈述，因而支持了被告要求中止原告违背信托义务和缺乏知情同意、欺诈和不实陈述、侵占、侵害隐私和干扰正常生活的诉因的动议。但是法庭认为，由于被告超出预定试验目的使用原告组织的行为，可能会造成原告精神上的困扰，符合《第二次侵权法重述》关于精神伤害的规定，因此法庭拒绝了被告对该诉因的中止动议。同时，法庭认为原告有权以被告的行为侵害了其公民权利和构成过失与重大过失为由提出诉讼。从该案情况，美国法庭已经逐渐认可对于群体的信息隐私权的侵害，可能构成精神损害的观点，使受试者群体的信息安全和隐私逐渐受到法律的保护。对于受试者的信息安全，还出现了一种新类型案件，即试验中有关结果信息的获知权。在美国威斯康星州上诉法院审理的八刀 dev. Rock 一案 89 中，被告试验者运用新生儿筛检的血液样本研究早期营养治疗是否有助于治疗一种叫作囊肿性纤维化（Cystion Fibrosis，CF）的遗传疾病。试验是由计算机匿名进行的，在所有的 CF 阳性检测结果中公布一半的患者名单，另一半的阳性患儿作为对照组保持匿名状态，直到试验结束后。原告是试验组的患儿家长。他们在知道自己第一个孩子患有 CF 之前，又生育了一个孩子，经诊断也患有 CF。他们向法院起诉被告，认为被告没有及时告知他们第一个孩子检验结果的行为使他们丧失了及时对第一个孩子进行治疗和放弃生育第二个孩子的机会。法院以双方之间没有医疗关系，试验者不负有一般过错责任之外的其他义务的理由，驳回原告的请求。虽然如此，此种人体试验中受试者对于试验结果的知情权的出现，值得我们关注。"①

二 我国关于医学信息隐私权的相关立法

目前，社会生活进入大数据时代，与个人有关的信息和数据，随时随

---

① 满洪杰：《人体试验法律问题研究》，博士学位论文，复旦大学。

地会被收集、储存、转让和使用。并且该过程往往没有知情同意可言。由此，个人信息及数据安全保障面临的潜在风险更多且大，隐私权的维护面临更多挑战。在这样的现实下，我国有关的立法之不足已经彰显无遗。虽然2004年宪法修正案中写入"尊重与保障隐私"的内容，但我国始终没有出台专门的隐私立法或个人信息安全法，而现行立法中的隐私权至今没被当作一种独立的人格权来对待。在侵权责任法中，只有寥寥有限的内容，粗略规定了医疗关系中对患者隐私权的保护，其象征意义大于实践意义。但现实中隐私保护与数据安全保障问题已然处处告急。隐私侵权与个人数据安全案件频发，类似徐玉玉案的惨剧一再上演，诈骗集团猖獗异常，越打越多。

（一）我国关于医学信息隐私权的法律

我国民事法律并不承认隐私权的独立人格权地位，而是将隐私权归入一般人格权范畴，对其施以间接保护。[①] 对个人医疗健康信息的隐私保护也只散见于《精神卫生法》《传染病防治法》《职业病防治法》《母婴保健法》等医疗卫生相关法律以及一些行政法规、司法解释之中。当然，我国业已启动了信息保护法立法程序。同时，已经出台了若干诸如《电子签名法》《卫生系统电子认证服务体系系列规范》等法律规范。[②] 由国家卫计委研究制定的《人口健康信息管理办法（试行）》也于2014年5月起颁布实施。总体来说，我国尚未构建起健全完善的个人隐私立法保护体系，有关隐私权的法律规定较少且体系内容庞杂，缺乏层次性、连贯性及统一性。[③]

我国保护医学信息隐私权相关立法主要分为两个层面。但是，我国至今仍缺乏关于保护隐私权尤其是人体试验研究中受试者隐私权的独立、系统、完整的立法内容，关于患者隐私权的保护规定，只零星散见于相关的法律、法规、规章之中，法律空白和漏洞比较明显，立法的不足和缺陷不利于患者隐私权的保护。

法律层面上的规定主要是《母婴保护法》《职业医师法》和《侵权责任法》。1994年我国《母婴保护法》第四十三条规定："从事母婴保健

[①] 杨强：《隐私权现状分析及法律保护问题探究》，《青年与社会》2015年第1期。

[②] 谢莉琴：《区域卫生信息化环境下信息安全与隐私保护策略研究》，《中国数字医学》2011年第6期。

[③] 杨强：《隐私权现状分析及法律保护问题探究》，《青年与社会》2015年第1期。

工作的人员应当严格遵守职业道德，为当事人保守秘密"。1998年的《职业医师法》第三章"职业规则"中第二十二条关于医师在职业活动中履行义务中规定："关心、爱护、尊重患者，保护患者的隐私"；"医生不得披露治疗中获得的健康信息"；第五章关于"法律责任"中第三十七条规定，"医师在执业活动中，违反本法规定，泄露患者隐私，造成严重后果的，由县级以上人民政府卫生行政部门给予警告或者责令暂停六个月以上一年以下执业活动；情节严重的，吊销其执业证书；构成犯罪的，依法追究刑事责任"。2009年的《侵权责任法》首次确认隐私权为一项独立的权利受法律保护，其第六十二条规定："医疗机构及其医务人员应当对患者的隐私保密。泄漏患者隐私或者未经患者同意公开其病历资料，造成患者损害的，应当承担侵权责任。"根据该法，侵害患者隐私的表现形式有两种：一种是泄露患者隐私；另一种是未经患者同意公开其病历资料。在医疗机构及其医务人员做出上述这两种行为，并且该行为造成了患者损害之时，医疗机构及其医务人员应当承担侵权责任。

（二）我国关于医学信息隐私权的法规、规章

法规、规章层面上的规定主要是有关医事、疾病方面的部门规章。主要包括：

第一种是规制医护人员、研究人员等相关人员的规章。例如，卫生部制定的《医务人员医德规范及实施办法》第3条第五项明确规定，医务人员要为患者保密，不泄漏患者隐私和秘密。泄露患者隐私，造成严重后果的，根据情节轻重给予相应的处罚。《药物临床试验质量管理规范》第50条中规定："为保护受试者隐私，病理报告表上不应出现受试者的姓名。研究者应按受试者的代码确认其身份并记录。"1994年的《护士管理办法》第二十四条规定："护士在执业中得悉就医者的隐私，不得泄露，但法律另有规定的除外。"2008年的《护士条例》第三十一条第三款规定："泄漏患者隐私的，由县级以上地方人民政府卫生主管部门依据职责分工责令改正，给予警告；情节严重的，暂停其6个月以上1年以下执业活动，直至由原发证部门吊销其护士执业证书。"《乡村医生从业管理条例》第二十四条规定："乡村医生在执业活动中应当履行下列义务：关心、爱护、尊重患者，保护患者的隐私。"《中医医院信息化建设基本规范（试行）》第五十三条规定："未经信息安全小组同意，信息管理及相关部门工作人员不得复制、公开、散发、利用医院信息。对涉及病人隐私的信息应采取特别管理措施，必须限制信息的查阅和复制。严禁利用病人个人信息从事赢利性活动。"

第二种是规制从事医疗和医疗相关活动机构的规章。例如，2002年的《医疗机构病历管理规定》要求："除对患者实施医疗活动的医务人员及医疗服务质量监控人员外，其他任何机构和个人不得擅自查阅患者的病历"，"因科研、教学需要查阅病历的，需经患者就诊的医疗机构有关部门同意后查阅。阅后应当立即归还。不得泄露患者隐私"。2002年的《医疗事故处理条例》进一步要求："医疗机构在复制或复印病历资料时应当有患者在场。"《医疗美容服务管理办法》第二十一条规定："美容医疗机构和医疗美容科室的从业人员要尊重就医者的隐私权，未经就医者本人或者监护人同意，不得向第三方披露就医者病情以及病历资料。"

第三种是有关防治疾病和传染病方面规定。例如，1991年的《中华人民共和国传染病防治法实施办法》第四十三条规定："医务人员未经县级以上政府卫生行政部门批准，不得将就诊的淋病、梅毒、麻风病、艾滋病病人和艾滋病病原携带者及其家属的姓名、住址和个人病史公开。"2004年的《中华人民共和国传染病防治法》第十二条规定："中华人民共和国领域内的一切单位和个人，必须接受疾病预防控制机构、医疗机构有关传染病的调查、检验、采集样本、隔离治疗等预防、控制措施，如实提供有关情况。疾病预防控制机构、医疗机构不得泄露涉及个人隐私的有关信息、资料。"1991年的《中华人民共和国性病防治管理办法》第十七条规定："性病防治机构和从事性病诊断治疗业务的个体医生在诊治性病患者时必须采取保护性医疗措施，严格为患者保守秘密。"2006年的《艾滋病防治条例》第三十九条规定："未经本人或者其监护人同意，任何单位或者个人不得公开艾滋病病毒感染者、艾滋病病人及其家属的姓名、住址、工作单位、肖像、病史资料以及其他可能推断出其具体身份的信息。"

第四种是保护人体试验研究中受试者权利的专门性规章，主要是2007年的《涉及人的生物医学研究伦理审查办法（试行）》和2016年修订后的审查办法。我国卫生部2007年1月11日颁布的《涉及人的生物医学研究伦理审查办法（试行）》规定受试者的合法权益包括：个人信息保密和隐私保护的权利。根据我国现有立法规定，隐私（privacy）是指，个人身体的隐蔽部位和涉及个人生活、可辨识个人身份的信息（包括医疗记录）。如基因特征、病史和用药记录等，甚至包括受试者参加试验这一行为本身。试验者需要保护受试者在试验中透露的所有隐私。2016年修订后的审查办法第十八条规定了保护隐私原则。根据这一原则，试验者必须切实保护受试者的隐私，如实将受试者个人信息的储存、使用及保密措施情况告知受试者，未经授权不得将受试者个人信息向第三方透露。"在人体试验中，非经受试者本人同意或因公益需要并经法定程序，不得收集、储存、运用、传递有关基因的个人资料。"[①]

综上可见，我国在立法上主要以约束信息处理主体即医疗机构或医务人员行为的方式对个人医疗信息隐私加以保护，医疗机构以及医务人员有依法承担为患者病情隐私进行保密的法定义务。但是我国在立法上还存在严重不足：一是对患者隐私权的保护不成系统，没有对医疗机构及其医务人员作整体上的统一规定；二是这些规定多以卫生部门的规章为主，法律层级较低，不同部门颁布的规定只对部分特定主体具有约束力；三是这些内容多数仅仅是原则性、宣言性的规定，立法过于简单，很难具有现实操作性。例如，我国立法对隐私权和患者隐私权的概念和范围等规范笼统，未做明确规定；对于医疗机构的具体保密措施也未作具体规定。除本人以外相关人员可查阅病历，对这种查阅行为如何加以限制立法上也无明确规定。立法规定的不明确、简单化极易造成个人医疗信息的泄露，因而我国在立法上应进一步完善患者隐私权保护制度，加强对信息保护措施的完善和明确管理机构及其人员的义务范围。

第二节　信息的可识别性与安全等级划分

一　信息的可识别性

在涉及人类参与者的研究活动中，研究人员可能会寻求收集、使用共享及获取有关参与者的各类信息。这类信息可能包括某些个人特征，或参与者希望受到保护的隐私性信息（如年龄、种族、教育背景、就业史、健康史、生活经验、宗教信仰、社会地位等）。在这种情况下，研究人员

[①] 姜柏生、顾加栋：《人体试验受试者人格权保护研究》，《中国卫生事业管理》2013年第12期。

和伦理委员会应当首先考虑的问题是：拟于研究中使用的信息的可识别性。所谓可识别信息，根据加拿大《三理事会声明》的界定："可以单独或与其他信息相配合来识别个人身份的信息即可识别信息（identifiable information）。"各国法律文献中出现的"个人信息"（personal information），大多是指可识别信息。

"加拿大《三理事会声明》将个人信息按照可识别程度分为五个类别：其一是直接识别信息（directly identifying information），往往带有直接的识别符（direct identifiers），如姓名，社会保险号、个人健康号等等。通过这些直接识别符可以直接识别某一个人的身份。其二是间接识别信息（indirectly identifying information）是指可以通过与某一间接识别符（indirect identifiers，如生日、住址或独特的个人特征）的关联，来识别某一个人的身份。其三代码信息（coded information）这类信息的直接识别符已经被移除，取而代之的是某一种编码（例如，主要研究人员[1]保留的一份名单，它将一系列姓名代码与一系列参与者的真实姓名逐一关联起来。在必要的情况下，研究人员即可通过姓名代码检索到某一具体的参与者），通过编码有可能识别某一参与者的身份。其四是匿名化的信息（anonymized information）。这类信息是指直接识别符被不可逆地移除的情况。将直接识别符从信息上永久性移除，从而使得在未来无法直接通过连接的方式来识别参与者的身份，并且，通过匿名化信息的间接识别符来再识别参与者身份的风险就变得很低。其五是匿名信息（anonymous information）这类信息从未带有识别符（例如，在匿名调查中）。使用这类信息时，参与者的身份被识别出来的风险是非常低的。"[2]

相对于加拿大《三理事会声明》的分类而言，澳大利亚《国家声明》的分类略有不同。它根据识别度将个人信息分为三类：一为可识别的个体数据（individually identifiable data）。指可通过合理方式如个人的姓名、图片、生日或地址等信息，对某一特定个体的身份进行确认。二为可重新识别数据（re-identifiable data）。指某一数据的识别信息被删除，并代之以某一代号，但仍然有可能通过该代号或连接数据集的方式对该数据进行重新识别。三为不可识别数据（non-identifiable data）。指从未附加可识别信息，

---

[1] 即 the principal investigator，简称 PI。
[2] 唐伟华：《英美国家政府资助研究领域人类参与者权益保护问题初探》，中国社会科学出版社 2014 年版，第 128—129 页。

或者有关识别信息已被永久删除,并且无法通过任何方式识别的某一个体数据。在这种情况下,虽然可以通过将某一数据子集与其他数据进行连接,以确认彼此均属同一主题的数据,然而个体数据的身份信息仍不可知。

与《三理事会声明》不同的是:澳大利亚《国家声明》特别明确其"避免使用'去识别化数据'(de-indentified data)",原因在于"它的意思不明确。尽管它有时被用来指代那些无法连接至个体的信息记录(非可识别的),但它还被用来指那些识别信息虽被删除,但仍有办法识别其个体身份的数据"。故《国家声明》特别要求"在使用'去识别化数据'一词的情况下,研究人员及研究审查人员须明确地知晓该词语所包含的意义"①。

"对于隐私的关注随着信息与个人间关联度的降低而降低。此类关系还会随着信息的敏感度及获取、使用、披露的程度,及对个人、群体的损害风险的差异而有所差异。为此,《三理事会声明》就使用个人信息中保护参与者的方式,按优劣程度分为三个层次:一是最佳的保护参与者的方式即是收集和使用匿名或匿名化的数据。尽管这种方式并非在一切时间或条件下都具可能性或可用性。例如,当信息经过匿名化处理后,即不可能连接到某一数据集中的个体。二是次佳方式(next best)使用去识别化数据(de-identified data)。这种数据被以去识别化的形式提供给研究者,并且掌握密码者只有某一监管人员或独立于研究人员之外的可靠的第三方。三是最末之选(The last alternative)是指研究人员收集可识别形式的数据,并且尽可能快地采取措施,对数据采取去识别化处理。尽管此类措施对于参与者身份保密来说是有效的,但使用非直接识别码或匿名化处理的信息,仍然会带来再识别风险。"②

"当前,技术的发展,使人们获取、存储和分析大规模数据的能力得到提升。但这使得泄露参与者身份的风险也同时升高。在使用匿名或匿名化数据不可行的情况下,采取保密措施就显得十分重要。为此,研究人员必须遵守有关规定,并就有关问题与伦理委员会保持联系与磋商,以及时确定研究中使用的信息是否属于可识别信息。"③

---

① 见澳大利亚《国家声明》第3.2节"数据的可识别性"的阐述。
② 唐伟华:《英美国家政府资助研究领域人类参与者权益保护问题初探》,中国社会科学出版社2014年版,第129—130页。
③ 同上书,第130页。

二 安全等级划分

"为提升患者隐私信息安全保护等级,我们可以借鉴美国 HIPAA 中有关健康信息的特定隐私原则(Privacy Rule)和安全性标准(Security Rule)来制定我国的患者隐私保护的安全性标准,做到标准统一、术语规范、内容准确。"[1] "我国的医疗信息安全等级划分制度,至少存在两个方面的问题:第一,确定患者隐私信息安全保护等级标准过于单一。现有的规范性文件基本上是以医疗信息遭受侵害的客体和程度来划分。在这种划分标准下,医疗信息的安全保护等级被划分为五个等级,而患者的隐私信息处于最低的安全保护等级。从比较法的角度来看,美国划分信息系统安全等级的因素则要综合考虑资产、威胁、侵害客体以及单位业务对信息系统的依赖程度等因素。由此可见,我国医疗信息安全保护等级的确定标准明显过于简单、单一。第二,不同规范文件对患者隐私信息的安全保护等级不一样。例如,《基于健康档案的区域卫生信息平台建设指南》将病人的基本健康信息和病人的诊疗数据等患者隐私信息的安全保护等级确定为第二级,而《卫生综合管理信息平台建设指南》将平台所涉及的各类业务信息(包括患者的隐私信息)的安全保护等级确定为第三级。我们可以借鉴美国 HIPAA 中有关健康信息的特定隐私标准(Privacy Rule)和安全性标准(Security Rule)来制定我国的患者隐私信息保护的安全性标准,并根据受到威胁的程度来进一步提高对患者隐私信息的保护等级。"[2]

第三节 知情与授权

一 研究人员的说明义务

在人体试验研究过程中,研究人员为了研究目的而必须收集、存

---

[1] 汪艳杰、霍增辉:《医疗大数据时代的患者隐私权保护研究》,《中国卫生法制》2018年第2期。

[2] 欧世龙:《智慧医疗条件下患者隐私权安全保障体系的完善》,《浙江万里学院学报》2017年1月。

储、使用和披露受试者的个人信息时，往往须承担更进一步的信息说明义务。

就数据的收集与存储来说，澳大利亚"国家隐私原则"要求研究机构在向个人采集有关信息之前（如果无法在采集之前实现则须尽快采集之后实施），必须告知参与者知晓以下六类信息：一是该组织的名称、联系方式；二是关于参与者有权利获得相关信息的事实；三是收集信息的目的；四是收集信息的组织或机构通常将信息披露给哪些类别的组织；五是任何涉及收集特定信息的法律规定；六是在参与者不提供所有及部分信息的情况下，其将面临的可能后果。① 另外，澳大利亚《国家声明》还要求研究人员须向参与者提供三项信息：一是数据将以何种形式进行存储（可识别、可重新识别或非可识别）；二是使用及（或）公布该数据的目的；三是研究人员是否将针对在未来研究中使用该数据，征得参与者的特定的（specific）、延展的（extended）或非特定的（unspecified）同意②，以及是否将请求伦理委员会批准其免于征得参与者的同意③。在此基础上，研究人员须充分尊重参与者的意愿及其提出的条件，尤其是与数据的可识别性有关的条件。④ 同时，为维护参与者的权益起见，研究人员还须对所有涉及此类数据的使用性限制做书面记录，并与该数据一起保存，以便于研究人员为了研究而获取该数据。⑤ 研究人员与数据管理人员应遵守所有涉及参与者的数据保密协议，并且管理者应当采取防范性措施，以防止该数据在未经参与者同意的情况下被使用。⑥

相比搜集和使用数据而言，涉及参与者的数据信息的披露，是更为敏感的问题，不当的披露可能会给参与者的身心及其他利益造成严重影响，故研究人员在做任何形式的披露之前有义务尽可能充分全面地就有关披露的情况及个中风险问题向参与者解释清楚，以保障其知情权。对此，美国

---

① 隐私原则第 1.3 条。
② 关于这三类同意，见前章论述，另可参见《国家声明》第 2.2.14 至 2.2.16 条。
③ 关于变更与放弃取得参与者同意的条件见前章论述。
④ 见《国家声明》第 2.2.14 至 2.2.18 条，第 3.2.9 条。另见后文章节。
⑤ 见《国家声明》3.2.11 条。
⑥ 见《国家声明》3.2.12 条。

联邦政府隐私规则（the Privacy Rule）[1] 赋予参与者以要求科研单位[2]就使用、披露与其相关的受保护健康信息（PHI[3]）做出解释说明的权利。此类解释说明须包括参与者要求做出说明之前的六年以内所做出的所有披露的行为。并且，有关说明须包括每一次披露的具体情况。在研究中最常发生的情况为研究机构基于同一目的而向同一人或机构做出连续多次的信息披露。当信息提供者要求研究机构做出解释说明时，其必须遵循隐私规则45CFR164.528（b）（3）所确立的基本行为准则：如果在该项说明所涵盖的期间内，科研单位已经为同一目的，向同一人或单位多次披露受保护健康信息，则披露单位须就一系列披露行为做出说明，内容包括：隐私规则有关条款[4]所要求的在前述期间内做出的第一次披露的信息；披露的频率、期间以及在说明所涵盖的时间段内披露的次数；在该项解释所涵盖的期间内最后一次披露的日期。根据该隐私规则，在某些情况下，研究人员可以在不做解释说明的情况下即可披露信息，包括：一是根据信息提供者的授权做出的披露；二是根据依法[5]订立某一数据使用协议，将有限的数据集披露给某研究人员的情况。此外，对于基于研究目的而在未经授权的情况下，披露至少包括50项记录的受保护健康信息的情况，隐私规则规定了一项简要说明义务，即研究机构只需做出简要说明（simplified accounting）即可。在实施简要说明时，研究机构可以向参与者提供一份包含所有的与该参与者受保护信息的披露相关的研究方案的名单，以及研究人员的姓名和联系信息。

"对于患者隐私信息的使用和披露，HIPAA 分不同情形做了严格的区

---

[1] 联邦隐私规则（亦称 HIPPA 隐私规则）全称 "Standards for Privacy of Individually Identifiable Health Information"，它实际上是指美国联邦政府法45CFR160、164 中的有关规定（在这里实际指45CFR160 及 164 subpart A、subpart E 等章节内的与研究活动相关的条款，包括 45 CFR 164.501, 164.508, 164.512（i）, 164.514（e）, 164.528, 164.532 等），它们是联邦政府卫生部为贯彻《健康保险便携性与责任法案》（Health Insurance Portability and Accountability Act, 简称 HIPAA）中关于个人隐私保护的规定，而颁布的有关可识别的个人健康信息（Individually Identifiable Health Information）的保护标准与细则。

[2] 原文中表述为 "covered entity"，按字面意思应译为 "受法规拘束的责任主体"，其中也包括科研单位在内。

[3] 全称 "Protected Health Information"。

[4] 即 45 CFR164.528（b）（2）的要求。

[5] 即依照 45 CFR 164.514（e）的规定。

分，分为未经同意不得使用、患者可拒绝授权使用、不需要患者授权使用这三大类。未经同意不得使用与披露，意味着未经患者或其授权的代表的同意，不得对患者医疗信息进行使用与披露。对于患者可拒绝授权使用，通常在入院前患者被要求签署的同意单，即《隐私通知惯例》（Patient Privacy Notice，PPN）中予以说明，如果患者不明确拒绝，就意味着患者同意使用与披露，在患者遭遇紧急情况下，医疗机构根据自身的专业判断，认为使用与披露患者医疗信息有利于患者，患者没有明确反对也可使用与披露。不需要患者同意使用意味着在医疗活动时，总体上可以对患者隐私信息在治疗、结算以及其他公共利益目的上进行披露和使用。患者在进入医疗机构接受医疗服务时，医疗机构必须让患者在 PPN 上签名，以告知患者在医疗机构就医时，有权同意或拒绝医疗信息的使用与披露，以及在同意的情况下，医疗信息将被怎样利用与披露，这样患者的知情权、同意权能够得到保护。"[1]

二 授权问题

为研究目的而获取、使用或披露涉及参与者的数据信息，研究人员在充分履行信息告知义务的同时，还必须获得来自参与者的有效授权。

前文所提到的美国联邦政府隐私规则允许科研单位在取得信息提供者（参与者）授权的前提下，为研究目的而使用或披露与之相关的受保护的健康信息（PHI）。例如，在绝大多数的临床研究及在许多以记录为对象的研究活动（record research）中，研究人员都需要征得参与者的授权，作为使用和披露与之相关的受保护健康信息的前提条件。为了在研究中披露或使用此类健康信息，有关责任主体必须知晓和遵守联邦政府法规 45CFR164.508 的规定。该条款就研究活动中使用和披露上述受保护健康信息的授权问题，提出了三项总体要求：

其一是在取得授权的前提下的使用与披露行为标准，具体包括三个方面：（1）关于必要的授权的一般性要求与例外情况。该项规定责任主体在未获得参与者授权的情况下，不可使用或披露与之相关的受保护的健康信息。当责任主体取得了有效的授权的时候，其使用或披露行为必须与授权的内容相一致。（2）关于使用或披露心理治疗记录（Psychotherapy

---

[1] 唐昱：《论患者隐私权的立法保护》，硕士学位论文，华南理工大学。

notes）的必要的授权。某一责任主体在使用披露任何心理治疗记录的时候，必须先行取得与之相关的当事人的授权，除非该心理记录是由其创建者为治疗目的而使用；或者是由所在单位用于其内部的精神卫生专业的学生或实习人员，为提高其咨询技术而进行的学习和训练；或者是拥有该记录的单位在由参与者（信息提供者）所提起的法律诉讼或其他程序中，用于为自己辩护；或者是法律另有规定的其他例外情况。[①]（3）市场化过程中的必要授权：首先，责任主体在以市场化为目的使用披露 PHI 时，必须取得信息提供者的授权。但若双方已经以面对面的形式，或已由责任主体向参与者提供"含票面价值的促销赠品"[②]的形式进行了沟通的话，则研究人员就不必取得该授权。[③] 其次，如果在市场化的进程中，使用和披露信息的责任主体直接或间接从中获取报酬，则该责任主体必须对此做出声明。

其二是有关实施的详细要求，包括六项内容：（1）关于有效的授权（valid authorizations）。一份有效的授权首先必须符合隐私规则所要求具备的三方面条件，即在授权中明示责任主体将在市场化进程中因使用或披露 PHI 而直接或间接获益的情况，有效授权所必备的要素，在必备要素之外的额外信息。[④] 不过，有效的授权可以包含除以上规定之外的其他信息要素。（2）关于无效授权（defective authorizations）。在五种情况下，所获授权即属无效：一是授权的失效期（expiration date）已过，或失效条件（expiration event）已经成立；二是授权没有完整的列出有效授权所必须包含的各项要素；[⑤] 三是授权已经被撤销；四是授权违反了有关规定；[⑥] 五

[①] 其他例外情况主要见 45CFR164.508（a）（2）（ii）：A use or disclosure that is required by 45CFR 164.502（a）（2）（ii）or permitted by 45CFR 164.512（a）；45CFR 164.512（d）with respect to the oversight of the originator of the psychotherapy notes；45CFR 164.512（g）（1）；45CFR 164.512（j）（1）（i）。

[②] 原文表述为 "A promotional gift of nominal value"。

[③] 45CFR164.508（a）（3）（i）.

[④] 分别见 45CFR164.508（a）（3）（ii）、（c）（1）、（c）（2）的规定。

[⑤] 见后文，另见 45CFR164.508（c）中关于 "Core elements and requirements" 的规定。

[⑥] 这里主要指违反了有关混合授权（compound authorizations，见 45CFR164.508（b）（3））与禁止使用与披露 PHI 的责任主体（covered entity）针对参与者的授权附加限制性条件的规定（Prohibition on conditioning of authorizations，见 45CFR164.508（b）（4），该两项规定见下文）。

是使用或披露PHI的责任主体知道授权中的重要信息不真实。(3) 关于混合授权（compound authorization）。通常，针对在研究中使用或披露PHI的授权，无须与任何其他文书相配合，即可构成有效授权，但有三种例外情况：一是此类授权可以与其他涉及参与同一研究活动的书面同意（知情同意）共同构成一项混合授权。二是一项关于使用或披露心理治疗记录（psychotherapy notes）的授权，只能与另一项使用或披露心理治疗记录的授权，结合为一项混合授权。三是除心理治疗记录之外的其他使用和披露PHI的授权，可与其他任何同类的授权共同构成混合授权。[①] (4) 责任主体不得针对此类授权设置条件。根据隐私规则，责任主体不能将参与者授权作为向其提供治疗、支付、参与（健康计划），或使参与者获益的条件，但有两项例外：一是作为责任主体的医疗护理的提供方，可以将提供与研究相关的治疗护理，作为获取授权的条件。二是一项健康计划可以将参与该计划或从中受益的资格作为获得授权的条件，但该授权是用于确认参与资格，或确认该计划的承保等级或风险等级，且该授权不用于披露心理治疗记录。三是责任主体可以在仅仅为了创建用于披露给第三方的PHI的情况下，就前述授权附设条件。(5) 授权的撤销（revocation of authorizations）。参与者可以在任何时间撤销授权，但有两项除外：一是责任主体已经基于信赖关系而为之采取了相应的行动；二是该授权是取得受保障资格（insurance coverage）的一项条件。(6) 记录。责任主体必须记录和保存所有已经签署的授权。

其三，是关于有效授权应包含的基本的内容要素及形式要件：(1) 有效的授权所包含的最低限度的要素：一是对将被使用或披露的信息及形式的说明；二是被授权可请求使用、披露信息的个人或某一类人的姓名、名称或身份；三是责任主体可根据请求使用或披露的对象（信息的接受方）；四是所请求使用或披露的目的；五是为使用或披露有关信息所设置的失效日期或失效条件；六是授权人的签名及日期的签注。(2) 除以上核心要素外，有关授权必须包含使参与者注意以下全部事项的声明：一是参与者以书面形式撤销授权的权利及例外情况；二是责任主体能或不能就参与者的授权事项而限制其获得治疗、支付、参与、受益资

[①] 但有一种情况除外：使用或披露PHI的责任主体已经就参与者授权所带给他（她）的治疗、参与（健康计划）或受益资格

格；三是信息披露以后，接受方对于信息的再次披露以及隐私规则不再予以保护的潜在情况是什么。(3) 须用通俗易懂的语言书写授权书。(4) 责任主体在取得参与者签署的授权书以后，必须将该授权书的复件交给参与者。必须指出的是，有时，研究人员为获取研究数据而需连接已有的数据库时，难于获得来自参与者的同意，在这种情况下，澳大利亚《国家声明》要求研究人员"从有关机构获得该可识别性数据的使用许可"，以保证数据连接的准确性。而一旦完成连接，该项用于研究的数据的各项识别信息应当尽快删除，除非与之相关的参与者同意研究人员以可识别的方式使用（identifiable use）该数据。[1]

三 未取得授权问题

在特殊情况下，研究人员在获取和使用个人数据时，无须严格按照法定的行事标准取得参与者的知情同意。对此，美国联邦隐私规则的规定较为全面和系统，其就各种情况下，研究人员在未经参与者授权的前提下，使用受保护健康信息（PHI）须遵守的一系列行为准则或标准做出了规定。

其一，责任主体（covered entity）须取得伦理委员会或隐私委员会（Privicy Board，简称 PB）对变通或放弃取得参与者授权事项的书面批准。做出此类批准的伦理委员会的设立须符合有关联邦法规的标准及规定。[2] 而核准此类事项的 PB 的组成，则必须符合三项条件：一是其成员的背景要具有多样性，及胜任相关审查的专业能力；二是包括至少一名不隶属于该科研单位及任何实施或资助该项研究的单位，并且与任何隶属于上述各类机构的人员不存在私人关系；三是该 PB 成员不参与任何使之陷入利益冲突的项目评审。[3] 一般来说，该项规定更适用于那些以记录为对象的研究活动（records research）。在这些活动中，一旦出现研究人员无法通过使用去识化信息（de-identified information）来达到研究目标，且要求研

---

[1] 见该声明第 3.2.4 条。

[2] 这些标准或规定包括：7 CFR lc.107, 10 CFR 745.107, 14 CFR 1230.107, 15 CFR 27.107, 16 CFR 1028.107, 21 CFR 56.107, 22 CFR 225.107, 24 CFR 60.107, 28 CFR 46.107, 32 CFR 219.107, 34 CFR 97.107, 38 CFR 16.107, 40 CFR 26.107, 45 CFR 46.107, 45 CFR 690.107, 或 49 CFR 11.107。

[3] 以上见 45CFR164.512（i）（1）（i）的规定。

究人必须取得参与者的同意，则会使研究活动无法实施的情况时，即可适用此项规定。根据伦理委员会或 PB 的批准，责任主体（covered entity）可以在不取得参与者授权的情况下，使用或披露与之相关的 PHI，但前提是：必须取得以书面形式记录的下列信息：（1）书面确认做出批准的伦理委员会、PB 以及其批准日期。（2）关于伦理委员会或 PB 确认变更与放弃上述事项符合隐私规则有关标准的书面声明。（3）关于那些伦理委员会或 PB 确认为有必要基于研究目的而获取或使用的 PHI 的简要说明。（4）关于变更或放弃取得授权的申请已经通过普通或简易审查程序[①]的审查并获得批准的声明。（5）伦理委员会或 PB 的主任（chair）或由其指定人员的签字。

其二在研究的准备阶段使用或披露 PHI。在这种情况下，研究人员须向披露信息的责任主体（covered entity）书面说明以下事项：使用或披露有关信息只是为了准备研究方案，并且研究人员不会将 PHI 带离保存信息的单位，并且，该 PHI 对于实现研究目标而言是必需的。[②]

其三在使用或披露涉及死者的 PHI 时，保存该类信息的责任主体必须要求研究人员以书面形式，声明使用或披露与死者相关的 PHI 仅仅是为了研究性目的，且获取该信息对于实现研究目标来说是必需的。另外，研究人员还应该向掌握有关信息的责任主体书面说明有关信息所涉及的死者的情况。[③]

其四关于有限数据集合[④]使用问题。依照 45CFR164.514（e）的要求：拥有相关数据信息的责任主体，需要与信息的接受方达成有关使用有限数据集合的使用协议（use agreement）。根据 45CFR164.514（e）（3）

[①] 普通审查程序即 normal review procedures，简易审查程序 expedited review procedures，详见后文章节论述。

[②] 见 45CFR164.512（i）（1）（ii）的规定。

[③] 同上。

[④] 有限数据集合即 "Limited Data Sets"，依照 45 CFR 164.514（e）（2）的解释：有限的数据集合是被排除了与信息提供者或其亲属、雇主、家庭成员相关的直接识别符的 PHI。此处的直接识别符包括：姓名、邮政地址、电话、传真、电子邮件地址、社会保障号、医疗编号、健康计划受益号、银行账号、执照或许可证号、交通工具牌照号码、因特网统一资源定位符（Web Universal Resource Locators，简称 URLs）、因特网协议（Internet Protocol，简称 IP）及网络地址、生物标识符（biometric identifiers）包括指纹及声音印迹（finger and voice prints）、可比对的图像（comparable image）。

的规定：有关责任主体可以使用或披露有关数据信息，但仅限于研究、公共卫生或健康护理三类用途。只有在符合此三类用途的前提下，研究人员及单位才能使用 PHI 创建有限数据集合及披露 PHI。只有在符合以上各项条件的前提下，拥有数据的责任主体才能与使用或接受信息一方达成数据使用协议（data use agreement）。在达成协议之前，请求使用或披露数据的一方必须就遵守上述各类要求及标准，向信息的拥有一方提交书面保证。根据 45CFR164.514（e）（4）（ii）的要求，双方所达成的数据使用协议，在内容上必须符合如下要求：（1）有关数据的使用和披露必须符合前述用途限制（上述三用途）。披露一方可以要求接受一方不得将所获信息另行披露或外泄。（2）确认谁将接收和使用有关数据。（3）协议必须明确就五个事项做出要求：信息接受一方不得在协议允许及法律规定的范围之外披露和使用信息；信息接受一方须确立保护措施，以防止在协议约定的范围之外披露和使用的情况发生；信息接受方必须及时向披露一方报告其所获知的在协议允许的范围之外使用其所接受信息的情况；信息接受一方必须确保其一切代理人或分包方（subcontractor）与其一体遵守协议的各项约定；接受一方不能对信息进行识别或联系与信息相关的参与者。根据 45CFR164.514（e）（4）（iii）的规定：在订立此类协议以后，披露一方如明知信息接受一方存在对协议的实质违反而无所作为，则披露一方会被视为违反隐私规则。在这种情况下，但如果其采取了合理的措施纠正制止有关行为，并且停止向接受者披露协议约定的 PHI，同时及时将有关情况上报给部长（the Secretary）[①]。在这种情况下，就算于事无补，披露方也不会以违规论处。

此外，在研究活动涉及使用一些特别敏感的信息时（例如遗传信息、家庭暴力信息、性行为信息），伦理委员会可以要求研究人员，与那些能够在识别研究的影响方面提供帮助的人们进行磋商，并且听取他们对于最大限度降低风险的建议。进行这类磋商并不是代替参与者做出同意。磋商的目的是寻求其对于所申请的研究的看法，如研究的设计、隐私保护的措施，以及对研究结果的可能的应用，等等。此类磋商，还可能对确定研究活动是否会给信息提供者（参与者）的福利造成不利影响。研究人员还应当就磋商结果向伦理委员会做出说明。伦理委员会可以根据这些磋商结

[①] 指联邦政府卫生部（HHS）部长。

果，要求研究者修改研究方案。

《三理事会声明》第5.6条（Article）规定：当伦理委员会批准研究人员在未取得参与者知情同意的前提下，使用与之相关的信息之后，如果研究人员试图接触这些参与者，以期从彼处获取更多的额外信息，则必须在与其取得联系之前，先行取得伦理委员会的批准。

该条适用解释：在特定的情况下，研究活动的目标的实现，需要通过跟进接触参与者，并收集额外信息。依照上述第5.5条的规定，伦理委员会可以以不可能或不现实为由，批准研究人员无须取得参与者的知情同意，便可再次使用与之相关的信息。当与参与者群体中的某一部分人进行联系可行时，研究人员便可能试图与之取得联系，以获取额外信息。当来自参与者的信息被允许再次用于研究时，与这些参与者的联系将产生隐私问题。参与者可能不希望发生这种接触，或者在获知与他们相关的信息在未经他们许可的情况下被披露时可能变得更紧张不安。在这种情况下，与接触的潜在利益必须大于相应风险，并且，研究人员必须向伦理委员会证明其所使用的跟进联系参与者的方式，将使风险降至最低。另外，研究人员必须确保其跟进联系的计划，符合适用的隐私法的要求。

第四节　研究人员在研究各环节中的信息安全义务

受试者的隐私权与研究人员的信息安全义务是相对应的。为受试者保守秘密和尊重受试者的隐私是人体试验研究工作中一个重要的伦理学原则，也是研究者的一项义务，在试验研究中泄露给研究人员的有关受试者的私人信息必须被看作机密性的。公民作为受试者参与人体试验研究，出于诊治疾病或身体健康的需要，也是基于对研究者的信任，受试者将本来并不与他人分享的私人信息告诉研究人员，如生理上的缺陷、受试者本人不愿意他人知道的疾病或隐情，等等。这些隐私是受试者针对研究机构和人员公开的，知情的研究人员应该为受试者保守秘密，未经同意，不得向他人披露，无论是否关系到受试者的名誉，研究人员和机构对这些隐私都负有保密的义务。

研究人员的信息安全义务意味着禁止研究人员将与受试者个人相关的信息透露给其他的人，鼓励研究者采取防备措施以确保只有经过授权获得信息的人才可以获得这些信息。保密义务意味着限制他人得到受试者的私人信息。医方的保密义务要求医方对在诊疗过程中所知悉的个人医疗信息依既定目的使用或保存，其他更进一步利用该医疗信息均需经过个人的同意。因此，建构信息安全保障制度，虽有困境，但却意义重大。

一 国外保护信息安全的立法规定

各国保护信息安全的具体做法如何？研究人员必须对取自参与者的数据，尤其是可用于识别个人身份的数据，施以保密，这是《赫尔辛基宣言》的基本要求，也是各国有关规定中的一项基本共识。

澳大利亚《国家声明》即明确要求"数据管理人有义务保障有关数据以负责任的、受尊重的方式被使用，并且保障参与者的隐私安全"[①]。《三理事会声明》第5.1条也要求"研究人员必须对参与者向其提供的数据信息提供安全保障措施，以防出现对这些信息数据的不当使用或披露"，并且"研究人员所在单位或其他单位必须在这件事上向研究人员提供支持，以帮助他们实施保密"。另外，前述美国联邦政府隐私规则，及如英国医学研究理事会（MRC）等专司医学研究资助的科学基金组织所制定的伦理规范亦有同样立场。

在涉及参与者个人数据的研究中，当研究人员以许诺对所获信息实施保密为条件，获得了参与者提供的数据时，研究人员即承担起对参与者的保密义务。违反保密义务，将会给参与者造成损害，并且也将损害到研究人员与参与者及其他个体或团体之间的关系，有损于研究共同体（research community）的声誉。而涉及敏感选题（如不法行为）的研究活动，通常要依赖于在保密承诺的基础上建立的研究人员与参与者的信赖关系。研究人员必须时刻注意在保密责任及那些来自伦理、法律、专业领域中的有关披露研究中获取或创建的信息的要求之间，寻求彼此的平衡。例如，"在某些法律强制或其他例外情况下，研究人员为了保护参与者或第三方的健康、生命或安全，而不得不向有关官方当局报告信息。在这种情况下，研究人员必须通晓那些可能要求他们披露其在研究中所获信息的伦理准则（如职业行为准则）或法律。此外，第三方（研究人员及参与者之外的第三方）也可能寻求获取那些在研究中创建或取得的保密信息。关于获取信息的请求有可能希望研究人员自愿的披露信息，或通过法律的

---

① 见澳大利亚《国家声明》第3.2.5条。

强制（如通过传票）迫使其披露信息。而某些特定的研究领域（如涉及处于被虐待风险中的未成年人的研究，或以不法行为为对象的研究）更有可能将研究人员置于保密的伦理责任及向第三方披露的两难的境地。研究人员必须在伦理与法律许可的范围内，尽可能地保守其对参与者的承诺，包括拒绝某些获取信息的请求，如拒绝要求披露有关信息的法庭申请（court applications）。对这类情况下研究人员所作所为的评价，须考虑到不同个案的情况，以及考虑到同行、伦理委员会及律师的意见"①。

为落实该项义务，《三理事会声明》第5.2条要求研究人员必须在向伦理委员会（REB）提交资助申请材料的时候，以及在接触未来参与者的知情同意过程（consent process）中，说明其为了履行保密义务而采取的措施。并且，对任何可预见的披露要求做出解释说明。② 在实践中，有些研究项目的实施会要求研究人员向第三方披露所获信息，"对此类可预见的合理的披露请求，应当根据研究的内容性质、目标，来进行评估"③。例如，"有访问那些存在代际间的暴力的高风险的家庭时，相关的研究活动，即包含此类合理预期：研究人员可能会调查未成年人受虐待信息。此时，研究人员应合理预见到他们的调查，可能构成他们披露所获信息的伦理或法律理由。在此种情况下，研究人员必须就此类强制披露（compelled disclosure）的可能性，向伦理委员会（REB）及未来参与者做出说明并给予建议。这种说明和建议，是知情同意过程（consent process）的一个重要方面"④。研究过程中可能会出现需要研究人员向第三方披露信息的情况，或接到第三方披露信息的请求。"在这种情况下，研究人员须就此类可能性，预先给予参与者以提示，这将是至关重要的。它有助于尊重和维系研究人员和参与者之间的信任关系，并确保参与者的持续同意（ongoing consent）的有效性。关于是否、如何、何时就未来可能产生的披露提示参与者，取决于可用的学科标准（applicable disciplinary standards），并充分尊重和考虑伦理委员会（REB）、学术同行、相关的专业团体（relevant professional body）及（或）律师（legal counsel）的意见。如果从参与者处获得的信息，可能会被共享给政府部门、机构、研究伙伴、

---

① 见《三理事会声明》第5.1条的适用解释。
② 见《三理事会声明》第5.2条的规定。
③ 见《三理事会声明》第5.2条后的适用解释。
④ 同上。

对研究实施监督的人员、研究的赞助方（如某一制药公司）、伦理委员会（REB）或某一管理机构，则研究人员必须就此类情况告知参与者并寻求其同意。"①

尽管如此，《三理事会声明》特别强调"研究人员不得成为向有关当局或组织领导人告密的人。例如，在研究使用在监犯人、雇员、学生或其他人员的记录时，研究人员不得将那些可以识别上述参与者身份的研究结果提供给官方有关部门，除非事先取得了上述参与者的书面知情同意（prior written consent）。不过，研究人员可以基于制定政策或评估项目的需要，而将无法识别参与者个人身份的数据集合，提供给管理机构。在寻求参与者的同意时，研究人员必须就可能发生的信息披露，向未来参与者做出提示，尤其是当这种披露可能给参与者带来风险时。举例来说，向有关当局提供涉及监狱内使用禁药（illicit drug）问题的数据集合，有可能给在监犯人造成受到处罚或报复的风险，即便他们的个人身份不会从上述数据集合中被识别出来"②。

除5.2条规定的义务外，该声明第5.3条还进一步要求研究人员向伦理委员会（REB）详细说明其将在整个研究过程中，针对信息的收集、使用、传播、保存、处理，采取的安全保障措施。从实践层面来说，研究人员应当对研究过程中信息安全所面临的风险和威胁进行评估，并采取合理措施对有关信息实施保护。信息保护有助于对参与者的隐私的尊重，有助于履行研究人员的保密义务。在采取信息保护措施时，研究人员应当遵循有关的学科标准，并严格按照有关标准来收集和保护那些在研究中使用的信息。其所采取的安全保障措施，应当考虑到数据的性质、类型、状态、形式（纸质或电子记录）、内容（如包含直接或间接识别符）、可移动性（在固定地址保存或可通过物理电子的方式传播），以及以未授权的形式，获取该信息的难易程度（比如使用编码化的信息，或准入密码保护下的信息）。这些安全保障措施不仅应当施用于原件，也应施用于复件（copy）。而伦理委员会在评估有关保护措施是否充分周到时，须考虑八类因素：一是将要收集信息类型；二是使用目的，以及对可识别信息的再使用的目的；三是对使用披露、保存信息的限制；四是参与者所面临的

---

① 见《三理事会声明》第5.2条后的适用解释。

② 同上。

风险,包括身份泄露的风险;五是对信息的获取、使用、披露、处置的整个环节采取的安全保障措施;六是对所有可能泄露特定参与者身份的数据观测活动的记录(如拍照、录像、录音);七是对在研究中获取的信息的任何可能的使用;八是任何可能发生的将研究中所收集的数据与其他涉及参与者的数据进行连接(linkage)的情况。不论那些数据是保存在公共还是个人的记录中。[①] 不过,《三理事会声明》要求伦理委员会在考虑研究方案中确立的安保措施是否充分时,不应当轻率地要求研究人员销毁研究数据,原因是未来的研究或其他活动可能会用到(如用于研究、教育等等)这些被存储的信息。而合理的数据保存期的长短,取决于研究的目的及数据的种类。在某些情况下,数据有可能被共享给参与者,比如,将有关记录或副本,作为礼物送给参与者或其家庭,或用于存档。另外,在传播研究成果时,研究人员不得在未经参与者同意的前提下,披露与其有关的可识别信息。研究人员应当采取合理的措施,防止在疏忽大意的情况下,泄露参与者个人或团体的身份。而对于此类措施的设计,必须得到伦理委员会的认可。[②]

在信息安全方面,义务主体的范围不仅限于研究人员。其间,科研单位及其他相关单位(如合作科研单位)也须承担保密义务。《三理事会声明》第5.4条要求拥有研究数据的单位须制定本单位的安保制度(institutional security safeguards),承担相应的安全保障责任。具体地说,就是确立起充分的物理性、管理性、技术性安全措施,并将其贯穿到整个收集、存储、披露、处置信息的过程中去。

除收集和使用一手数据资料外,研究活动还常常用于既有的数据库。日益增多的各类数据库,以及不断提高的技术能力,使数据库之间的数据连接越来越多,从而使可以开展的新型研究也越来越多。但隐私风险也因而增加。尤其是连接那些去识别化(de-identified)或匿名化(anonymized)的数据库,可能导致参与者身份的再识别。为此,对于建立数据连接的行为,加拿大《三理事会声明》做出了严格要求:拟进行数据连接的研究人员,应当在进行数据连接之前,先行取得伦理委员会的批准,除非他们的连接仅限于使用公众可获取的信息(publicly available informa-

---

① 参见该条后附之适用解释(application)。
② 同上。

tion)。① 一旦申请获得批准，则研究人员必须就那些将被连接的数据，向伦理委员会做出说明，并说明通过连接可能创建的可识别信息。当数据连接涉及或可能产生可识别信息时，研究人员必须向伦理委员会证明其符合两个条件：一，该数据连接对于实施研究来说是必须且至关重要的；二，研究人员将采取合理的信息保密措施。② 根据该声明的建议：在研究人员寻求使用由其他单位或组织所有的数据库时，可取的做法是：数据库所有者（Data holder）在开放数据连接时，将数据的识别符删除。此外，数据集合的所有者还可以根据有关法律及所在单位的相关制度的要求，与数据的使用者达成数据共享协议（Data sharing agreements），以规范有关行为，防范安全隐患。

二 我国信息安全立法相关规定

我国对医疗信息安全保护措施主要体现在两个环节：一是对于病历的保管权，对此我国有明确的立法规定。2002 年卫生部颁布的《医疗机构病历管理规定》第三条规定，医疗机构应当建立病历管理制度，设置专门部门或者配备专（兼）职人员，具体负责本机构病历和病案的保存与管理工作。第四条规定，在医疗机构建有门（急）诊病历档案的，其门（急）诊病历档案由医疗机构负责保管，住院病历由医疗机构负责保管。可见，按法律规定一般情况下病历的保管权属于医疗机构。二是对于病历的使用权，美国等国家规定，在任何情况下，必须得到患者同意才能使用病历，除非有法律义务提供资料，如传唤或法庭命令。当人们不知道患者身份，只将病历用于统计、科研或教学时，可不必征得患者同意。加拿大的法律也规定了患者对医疗信息的使用接近权，包括查阅医疗信息、获得医疗信息的复印件，要求更正医疗信息等。还规定了某些情况下限制医疗信息主体对其信息接近权的限制，如可以合理地认为医疗信息主体得知其某些医疗信息后会对其产生危害等。我国《医疗机构病历管理规定》第六条规定，除涉及对患者实施医疗活动的医务人员及医疗服务质量监控人员外，其他任何机构和个人不得擅自查阅该患者的病历。因科研、教学需要查阅病历的，需经患者就诊的医疗机构有关部门同意后查阅。阅后应当

---

① 见《三理事会声明》第 2.2 条的规定。
② 第 5.7 条。

立即归还。不得泄露患者隐私。

除了对医疗信息的保管和使用环节立法已经明确规定外,信息的收集也应该由一整套严格的程序和规则所规制。"具体内容包括:(1)信息收集的主体应严格限定为被授权的主管部门、团体或机构,个人仅限于从事研究工作之医务工作者。主体之明确既有利于敦促其恪守保密义务,也有利于在患者因隐私的泄露造成损害时寻求救济。(2)信息收集的目的应在信息收集之前进行明确限定。一般而言,对于医疗领域内的信息收集,可以不需要患者明示的同意,而对于医疗领域之外的信息收集,征得患者的同意应作为必须之程序。(3)信息收集的内容应是与患者医疗有关的内容,其他内容的收集应征得患者明示的同意。在技术措施上,应采用隐去姓名的形式进行收集与披露,而且应确保患者之身份不能被认出。信息的使用应透明,对于资料的使用情况,患者应享有知情权。信息资料应妥善储存与保管,不得被无授权之人任意翻阅。由于目前大多医院使用的是电子病历,这种病历在保存的过程中遇到的泄露风险更大,因此应加强技术方面的防护,保证不被盗取。"[①]

值得特别关注的还有基因信息隐私问题。"第一期人体试验的受试者因为种种原因,有时不愿意暴露自己参与人体试验的信息,此种权利也应该受到尊重和保护。特别是在近年来,有关人体试验中的基因信息的隐私权受到了特别关注。现代科技的发展,使获得人类的基因成为极容易之事,一滴血或少许羊水即可获得人的全部基因信息。与此相适应,有关基因隐私权的概念也逐渐产生,表现为非经本人同意或因公益需要并经法定程序,不得收集、储存、运用、传递有关基因的个人资料。基因信息与其他个人信息相比,显得格外重要。因为通过对基因的研究,即可以得到有关该人生理特征和行为特征的决定性因素。未经他人允许泄露他人基因,则可能使其人因为某些"不好"的基因而遭到基因歧视(geneticdiscrimination),造成其生命价值的扭曲和人格尊严被践踏。而在人体试验,针对受试者的基因所进行的研究越来越多。而根据试验的性质和需要,受试者的身份往往是通过一定的方法确定的。这更使受试者的基因信息和基因隐私成为易受侵害的对象。"[②] 随着医学

[①] 曾琼:《论患者隐私权保护中的权利冲突及其协调》,《法商研究》2009年第6期。
[②] 满洪杰:《人体试验法律问题研究》,博士学位论文,复旦大学。

的发展,诸如遗传基因检验等技术的价值被进一步发现,研究机构收集到受试者的基因信息等能够有助于诊断病情,受试者的许多信息都能够被计算机识别、统计与分析,被用于教学、科研甚至是商业目的。"基因隐私可能导致基因上有缺陷的患者的社会评价降低、在工作中受到歧视、不能获得健康保险、政府的干预和其他社会问题。"[1] 目前我国对于人体基因信息的采集与使用的法律规范还可以说是一片空白。因此,对研究机构得到的受试者的个体基因信息、数据等如何进行利用的规制是值得关注的重要问题。"基因研究受试者的信息保密。保密内容包括对有受试者身份标识的记录的保密范围、期限和办法,以及受试者的联系人;受试者的联系人包括当研究因有需要咨询受试者的问题、在发生研究损伤或告知研究结果时,研究人员应该与谁联系以及该被联系人的联系方式。研究者在事先制定的知情同意书中,应给基因研究受试者提供几个选项,如第一顺序的联系人一般应是受试者本人,第二顺序的联系人应是受试者所授权的人、其法定代理人或其近亲属;研究者只有在第一顺序的联系人已经去世或不具有同意能力时,才可联系第二顺序的联系人。值得注意的是,由于基因研究是一项长期工作,基因研究结果也许需要几年、几十年甚至更长时间才能知晓,有可能在基因研究结果出来时研究受试者已经死亡,这时是否应向死者亲属告知基因研究结果及如何向死者亲属反馈基因研究结果,也是一个值得探讨的问题。"[2]

第五节 医学研究中的个人信息安全

"与其他研究领域相比,在卫生医学研究中,研究人员会更加普遍和经常性地收集和使用参与者的个人信息。有时,此类信息中常常会包含某些与参与者的生理及心理健康、遗传情况相关的敏感内容。而研究中的不当使用或披露,则可能给参与者及其亲属或相关群体造成伤害。同时,网络及数据库使用的普及,使得此类领域的隐私风险更为突出。故而,相对于其他研究领域来说,医学研究中参与者的隐私保护与个人信息的安全问

---

[1] [美] Turkington, R.C, Allen, A.L.:《美国隐私法:学说、判例与立法》,中国民主法制出版社2004年版,第150页。

[2] 王海燕:《论基因研究受试者之知情同意权的特征》,《医学与法学》2017年第1期。

题更为集中，也更加敏感。"[1]

一　国内外立法情况比较

对此，英美国家从事卫生医学研究资助的科学基金机构，大多在前文所提到的一般性的规定外，针对医学研究领域参与者的隐私保护事项，出台了专门的规范，如英国医学研究理事会（MRC）公布的《个人信息用于医学研究指南》[2]，加拿大卫生研究院（CIHR）出台的《在健康卫生研究领域保护隐私的模范行为》[3]，以及由 NHMRC 制定并由澳大利亚联邦隐私专员核准的隐私指导原则。[4] 关于信息安全或隐私保护方面我国没有专门性的法律，在我国卫生部 2016 的最新修订的规章中，也没有系统地涉及。而国外多数国家颁布了《数据安全法》《个人信息法》等立法，国外的科学基金立法中大都有专门的隐私规章（其多是落实隐私法案或个人信息安全法之类上位法的产物）。

对参与者的隐私保护问题，是从《赫尔辛基宣言》到各国的有关参与者保护法律规范中的一个至关重要的问题。如《赫尔辛基宣言》第 11 条要求："在医学研究中，医生有责任保护受试者的生命、健康、尊严、完整性、自我决定权、隐私，以及为受试者的个人信息保密。"其第 23 条要求有关的研究人员"必须采取各种预防措施以保护受试者的隐私，必须对他们的个人信息给予保密，以及必须将研究对他们身体、精神和社会完整性的影响最小化"。第 25 条要求："对于使用可识别身份的人体材料或数据进行的医学研究，医生必须按正规程序征得受试者对于采集、分析、储存和（或）再使用材料和数据的同意。在获取参与这类研究的同意不可能或不现实，或会给研究的有效性带来威胁的情况，只有经过伦理委员会的考虑和

---

[1] 唐伟华：《英美国家政府资助研究领域人类参与者权益保护问题初探》，中国社会科学出版社 2014 年版，第 146 页。

[2] 即 Guidance："Personal Information in Medical Research"（PIMR）— "Health and Social Care Act 2001：'Section 60'"，见 www.mrc.gov.uk，最后访问时间：2017 年 12 月 30 日。

[3] 即 "Best Practices for Protecting Privacy in Health Research（September 2005）"，见加拿大卫生研究院（CIHR）官网，http://www.cihr-irsc.gc.ca/e/documents/et_pbp_nov05_sept2005_e.pdf，最后访问时间：2017 年 12 月 30 日。

[4] 该指导原则即 ines approved under Section 95A of the Privacy Act 1988，该指导原则公布于 2000 年，见 www.nhmrc.gov.au，最后访问时间：2017 年 12 月 30 日。

批准后,研究才可进行。"这些要求在隐私保护领域贯彻和展现了尊重、善行及公正的伦理精神。近几十年以来,欧美尤其是美、加、英、澳等科学基金制度相对完善的发达国家,对健全科学基金参与者权益保护框架内的隐私保护及信息安全制度不遗余力,相关规范接连出台。从更高远的角度来看,参与者隐私保护制度展现了各国立法对参与者私权利的尊重和保护。近年来,英美国家十分重视参与者隐私保护的制度建设,出台众多规定,已经在这方面形成了较为系统且相对独立的制度体系。

1997年欧洲理事会的《医疗信息保护建议 R97》(Recommendation R97 on theProtection of Medical Data) 第一条要求个人医疗信息原则不得加以识别;第三条要求对于个人医疗信息的收集与处理过程中,应当确保隐私之权利;第七条则规定个人医疗信息仅得提供给负有保密义务的健康照护者知悉或遵守本法相关规定之人加以得知。1999年欧洲科学与新科技伦理组织公布的《新信息时代健康医疗的伦理问题》(Ethical Issues of Health Care in the Information Society) 规定了对医疗信息的隐私保护。欧盟 95/46/EC 指令中也规定:患者有权被告知有关健康资料的应用情况;有权对自身的健康记录进行了解;有权对某些资料提出反对意见。《赫尔辛基宣言》第二十三条要求,"应采取任何预防措施保护受试者的隐私,确保其个人信息不外泄,尽量减少研究对其生理、心理和社会健康造成的影响"。联合国艾滋病规划署(UNAIDS)发布的《艾滋病预防生物医学试验的伦理考虑》,其中特别增加了第十八条"保密性"(Confidentiality)内容,规定"研究者必须保证完全尊重潜在的或已招收的参与者在招募、知情同意以及试验进行中被揭露或被发现的信息的保密性。研究者有持续的义务制定并贯彻一些程序,以保持收集到的信息的保密与安全"。

1974年,美国联邦政府颁布了《隐私法》,规定限制对医疗信息和记录的获得。1996年,美国政府颁布了《健康保险转移与责任法案》(简称HIPAA),规定美国的医疗服务行业必须遵守该法案。该法案设置了使用和泄露个人医疗信息的标准,规范了绝大多数医疗记录和健康信息的获得和隐私保护制度。该法案规定,医疗信息是指无论是以口头或以任何形式、媒介记录的信息,包括:经由医疗机构、医疗计划、公共健康机构、雇主、保险人、学校或医疗信息交换中心所创造或取得者;有关过去、现在或未来个人身体或心理的健康状况,对于个人的健康照护,以及个人健康照护所支付的财务费用。该法案还制定了一系列安全标准,就保健计划、供应商及结算中心如何以电子文件的形式来传送、访问和存储受保护的健康信息做出详细规定；在确保私密性的情况下保存病人信息档案六年，详细规定了医疗机构处理病人信息规范、违法保密原则、通过电子邮件或未授权的网络注销病人档案的处罚方案。"这项法律规定适用于保护公众或私人的电子健康信息、记录，不管是发生在医院、诊所、医生办公室，甚至是医疗服务的任何一个环节，只要造成这样的侵权行为，都将受到民事或刑事的处罚。"①该法案还授权制定了《隐私保护规则》（Privacy Rule）。"《隐私保护规则》于2003年4月开始在全美统一实施，它以全美所有的医院为对象，规定了对患者的通知义务，并明确规定了患者的三项权利，即开示请求权、订正请求权、请求有关医疗信息利用和提供状况的说明报告的权利，并详细规定了个人健康医疗信息可以不经患者同意或授权而直接利用或披露的情形。"②"《隐私保护规则》对于保护患者隐私信息而言非常严格，其规定禁止泄露患者个人的身份识别信息，即使是泄露了患者的姓名也属于违反了HIPAA，因为这可以揭露出患者寻求了什么样的医疗服务，泄露了患者的行踪。"③"在惩罚措施方面，HIPAA对侵犯患者隐私信息的行为基于'是否故意、是否基于合理的理由、是否在一定时间范围内及时弥补纠正'等，划分不同的惩罚标准，并对民事责任和刑事责任做了明确的划分。同时HIPAA在惩罚措施方面也是非常严厉的，HIPAA明确规定，故意获取或泄露受保护的患者信息，将被处以5万美元的罚款和最高1年的监禁；如果故意偷窃，并出于商业用途、个人利益或恶意伤害等目的，出售、转让或利用受保护的医疗信息，将面临25万美金罚款和10年监禁。"④"HIPAA要求美国卫生和福利部制定了医疗信息传输过程中的相关安全标准，规定了哪些授权部门参与管理，同时为每一位患者提供一个识别符，用于用户的验证与识别，保证他人不会不正当地侵入、拦截、篡改存储患者隐私信息的系统。在患者进入医疗机

---

① Protecting Patient Privacy, "Striking A Balance", *The Lancet*, 2001, 358 (8): 597.

② 李国红：《论医疗领域个人信息及民法保护》，硕士学位论文，苏州大学，2013年。

③ James Katchadurlan & Jennieer Mer-cer, "Protecting Patient Privacy in the Fishbowl of Bankruptcy", *Corporate Renewal*, 2014-08: 27-28。

④ HealthInsurance Portability and Accountability Act [EB/OL]. [2017-5-11]. https://en.wikipedia.org/wiki/Health_Insurance_Portability_and_Accountability_Act, 最后访问时间：2017年12月30日。

构就诊时，患者必须签订由美国医院管理协会制定的同意单（即 PPN），在这种示范性的表格中，会明确向患者说明患者具有哪些保护隐私的权利，包括哪些隐私可能被披露；患者有权查阅、复制自己的医疗信息，医疗机构必须在 30 天内得到满足；在信息公开前应取得患者的明确同意或授权；患者有权限定包括家属的第三人可以知晓到这些信息；每家医院要制定联系人负责处理患者的申诉，申诉在知道侵权行为发生起 180 天内提出，相关解决的记录应该保存。HIPAA 向患者明确患者有哪些权利，清晰易懂。"[1]

2005 年，加拿大提出《泛加拿大医疗信息隐私与保密架构》（Canadian Health Information Privacy and Confidentiality Framework），对医疗信息的隐私保护作了许多重要规定。第一，明确了医疗信息主体的信息使用接近权。此项权利包括：查阅信息、获得信息的复印件以及要求更正信息的权利。信息管理者在一些情形下还可以拒绝医疗信息主体使用接近权的行使：能合理的认为医疗信息主体得知其医疗信息后会对其产生伤害；该医疗信息包含其他人的信息。在涉及其他人的医疗信息时，要取得其他人的同意，或隐去其他人的信息，或对其他人的信息予以保密。第二，医疗信息主体的同意。基于医疗目的的收集、使用或揭露个人医疗信息，可通过医疗信息主体的默示同意，除非医疗信息主体明确保留或撤销其同意，此种情形下信息管理者必须告知信息主体拒绝提供信息的相关后果。在紧急情况时，信息管理者可以拒绝信息主体的撤销同意，不过应立即告知信息主体其信息已被揭露或使用。还规定了一些不需同意的例外情形：信息揭露有其必要性；法律的规定；为了遵循司法程序等。第三，关于保密的规定。为保护医疗信息主体的隐私，限制接近医疗信息的人数，或接近医疗信息需获得授权。保密的范围包括：资料库内的电子医疗记录、患者的登记资料（姓名、身份证号等可识别信息）、医疗机构的资料（医疗专业人员名单、执照号及其他可识别信息）、使用医疗信息者的登记资料、重要安全资料、资料传输与所在系统的信息等。第四，科技方面的防护。如加密服务（Encryption Service），即当信息被存入资料库时会以加密方式，将内容变成难以识别的编码内容，并且备份；安全审查服务（SecureAudit Service），即记录每一次安全与隐私相关的登录事件，提供隐私保护登录

---

[1] 唐昱：《论患者隐私权的立法保护》，硕士学位论文，华南理工大学。

来保护敏感性信息。

加拿大卫生研究院（CIHR）公布的《在健康卫生研究领域保护隐私的模范行为》指出了隐私保护的十大要点及相应的行为标准，并确立了详细的行为规范，① 是比较系统的专门性的规范文本。（1）确定研究目标及该数据在实现研究目标方面的合理性。根据《模范行为》要点一②的要求，研究人员在设计研究方案的过程中，应重视确定研究目标与拟研究的基本问题。并以此为基础，确定在研究中所需的数据。在此基础上，还应预见到在初步的数据分析之后浮现出来的与最初所确定的研究目标相关联的研究性问题。另外，研究人员还应预测并记录未来对于个人数据的使用情况，包括与其他研究机构的合作及可能发生的商业性应用。为此，研究人员须遵循四个方面的要求：一，就研究方案而言，研究人员应当确定其将要实施的研究方案的目标以及拟解决的研究性问题，并就所需的数据及根据，向伦理委员会（REB）做出说明。二，在为了一般性的研究目的而创建数据库时，研究者须关注和确定数据库的范围及目标，以方便伦理委员会的审查监督，以及方便未来的研究参与者的知情及使用。三，从学界相关领域遴选人员，组成顾问委员会（advisory committee），以帮助研究人员预先确立研究的范围与策略。四，运用感应式数据收集③及分析方法的定性研究（qualitative research）。研究人员在最初设计研究方案时，往往不能预见到所有潜在的、与研究方案主旨相关及有价值的问题。（2）限制对个人数据的收集。《模范行为》要点之二④要求研究人员应当仅收集那些实施研究活动所必需的个人数据。同时，其所收集的数据量及其可识别度和敏感度，同样应当被严格限制在实现其研究目标所必需的这一范畴。为此，研究人员须以合理方式处理以下四个问题：一是合理处理所收集的个人数据的可识别度与敏感度问题。⑤ 二是实施合理的数据收集。⑥

---

① 即《模范行为》中的"element#1"至"element#10"各篇。
② 即《模范行为》中的"element#1"部分。
③ 原文表述为"inductive data collection"。所谓感应式的数据收集，举例来说：在进行开放式访谈（open-ended interview）之初，访问者可能无法详尽的预见到其所需要收集的个人数据的范围。在这种情况下，访谈者将需要在访谈的过程随时发现和收集那些有价值的数据信息。
④ 该要点即《模范行为》"element#2"部分，包括第2.1—2.4条。
⑤ 见《模范行为》第2.1条。
⑥ 见《模范行为》第2.2条。

三是数据的再使用（secondary use）问题。四是感应式数据收集（inductive data collection）问题。[①]（3）确认是否必须取得参与者的同意。在基于研究目的而使用个人数据的问题上，自愿及知情同意是一项基本原则。为此，CIHR《模范行为》要求研究人员须遵循一系列要求：一是知情同意规则适用于涉及以下行为的研究活动：一，通过面对面、电子邮件、邮件、电话等方式，从参与者处收集个人信息（包括遗传信息）；二，用于制定预防或治疗疾病的规程；三，医学检验；四，关于新药或其他卫生护理产品的临床检验。[②]二是当数据收集同时包含数据的直接收集（direct collection）[③]与再使用（secondary use）并存的混合模式（hybrid model）时如何处理知情同意问题。[④]三是涉及数据再使用（secondary use）的知情同意问题。[⑤]四是参与者的期望。通常，研究人员应当考虑到理性的参与者的意愿和期望。研究人员应当尊重他们的有关意愿。五是相关团体的立场。涉及隐私的问题有时超出了个人范畴而延及某些团体或共同体（如土著人）。另外，诸如基因信息及同类信息，也已超出了个人信息的范畴，其涉及共享此类信息的群体或团体（如亲属、家庭成员）的共同利益。在这种情况下，伦理委员会在审查研究方案的过程中，可以要求研究人员与相关团体就隐私问题进行协商，以解决可能会出现的影响个人或群体的隐私问题。这些问题可能涉及研究方案的设计，参与者的招募，研究成果的分析与传播等研究环节。当这些问题涉及争议性议题或脆弱性群体（参与者）时，这种协商尤其应当是研究人员首要之选。六是有关法律的规定。除伦理委员会的批准以外，对于数据的使用必须合乎有关法律、数据共享协议（持有者与使用者之间）以及有关监督机构的意见。七是公众知情问题。具体而言，研究人员应当确立合理的策略，以维护公众对于研究活动的知情权。（4）知情同意的管理与记录。加拿大CIHR《模范行为》指出：知情同意是一个持续的过程，它起始于研究人员与潜在参与者或其代理人的首次接触，终于参与者结束其参与性活动，或研究人员终止对涉及参与者的信息的使用。参与者应当清楚其同意参与

---

① 见《模范行为》第2.4条。
② 见《模范行为》第3.1条。
③ 所谓直接收集即直接向参与者本人收集数据。
④ 见《模范行为》第3.2条。
⑤ 见《模范行为》第3.3条。

研究活动的决定是在自愿基础上做出的,且在做出同意决定的时候不应受到强迫或不当影响。同时,参与者有权在任何时间退出研究。参与者所做出的初始同意(initial consent)、持续同意(ongoing consent)以及撤销同意(withdrawal of consent)的决定均应被清楚地记录下来,用于合理的审查与法律程序。[1] (5) 将有关研究活动的信息告知参与者。根据《模范行为》要点五(element#5)的要求,作为知情同意过程的组成部分,研究人员应当向参与者充分说明研究的内容性质、拟收集的信息及其研究性用途,研究活动的利益与风险,以便参与者在充分知情的基础上做出是否参与或是否继续参与研究的决定。为此,研究人员在履行信息告知义务时须遵循以下要求:一,使用易懂的语言(understandable language)。在以书面或口头方式向未来的参与者告知信息时,研究人员应当使用使其易于理解的语言。[2] 二,合理的时间分配。用于和未来参与者沟通协商的时间应当适当,不应过长,也不应过短。[3] 三,向参与者反馈研究结果。四,定性研究问题。五,在告知程序中须向参与者提供的涉及隐私问题的信息,见表3-1。

表3-1　研究人员须向未来参与者提供的涉及隐私问题的告知信息[4]

基本信息类别	需要说明的具体内容
(1) 研究目标及程序	·具体的研究目标及相关问题
(2)(拟收集的)数据类型及使用	·拟收集的数据类型及收集的原因 ·计划中或可预见到的对数据的商业应用 ·一项关于试验结果只应用在研究领域,还是它们可以服务于其他的非研究性用途的合理声明
(3) 参与研究的自愿性基础	·参与的自愿性基础,以及持续享有决定是否继续参与的机会 ·参与者可以随时退出,且其权利和预期利益不会受到影响(但非可识别数据不能撤出或销毁) ·接触参与者的其他家庭成员,以询问他们关于接触研究人员的意愿(例如在遗传学研究中,参与者应当是第一个接触家庭成员的人) ·在哪些情况下,研究人员可以终止参与者的参与活动(如临床药物试验)

---

[1] 见CIHR《模范行为》第4节。
[2] 见CIHR《模范行为》第5.1条。
[3] 见CIHR《模范行为》第5.2条。
[4] 见CIHR《模范行为》第5.5条。

续表

基本信息类别	需要说明的具体内容
（4）风险、利益、补偿	·参与者可能面对的风险与不适（身体、情感、心理、隐私） ·研究的一般性利益，以及与参与者相关的潜在利益 ·向参与者提供的任何形式的补偿都不得构成诱使其参与研究活动的不当影响（undue influence）
（5）保密及安全保障	·数据保密（如确认遗传数据将不会交给第三方） ·对数据安全保障措施的一般性说明（如数据代码或数据加锁）
（6）数据访问及合法的披露要求	·谁拥有访问该数据的权限？目的是什么？（包括所有的法律规定，如涉及特定疾病的公共卫生报告或根据法定指令提供证据的义务；基于科学诚信如审核数据的目的而必需的访问；涉及任何归档或销毁数据的计划）
（7）结果报告	·关于在何种情况下该向参与者反馈与之相关的研究结果的说明（例如，基因检测的结果通常应当由一名内科医师反馈给参与者，并且要附之以向其提供遗传咨询。应当明确哪些情况下需要向受研究结果影响的家庭告知信息） ·关于在何种情况下，研究结果将不会反馈给参与者的清晰的声明（如研究结果不具临床意义，或者以社区为基础实施的研究的结果只适用于该社区） ·就研究人员从基于非可识别数据的研究结果中追溯识别参与者身份的不可能性做出解释说明
（8）数据的保留	·数据保留期间（具体期间、延长期间、不确定的期间）
（9）质询与投诉	·谁负责答复有关研究的问题 ·与研究伦理相关的问题由谁处理 ·谁负责处理涉及研究的投诉 ·如果参与者决定撤回同意决定，他（她）应当找谁

六，初次收集及二次使用数据并存的情况（混合模式）。七，研究人员在为一般性研究目的而建立数据库时须注意两个问题：其一[①]是过程的开放性与研究人员的责任。知情同意作为一持续的过程，要求持续的信息告知，研究人员应当通过持续的方式确保参与者对未来的数据应用的知情。其二[②]是在收集涉及个人的数据时向参与者告知的信息范围。当个人数据被用于构建数据库，以用于某一较长时期内的各类研究时，研究人员在采取数据时，应当向参与者告知以下信息：[③]

[①] 见 CIHR《模范行为》第 5.7.2 条。
[②] 见 CIHR《模范行为》第 5.7.1 条。
[③] 见 CIHR《模范行为》第 5.7 条。

表 3-2

基本信息	解释说明
(1) 预期的研究类型	·将实施的研究种类及事例
(2) 预期的数据类型及用途	·将从各渠道（包括连接）获取的数据类型及用途
(3) 预期商业性应用	·一切可预期的商业性用途
(4) 数据保留期	·所收集的数据将保存多长时间（定期或不定期，伦理委员会批准的期间）
(5) 对数据的使用与保障的监督流程	·确立适当的数据管理及数据安全保障制度，包括：对访问数据库的请求的审查监督程序；具体的组织或人员——研究人员就数据的管理的合理性向其负责
(6) 对未来使用数据的授权	·赋予参与者在控制未来数据库使用方面的可选项。这些可选项包括在未来撤销同意，还可以包括如下 3 项：一是根据参与者意愿及在可行的前提下，就再次使用有关数据，再次接触参与者并重新征得其知情同意；二不再次接触参与者，介授权其可在未来的研究活动中，以特定方式来使用该数据，例如：(a) 仅为行定的研究目的（由参与者在知情同意程序中提前确定）而使用，或 (b) 只能用于创建数据时确定的使用范围，或 (c) 由伦理委员会核准的任何研究用途，或 (d) 任何可识别符、代码或不可识别的形式，或 (e) 该数据库是否连接到其他数据来源（限制连接对象有对数据库进行连接的权限）

（6）参与者的招募。依照加拿大 CIHR《模范行为》的主张，[①] 拟招募参与者的研究人员一般须完成以下步骤：步骤一是评估符合参与者的资格条件，并编列适格的参与者清单；步骤二是与适格参与者进行初始接触；步骤三是作为知情同意过程的构成部分，研究人员须将研究活动情况告知未来参与者，招募参与者的方案材料及程序都应当交伦理委员会（REB）审查批准。招募程序应当重视保障参与者同意的自愿性、非受迫性，以及不向未来参与者施加不当影响（undue influence）。接触参与进的方式应当确保不会不合理的侵犯未来参与者的生活与隐私。在法律许可及伦理委员会批准的前提下，参与者数据的保管者通常有访问未来参与者个人信息的权限。（7）个人数据或信息的安全保障。依照加拿大 CIHR《模范行为》要点 7（element#7）的要求，研究人员应当采取风险评估及管理措施保护数据，以免丢失、损坏、失窃及未授权情况下的披露。同时，持有研究数据的单位或组织有责任建立数据安全保障制度，包括确立组织性、技术性

---

① 参见《模范行为》element#6 部分。

及物理性安全措施。(8) 对数据共享的控制。为达成这一目标，《模范行为》要求研究人员及审查机构须遵守四个方面的要求：其一，在研究团队（课题组）内部，以及为了二次使用的目的，控制数据访问的权限级别。① 其二，数据持有者在选择连接方式时，应当尽可能地保护参与者的个人信息和隐私。② 其三，数据共享协议（data-sharing agreements）应包括的必要内容。其四，③ 公开研究结果时对信息披露的控制。(9) 对保存涉及参与者的个人数据的合理限制。研究的记录往往基于多种原因而被长期保留。如"未来实施的对以往研究活动的科学检验或未来的研究及审核，有可能需要早期的研究记录"。另外，"有时在病人一生中可能会需要，甚至是多次需要使用有关的信息或记录。有时是病人自己需要使用，有时则是医生需要使用相关记录"④。(10) 确保（涉及参与者的）个人数据管理中的责任落实与透明度。根据加拿大 CIRH《模范行为》的规定，在这方面承担责任的主体包括研究人员及其所在单位、伦理委员会、数据管理委员会（data stewardship committees）、隐私保护专员（privacy commissioners）以及其他的合法的监督机构（legally-designated privacy oversight agencies）。⑤ 研究人员及单位应当承担四个方面的责任：一是公开研究目标；二是公开保护用于研究的个人数据的政策规程及实施情况；三是推动科学界及隐私监督机构（privacy oversight agencies）之间的持续的对话沟通；四是推动科学界与公众之间的持续的对话与沟通。⑥

澳大利亚联邦政府下属的国家健康与医学研究理事会（NHMRC）则根据国家的有关立法，出台了专门性的规范《根据1988年隐私法案95A条制定的经国家隐私专员核准的指导原则》（为行文简便起见，下文简称〈95A原则〉），⑦ 就协调隐私保护与公共利益的关系做出了规定。澳大利亚联邦议会于1988年出台了《1988年隐私法案》（Privacy Act 1988），此

---

① 参见《模范行为》element#6 部分。
② 见《模范行为》第 8.2 条。
③ 见《模范行为》第 8.4 条。
④ 参见 MRC《个人信息用于医学研究指南》第 7.1.1 条。
⑤ 见 CIHR《模范行为》element 10 开头部分。
⑥ 见 CIHR《模范行为》第 10.1 条。
⑦ 原名为"Guidelines approved under Section 95A of the Privacy Act 1988"，见 http://www.nhmrc.gov.au/_files_nhmrc/publications/attachments/e43.pdf，最后访问时间：2017 年 12 月 30 日。

后历经数次修正。法案中部分内容涉及对公民个人数据信息的收集、使用与披露、数据的质量与安全、数据的访问与更正、数据匿名化、数据的跨境传输等事项的内容,被称为"国家隐私原则"(简称 NPPs)。[①] 其中涉及公共利益的规定主要体现在三个方面:其一,收集个人数据的条件与准则:隐私原则第 1.1 条规定:各组织或机构不得收集个人信息,除非该信息对于其所从事的活动来说是必要的。第 1.2 条规定:一家组织必须在合乎法律及规定的前提下,通过公平的方式(fair means),并且不得采取不合理的打扰性方式(unreasonable intrusive way)收集个人信息。第 1.3 条规定:在向个人采集有关信息之前(如果无法在采集之前实现则须尽快采集之后实施),该组织必须采取合理措施以确保提供信息的参与者知晓以下五个方面的情况:一是该组织的名称、联系方式;二是关于参与者有权利获得相关信息的事实;三是收集信息的目的;四是收集信息的组织或机构通常将信息披露给哪些类别的组织;五是任何涉及收集特定信息的法律规定;六是在参与者不提供所有及部分信息的情况下,其将面临的可能后果。第 1.4 条规定:在合理及可行的情况下,一家组织要收集涉及某人士的个人信息,则其只能向其本人收集。第 1.5 条规定:如果一家组织向其他人收集有关某一人士的个人信息,那么,该组织必须采取合理步骤以确保该人士知道上述 1.3 条中的各项信息,除非该人士知道上述信息会给任何人造成生命或健康的威胁。其二,有关数据的使用与披露的规定。该"国家隐私原则"第 2.1 条规定:任何组织不得基于不同于最初收集目的的其他目的而使用或披露个人信息,除非"……(d)该信息为健康信息,且对于实施研究活动来说,该信息的使用和披露系属必要,或者涉及公共卫生或公共安全的有关汇编、分析或统计工作需要这些信息,并且该组织难以在使用或披露之前取得相关人士的同意,且对使用或披露信息的行为符合法律规定(由隐私专员根据隐私法案第 95A 条批准的有关指导原则),并且在发生披露的情况下,做出披露行为的组织合理地相信接受

---

① 国家隐私即"National Privacy Principles"(简称 NPPs),实为 1988 年联邦《隐私法案》(Privacy Act 1988)附件 3(Schedule 3),它最初是由澳大利亚联邦政府隐私专员办公室(the Office of the Privacy Commissioner)制定的,2010 年 11 月 1 日,该办公室并入澳大利亚信息专员办公室(the Office of the Australian Information Commissioner,简称 OAIC),目前,后者负责修正和监督隐私原则的执行。该隐私原则的最新版本为 2006 年 9 月的修正版,全文见澳大利亚司法部法律数据库网站:www.comlaw.gov.au。

有关信息的一方将不会披露这些健康信息，或从这些健康信息中提取的信息；(e) 该组织合理地相信有必要使用或披露这些信息，以减少或阻止某一严重的、迫在眉睫的对该人士的生命或健康威胁，或对公共健康或公共安全的威胁。如果该信息属遗传信息，并且是该组织在向该人士提供卫生服务的过程中获得的，则在这种情况下，该组织合理地相信使用或披露这些信息将有助于减少或避免涉及该参与者或其血亲的健康威胁，并且使用或披露相关信息符合隐私专员根据《隐私法案》第 95AA 条所批准的有关隐私事项的指导原则，并且披露该遗传信息过程中的接受一方是该参与者遗传学上的亲属。(f) 该组织有理由相信已经、正在或即将发生某种违法行为，并且使用或披露这些个人信息是调查这些情况，或向有关部门报告的必要条件。(g) 使用或披露有关信息是根据法律授权或有关规定做出的。(h) 该组织合理的相信使用或披露有关信息对于配合或帮助执法部门 (enforcement body) 来说具有合理的必要性，比如在以下情况下：一是防止侦查、调查、起诉或惩治犯罪及其他违法行为；二是对法律的执行关系到没收非法所得；三是保护公共财政收入；四是防止、侦查、调查或弥补某一严重的不当行为或法律规定的行为；五是对诉讼及任何的法庭审理活动的准备或实施，或执行法庭或其他审裁机构的指令"[①]。其三，涉及敏感信息 (sensitive information) 的规定。隐私原则第 10.1 条就收集敏感个人信息设立了基本条件："各组织机构不得收集涉及个人的敏感信息，除非取得当事人的同意，除非该收集行为是依据有关法律的要求做出的，并且，收集该信息对防止或减少针对任何人的生命或健康严重的及迫在眉睫的威胁来说是必要的。而被收集信息的个人丧失了身体上的或法律上的行为能力 (physically or legally incapable)，无法就收集信息的活动表达同意，或无法就相关问题进行沟通。"

尽管存在上述规定，但根据国家隐私原则第 10.3 条 (a) 至 (d) 项的规定，有关组织仍然可以在符合以下条件的基础上，在未经被收集者同意的情况下收集其个人健康信息，即该项收集工作对于实施与公共健康与安全相关的研究，或者实施与公共健康与安全相关的信息汇编与分析，或者对于管理、资助或监督卫生服务来说是必要的；并且这些目的无法通过

[①] "国家隐私原则"第 2.2 条规定：如果某一组织根据上述 2.1 (h) 的规定使用或披露个人信息，则其必须对该使用或披露做书面记录。

收集那些无法识别个人身份或无法合理确定个人身份的信息来实现;并且为此项收集工作而寻求被收集人的同意确属不切实际;并且该信息的收集符合法律(《隐私法案》以外的其他法律)的规定,或符合受保密义务拘束的有资质的卫生医疗机构制定的有关规则,或符合隐私专员根据《隐私法案》第 95A 条的立法宗旨所做出的批准决定。① 而一旦该组织依照这些要求收集了个人信息,其在披露这些信息之前,必须对它们采取去识别化(de-identify)处理。②

以上规定是政府部门制定相关法规、政策时应当遵循的基本准则。须进一步指出的是,以上规定中提到《1988 年隐私法案》第 95A 条授权隐私专员审核批准国家健康与医学研究理事会(NHMRC)就资助实施涉及公共健康与安全研究、编辑、统计分析活动而制定的涉及参与者隐私保护问题的准则。该第 95A 条具体包括 7 项要求:"(1)本条允许隐私专员根据国家隐私原则的规定,核准 NHMRC 制定的有关准则,以及其他机构制定的有关准则。(2)根据国家隐私原则 2.1(d)(ii)项的宗旨,隐私专员可以在政府公报上刊登有关公告的形式,批准与公共卫生及公共安全相关的因研究、编辑或统计分析目的而使用或披露个人健康信息的规章制度。(3)隐私专员可以根据以上(2)的规定,批准有关准则,但须满足一项条件,即根据这些准则的规定,为了(2)的用途而使用或披露健康信息而带来的公共利益,将大大超过根据 NPPs 所规定的标准保护隐私所带来的公共利益。③(4)根据 NPPs 第 10.3(d)(iii)项的立法宗旨,隐私专员可以在公报上刊登公告的形式,批准涉及为以下目的而收集健康信息的准则:一是与公共卫生或公共安全相关的研究活动、汇编活动或统计分析活动;二是管理资助或监督某一项卫生服务。(5)只有在符合以下条件的基础上,隐私专员才能在以上(4)的基础上,作出批准有关准则的决定,即根据这些准则的规定,为了(4)的用途而使用或披露健康信息而带来的公共利益,将大大超过根据 NPPs 所规定的标准保护隐私所带来的公共利益。④(6)批准的撤销。如果隐私专员认为其所批准的以上有关准则不再符合有关批准条件,则其可以通过在公报上刊登公告的形式,

---

① 国家隐私原则第 10.3 条(a)至(d)项。
② 国家隐私原则第 10.4 条。
③ 这里所提到的 NPPs 的保护标准不包括 2.1(d)的规定。
④ 这里所提到的 NPPs 的保护标准不包括 10.3(d)的规定。

撤销批准决定。(7) 行政申诉审裁庭①的审查受隐私专员所做出的上述批准决定所影响的一方，可就该决定提请行政申诉审裁庭审查该决定，从而寻求救济。"

依据这一授权，NHMRC 于 2001 年公布了经联邦隐私专员核准的《根据 1988 年隐私法案 95A 条制定的经国家隐私专员核准的指导原则》（以下简称《95A 原则》），其中就实施涉及公共健康与安全的研究活动中使用与披露个人健康信息问题做出了专门规定。(2) 内容主旨。《95A 原则》确认了基于公共健康和安全，可以在未经参与者同意的情况下收集、使用、披露其个人数据这一前提，进而就具体问题做出了八个方面的规定：其一，实施涉及公共健康或安全的研究活动的指导原则，以及为此而收集、使用、披露健康信息的程序。其二，从事与公共卫生与安全相关的信息编辑与统计分析活动须遵循的指导原则，以及为此而收集、使用、披露健康信息须遵循的程序规定。其三，为管理、资助及监督医疗卫生服务而收集、使用、披露个人健康信息须遵守的原则及程序性规定。其四，伦理委员会的考量因素。其五，国家健康与医学研究理事会（NHMRC）暨资助机构的责任。其六，AHEC 对联邦隐私专员②的报告。其七，参与者隐私权益受到侵害时的投诉机制（Complaints mechanisms）。其八，对《95A 原则》的审查。

日本在个人信息保护法的基础上，颁布了《医疗介护关联事业者对于个人信息合理使用的指南》（以下简称《指南》）、《关于流行病学研究的伦理指针》《关于临床研究的伦理指针》等多部法令法规，对医疗领域的个人信息保护作出具体详尽的规范。日本个人信息保护内容的基本构成，可以整理为"利用""提供""同意"和"例外事由"四个关键词。对医疗领域的个人信息使用分为内部和外部两个部分，医疗机构内部的使用称为"利用"，向外部的第三者提供的使用称为"提供"，内部的"利用"，首先必须将利用目的特定化，然后通知并公告；对于特定目的外的利用，必须经本人同意，方可利用。而向外部的"提供"，以同意为原则，不论是内部"利用"还是外部"提供"，限于法律规定的四个例外事

---

① 原名为"the Administrative Appeals Tribunal"，简称"AAT"。
② 联邦隐私专员即"the Federal Privacy Commissioner"。

由，可以不经患者同意而直接使用个人医疗信息。①对于医疗机构内部的"利用"，首先必须将利用目的特定化，然后予以通知或公告。日本《个人信息保护法》第 15 条规定：个人信息处理业者在处理个人信息时，必须尽可能将其利用目的加以特定。第 18 条规定：个人信息处理业者取得个人信息之后，除实现公告其利用目的之外，尽快将其利用目的通知本人或予以公告。对于医疗机构内部的特定目的外的"利用"，以及向医疗机构以外的第三者的"提供"，原则上以患者本人的同意为必要。日本《个人信息保护法》第 23 条第 1 款规定，除法律规定的情形外，个人信息处理业者未经本人同意不得向第三者提供个人数据。同时在《指南》中，列举了四个例子，即保险公司的查询、工作单位的查询、学校的查询、市场调查公司的查询等，必须经过本人同意，充分说明了医疗利用的同意原则的重要性。

通过对我国和外国立法的比较，我国有学者提出：我国应当制定专门法对患者隐私权进行直接保护。"对患者隐私权保护进行专门立法，采用直接保护的方式既是隐私权自身的要求，也是社会发展的必然。当前我国法律对患者隐私权的规定在内容上缺乏统一性、操作性，保护力度不足，立法上的缺陷是显而易见的。为了顺应医疗大数据时代的发展，我们可以借鉴美国的立法经验，采用直接保护的方式，对患者隐私权保护进行专门立法，例如制定《患者隐私权保护法》或者在相关的法典中直接编入保护患者隐私权的方式加以保护，确保患者隐私权保护有法可依。另外要细化患者隐私权保护的标准，借鉴美国 HIPAA 中隐私保护规则的相关规定，对患者隐私权的概念、范围、相关主体的权利和义务等内容进行明确；对患者医疗信息的使用和公开设置一定的限制，充分保护患者本人维护个人隐私信息方面的权利。在惩罚措施方面，借鉴美国对侵权主体应承担的法律责任区分类型、细化标准的经验，加大惩罚力度，提高违法成本，建立一套健全的民事、刑事惩罚体系。"②

---

① ［日］開原成允、樋口範雄：『医療個人情報保護とセキュリティ—個人情報保護法とHIPAA法』（第 2 版），（有斐閣 2005 年），90 頁。

② 汪艳杰、霍增辉：《医疗大数据时代的患者隐私权保护研究》，《中国卫生法制》2018 年第 2 期。

二 国外立法模式和立法基本原则

(一) 立法模式

总体来说，国外对个人医疗健康信息隐私的立法保护采取两种模式，一种模式是在基础隐私保护法律框架下将个人医疗健康信息从个人隐私信息中划归出来单独立法并制定执行标准施以保护。比如美国的《健康保险携带和责任法案》(Health Insurance Portability and Accountability Act, HIPAA)、澳大利亚新南威尔士州的《健康记录与信息隐私权法》(Health Records and Information Privacy Act 2002)、法国的《医疗隐私法》(Medical Pricacy Act) 和《医疗保险法》(Healthcare Insurance Act)。另一种模式是将个人医疗健康隐私信息纳入个人信息、敏感信息施以综合保护。比如欧盟于 1995 年部长理事会通过立法程序制定了《关于个人资料处理及其自由流通个人保护指令》，要求成员国务必在三年内完成个人信息保护法的修改以保持与该法令的一致性。[①] 该法案中特别提出了敏感信息资料的使用与保护，比如种族、宗教、政治倾向、健康信息等；英国的《数据保护法》(The Data Protection Act 1998) 将健康、基因等医疗卫生信息划为个人极私密信息予以严格保护[②]；加拿大在其《个人信息保护与电子文件法》(PIPEDA) 中明令禁止跨省或跨国商业机构使用个人健康信息[③]；韩国与日本也分别于 2001 年和 2003 年颁布了各自的《个人信息保护法》以有效遏制日益增多的个人信息侵害案件[④]。

(二) 立法基本原则

世界各国患者隐私立法保护观念、特点、原则不尽相同，但以患者为中心均衡各方合法权益捍卫患者合法隐私权的初衷基本一致。由于欧美发达国家隐私保护立法较早，法律体系也较完备、成熟，隐私保护立法成果明显，患者隐私立法基本保护原则主要体现以下几个方面。

为保障参与者的权益，各国的有关机构的立法或规范均直接或间接地提出了涉及参与者个人信息的研究活动所应遵循的基本行为原则。其

[①] 贾淼：《个人信息保护法的回顾及启示》，《沿海企业与科技》2010 年第 9 期。
[②] 高子云：《医疗健康档案中的隐私保护》，《网络安全技术与应用》2011 年第 2 期。
[③] 谢莉琴：《区域卫生信息化环境下信息安全与隐私保护策略研究》，《中国数字医学》2011 年第 6 期。
[④] 谢青：《日本的个人信息保护法制及启示》，《政治与法律》2006 年第 6 期。

中，以英国医学研究理事会（MRC）2001年公布的《个人信息用于医学研究指南》[1]中提出的八项基本原则最为明确，最具涵盖性，它们包括：一，保密原则。根据该原则的要求，从卫生护理或从医学研究中获取的任何种类的个人信息，都属保密范围。不论何时，人们都应当知道与其有关的信息被如何使用，并且，他们有权就如何使用与其相关的个人信息表达意愿。研究的设计应当包含知情同意的流程。并且，通常研究人员必须确保参与者（信息提供者）就获取、持有及使用与其相关的个人信息表达明确的同意。二，审查原则。所有使用可识别个人信息（identifiable personal information）的医学研究，或者使用来自国家卫生服务系统的（NHS）的，不向公众开放的匿名化数据（anonymised data）的研究活动，均必须由伦理委员会批准。三，尽可能匿名化代码化原则。所有个人信息必须尽可能地做代码化（coded）、匿名化处理（anonymised），以使之符合研究需要。此类处理措施必须尽早地在整个数据流程（获取、存储、使用）的最初阶段予以实施。四，信息披露时的负责任原则。每一个接受患者信息的研究者，必须要对披露有关信息承担个人责任。每个研究者都需要对于由其获得的患者信息的披露，承担个人责任。卫生工作者（health professionals）在披露信息时，应当确保自身熟悉全科医疗委员会[2]关于在研究中披露个人信息的有关建议。健康护理组织（health care organizations）须确保落实其内部研究人员的责任。五，信息管理人员具有相应资格或负同等保密责任。研究人员必须确保对于个人信息的处理只能由卫生工作者或者负同等保密责任的工作人员来实施。六，主要研究人员承担保密责任。主要研究人员（principal investigators）必须确保有关的培训、程序、监管及数据的安全保障措施，足以防止未授权前提下的泄密。七，研究人员确立有关规程，以减少研究带给参与者的负担，同时，须确立预案，以处置意外情况。八，研究人员在启动研究活动时，即应确定在研究结束后，参与者可获取哪些信息，并将有关方案提交伦理委员会（REC）审查批准。而在研究中一旦产生意外发现，则研究人员须就是否

---

[1] Guidance: "Personal Information in Medical Research" (PIMR) —Health and Social Care Act 2001: "Section 60"，见 www.mrc.gov.uk。

[2] 该委员会即 "General Medical Council"，简称 GMC，负责英国全国医疗工作者的登记注、管理、培训，从而，提高医疗护理工作的质量，维护公众健康。详见该机构官网 http://www.gmc-uk.org。最后访问时间：2017年12月30日。

允许参与者获取与之相关的信息一事，征求伦理委员会（REC）的意见。①

外国对医疗信息安全的保护一般遵循以下几个原则。

1. 可识别健康信息保护原则。患者医疗健康信息隐私保护的首要工作是要明确界定受保护对象。单纯的医疗健康信息（如患病名称、生理生化检查指标值等）并不具有隐私性及敏感性，但当其与患者个人身份信息相结合时就呈现出了极高的隐私性及敏感性。因此，唯有可识别个人身份的医疗健康信息才是隐私法保护的对象。美国 HIPAA 法案明确界定了"受保护的健康信息"（Protected Health Information，PHI），一般包括患者在医疗卫生活动中的详细情况以及个人特征性识别符。如果 PHI 信息依据有关标准、要求经去识别化（De-identifying）操作转变为去识别化受保护健康信息（De-identifying Protected Health Information），对其使用和发布则不再受隐私法规的限制。

2. 公众利益优先原则。当患者医疗健康隐私信息牵涉他人健康安全、公共卫生及公共安全等具有公益性的事务时，其必须服从于公众利益。当然，法律也会相应地严格限定特殊应用情景及条件，相关涉事机构人员的职责义务，采取积极措施尽可能降低患者隐私泄露的风险，预防可能产生的不良后果。澳大利亚《健康记录与信息隐私权法》明确规定，在医学生教育培训过程中可以限制性使用含有可识别个人身份信息的医疗健康信息，同时设有法定指南指导实际操作过程确保患者隐私安全。

3. 知情同意原则。知情同意原则具有两个层面的意义。一是知情，即在采集、使用、传递公布患者医疗隐私之前，原则上必须采取合法合理的措施告知当事人，确保其充分了解个人医疗健康信息采集、使用、传递公布的目的、其自身的权利和义务以及可能存在的风险。二是同意，即在知情的基础上由具有完全行为能力的当事人决定是否同意授权使用，授权必须完全出自当事人自愿，必须通过合法合理的方式授予，必须在个人健康信息采集、使用或传递公布行为发生之前，必须基于明确清晰的既定目的与内容授权。当然，在某些法定的特殊条件下可以不需患者同意授权直接采集、使用、传递公布患者信息。比如需要紧急抢救患者自身及他人生

---

① 唐伟华：《英美国家政府资助研究领域人类参与者权益保护问题初探》，中国社会科学出版社 2014 年版，第 147—148 页。

命时，公共卫生部门上报法定传染病，等等。法定特殊情境下。同时需注意的是，患者对其自身健康隐私信息具有完全的决定权，即便是已经授权同意也可随时撤销知情同意。一旦撤销知情同意，相关机构及个人必须立刻停止对患者健康隐私信息的一切处理。

4. 最小化使用原则。隐私保护法作为患者隐私保护与其健康诊疗信息充分利用间矛盾的调节剂，旨在寻求两者间的合理平衡点，既可确保患者合法权益不受侵害又可充分利用其隐私信息创造价值造福人类。为最大限度防控因患者隐私信息搜集、使用、传递公布带来的安全风险，必须坚持最小化使用原则，即满足特定目的及需求的情况下尽可能减少对患者受保护健康信息的使用与披露。同时，非必要条件下（即使用去识别化的患者医疗健康信息也可达成特定目的及需求）不得使用含有患者个人身份标识的医疗健康信息。

5. 患者对其自身健康信息享有绝对权利原则。患者对其自身健康信息拥有多种权利，且患者医疗健康隐私信息的存储机构，采集、使用及传递公布的机构有义务充分告知患者所享有的权利以及为保护患者隐私所采取的措施方案。患者个人有权利随时便捷地获取、查询、修改自己的健康信息并设置限制，有权利要求自己的健康信息在传递交流过程中获得安全性保障。即便在特定法律允许情况下未经患者知情同意采集、使用或传递公布患者医疗健康隐私信息，患者个人也有权获取说明，解释何时因何事使用或公布自己的健康信息以及未经其授权的原因。如果患者觉得自己的隐私权利受到侵害也有权向相关部门投诉要求维权，要求涉事组织及个人停止侵权、消除影响、赔偿损失等。

6. 患者隐私信息安全保障原则。任何隐私法涉及主体（包括个人、公司、组织团体、政府部门等）在存储、采集、使用、传递公布患者健康隐私信息时都有义务采取合理措施确保患者隐私信息安全，比如制定合理合法的工作流程规范，采用安全可靠的硬件设备及软件，应用足够的隐私保护技术方法等。因过失导致患者隐私信息泄露，隐私权受侵，必须承担相应的法律责任。由于个人健康隐私信息具有动态变化特点且其与患者自身关系密切意义重大，隐私法涉及主体在采集、使用、传递公布患者健康隐私信息时有义务采取充足合理措施确保采集及处理的健康隐私信息已经及时更新，保证信息完整、时新、准确、可靠，避免因信息不准确导致的可能不良后果。

在借鉴国外立法原则基础上，我国对医疗信息安全的保护一般遵循以下几个原则。一是信息限制利用原则。该原则指医疗机构在处理和使用个人信息时，应受到特定医疗目的的限制。医疗机构只能在特定的使用目的范围内进行个人信息的储存、处理、利用，超出目的的使用，如出售患者个人信息等，都是非法和侵权行为。向医疗机构外部的第三者提供，也应遵循特定医疗目的，不得超出特定使用目的，并应以患者的同意为必要，但法律认可的例外情形除外。二是信息安全保护原则。例如，我国《医疗机构病历管理规定》第5条规定："医疗机构应当严格管理病历，严禁任何人涂改、伪造、隐匿、销毁、抢夺、窃取病历。"三是信息保存时限原则。所谓保存时限，就是指个人信息的保存时间不应超过为特定目的使用所需要的时间。例如，我国《医疗机构病历管理规定》第20条规定，门（急）诊病历档案的保存时间自患者最后一次就诊之日起不少于15年。我国台湾地区将电子病历的储存分门别类地进行管理，划分为线上作业系统储存区、光碟柜储存区和DVD或CD光碟个别保存区，以实现对不同目的个人信息的不同保存管理要求。[①] 由此可见，与国外立法相比较，我国对信息安全保护的原则还不完备，我国在个人医疗健康信息的隐私立法保护上还相对落后。

第六节 定性方法的使用与隐私保护

在当代科学研究领域，定性研究方法（qualitative research methods）被广泛地应用于各类自然、社会科学及人文研究领域。由于定性研究方法离不开对个体经验材料与数据的掌握和使用。由此而带来的参与者隐私保护问题也更加突出和敏感。故一些国家的相关规范（如前引加拿大《三理事会声明》和澳大利亚《国家声明》）中专门针对该问题做出了规定，下文稍作梳理。

一 关于定性研究方法的界说

（一）什么是定性研究方法

从方法论的角度来说，定性研究"是一种将观察者置身于现实世界

[①] 齐爱民：《电子病历与患者个人医疗信息的法律保护》，《社会科学家》2007年第5期。

之中的情景性活动。它由一系列解释性的、使世界可感知的身体实践活动所构成。这些实践活动转换着世界。它们将世界转变成一系列的陈述，包括实地笔记、访问、谈话、照片、记录和自我的备忘录。在这种程度上，定性研究包含着一种对世界的解释性的、自然主义的方式。这意味着定性研究者是在事物的自然背景中来研究它们，并试图根据人们对现象所赋予的意义来理解或来解释现象……定性研究包括使用和收集各种经验材料的研究：个案研究，个人经历，内省，生活史，访问，人文产物（artifacts）研究，文化文本和产品研究，观察的、历史的、互动的及视觉的文本研究——描述日常事务和有疑问的环节以及个人生活中的意义"[1]。澳大利亚《国家声明》指出："定性研究包括系统地分析研究人们的生活、经验、行为，以及种种故事和人们所赋予它们的各种意义。"[2] 此外，还包括对组织机能、个体与群体、人体与社会之间关系的研究。此类研究的路径将包括搜集和利用一系列经验性的材料，如案例研究、个人经验、生活故事、访谈、观测及文化文本。其将引导人们的研究视野进入个人经验、社会群体或诸如气候变化、公共政策与计划等问题的领域。定性研究还可能具备一些定量因素与面貌。[3] 加拿大《三理事会声明》则指出："定性研究方法要求研究人员基于讲述行为或文献记载所呈现的现象来认识人们如何解释和认识自己的言行，如何解释自己所处的世界和群体及原因。有的定性方法已经超越了对于个体经验的研究分析，而指向了组织内部的个体之间的互动与过程，以及个体与环境之间的互动与过程。而对这类研究来说，无论是个体层面还是文化层面的知识都被视为社会性的建构。这意味着对于所有的知识来说，对它的诠释在某种程度上要依赖于社会环境。同时，作为观察分析者的研究人员的观点，也是塑造这种知识的重要因素。"[4]

上述对定性研究方法的定义尽管在表述上存在差异，但可以看出，定性研究方法的基本特征是重视对经验材料的利用。定性研究方法的应用，有助于研究人员更好地理解各种复杂的概念或能社会性过程，有助于分析

---

[1] [美]诺曼·K. 邓津等：《定性研究（第1卷）：方法论基础》，风笑天等译，重庆大学出版社2007年版，第4页。

[2] Denzin NK & Lincoln YS（Eds.）2000 Handbook of Qualitative Research, Sage: California.

[3] 见澳大利亚《国家声明》第3.1节"导论"（introduction）部分。

[4] 见加拿大《三理事会声明》第10章节 A "Nature of Qualitative Research" 开头部分。

大众及个人是如何解释和理解其种种经验,有助于建构研究中的数据链条,提高量化分析工具(如调查测量)的有效性。定性研究方法在各类自然、社会及人文研究领域的应用已经有了很长的历史,目前,这种方法一如既往地被广泛应用于各类自然科学研究活动(如卫生科学),同时,还被更加广泛地应用于各类人文与社会科学研究领域,如人类学、社会学、哲学、心理学、犯罪学、工商管理、政治学、通讯传播学、教育学、历史学等等。

(二) 获取数据的典型手段与研究方法的特性

如上所述,定性研究十分重视对经验性材料的收集和使用。定性研究中普遍使用的数据搜集方法有很多,澳大利亚《国家声明》[①] 列举了七种:一是访谈(interviews)。其形式主要包括研究人员与一个或多个参与者进行谈话。这一方式的特定是回答的种类集中,但却不一定是预先确定的。访谈内容通常以视频、音频或文字的方式记录下来。这类记录本身是研究数据,并且可以被转录。访问一般来说会选在访问者与受访者均可接受的地点进行。访谈有多种形式,包括:结构化访谈(structured interviews),其附有一系列问题列表;半结构化访谈(semi-structured interviews),借助于一个访问指南,其中罗列了一系列有待探讨的议题;非结构化访谈(unstructured interviews),主要是在自然进行的互动交流中随机生成问题,并且在这类访谈中,主导者是受访者而不是访问者。选择"知情者"进行访谈的动机各不相同,包括:关键知情者访谈(key informant interviews)主要访问那些在受访议题方面具有特定知识或专业知识的个人或团体。例如,就某些历史事件采访那些曾在事件过程中扮演过重要角色的政治领导人。知情者抽样访谈(sample informant interviews)指采访那些具备经验或专业知识,能够代表一个更广泛群体的人。例如以普通人为采访对象,了解其在某一社会动乱或困难时期的经历,或就某一企业访问其员工。二是生活故事或口述历史(oral history)。获得此类材料的方法包括结构化访谈、半结构化访谈或非结构化访谈。这是被各人文学科中所普遍采用的研究形式。三是焦点团体(focus groups)。借助焦点团体讨论一系列研究问题或课题来搜集材料,这种形式要求研究人员在讨论中扮演调停人及主持人角色。四是

[①] 见《国家声明》之 "3. 研究方法与研究领域中的特定伦理问题"。

观测（observation）。这种形式包括由研究人员观察参与者在其自己的环境中的表现，以及观察参与者在某一被特定设定的环境下的表现，通过观察进行的数据搜集可以被结构或者解构，观察者则可由一名合作参与者兼任（参与者观测），或在环境外部进行观测。五是档案研究（archival research）。这种研究方式所需材料经常（但不一定）存放于公立或私立的图书馆或档案室。六是在线研究（on-line research）。通过利用电子公告栏及有管理的电子邮件讨论组织群，以网络聊天技术为平台，开展实时在线小组讨论（也被称为"E-组"）。在线招募参与者，将为更广泛的全球性的参与研究创造机会。此外，数据的汇集与传播同样可以借助在线方式来实现。七是行为研究（action research）。行为研究往往以社群或组织作为基础，并将在这一领域内实施。这种形式包括对作为改进社会、经济、环境状况及增进知识的手段的各种理念在实践中进行检验。行为研究在由计划、行动、评价所组成的螺旋形步骤中实施。它为针对关键性知情行动制订进一步的计划创造基础。

从另一个角度来说，定性研究方法具有其自身的属性与特色。根据加拿大《三理事会声明》的阐述，这些属性和特色表现在以下九个方面：[1]

一是重视感性认知（Inductive Understanding）。许多定性研究的形式致力于获得参与者关于世界的感性认知，从而探求他们对自己的行为及身边世界的某种理解。在某些研究活动中，这类方法还被用于研究特定的社会环境、进程及经验。就该研究方法所涉及的参与者与研究人员间的互动程度而言，其重点在于洞察参与者对于自身及他人的看法以及参与者赋予自己思想及行为的意义。

二是手段的多样性（Diversity of Approaches）：定性研究的手段是多种多样的。不同的研究领域，不同的学科，甚至在同一学科内的不同研究人员，都对定性方法的使用有着不同的看法。定性研究使用多种多样的理论手段，涉及不同的问题，以引导研究活动与认识方法，以及融入参与者的个人世界及特定社会环境的基础性手段。相关的方法论包括但不限于民族志（ethnography）、参与式行为研究（participatory action research）、口述历史（oralhistory）、叙事探究（phenomenology, narrativeinquiry）、扎根

---

[1] 见《三理事会声明》第10章节A。

理论（groundedtheory）[①]、话语分析（anddiscourseanalysis）[②] 等等。定性研究作为一个术语来说，它包含着方法或视角的重叠和交叉。

三是动态的（Dynamic）、深思熟虑的（Reflective）以及连续的（Continuous）研究过程。在研究过程中，问题、概念、理论及收集与处理数据的紧迫性，要求研究人员不断地用回应式的方法和问题意识来从事研究。这种灵活性、回应性将有助于数据的收集与分析。

四是多样性、多元化及时常变动的环境。定性研究常常实施于不同的环境下，从而使得其所涉及的伦理问题也各不相同。在定性研究的环境下，知识往往被视为具有环境依存性的。而这类研究致力于那些来自不同社会条件下的经验性知识。研究人员的首要问题是解答那些与特定的社会条件及特定的时间相关联的个体性问题。有时，研究人员会致力于研究那些由不平等或不公平引发社会结构或行为问题。有时，研究会涉及那些具有高度脆弱性的参与者。因为，社会的或法律的污名往往与他们的身份相伴相随。他们往往可能不被社会、法律机构或官方部门所信任。除方法论之外，那些致力于研究社会结构及上述信任、权利被剥夺者的研究人员，有可能会面对当权者的压力。此外，研究人员还可能涉及一些特定的参与者，比如：商业机构的主管或政府官员等等，他们将比研究人员更有权势。

五是关于数据收集和样本量（Sample Size）。在定性研究中，对于研究深度的重视超过对于广度的重视。大多数从事定性研究的研究人员都会强调和重视从数量有限的案例或状态中收集多种多样而又重叠的数据，甚至达到数据饱和（data saturation）或主题冗余（thematic redundancy）的地步。在这种情况下，对于抽样及研究地点的选择，往往是因为其对于推进研究者对其所感兴趣的现象的认知和理解方面，具有独特的帮助或用处，或具丰富的信息资源，而不是因为其具有统计意义上的显著性。在这种研究中，对参与者的选择通常着眼于他们对推动理论发展的潜在功能，

---

① 扎根理论研究法是由芝加哥大学的 Barney G. Glaser 和哥伦比亚大学的 Anselm L. Strauss 两位学者共同发展出来的一种研究方法。是运用系统化的程序，针对某一现象来发展并归纳式地引导出扎根的理论的一种定性研究方法。它作为一种建立理论的方法，扎根理论是一种强调在自然环境下，利用开放性访谈、文献分析、参与式观察等方法，对社会现象进行深入细致及长期分析研究的方法，广泛应用于社会学、心理学等研究领域。

② 话语分析系应用语言学研究领域的视角及方法。

并且，对参与者的选择往往受制于数据收集过程中的显露模式（emerging patterns）①。研究人员往往依靠多来源、多渠道的信息，以及能够提高数据质量的数据收集策略。研究人员使用多种多样的数据收集方法，包括访谈、参与性观察（participant observation）②，焦点团体（focus groups）及其他技巧。在某些情况下，收集可靠的数据，要通过与参与者之间近距离的接触。在其他一些情况下，在实地（in the field）的数据收集之后，参与者与研究人员之间，往往还会通过电子或其他方式来交流。对于文字及图像资料的定性研究，如对于出版的书籍、网址、访谈大纲（interview transcripts）图片或视频等等，通常使用不同的内容分析技术。在数据收集以后，对数据的处理方式往往各不相同。在研究人员与潜在参与者进行最初的以知情同意为目标的会谈时，研究人员需要将未来会采取的数据保密的措施，告诉潜在参与者，并尊重其意愿。

六是就研究目标（Research Goals）与目的（Objectives）而论，不管是在学科之内还是学科之间，定性研究的目的都是多种多样的。定性研究的既定目标可能包括想给某一特定群体以话语机会，或者致力于批评式（critical）的研究，其对象包括制度、环境、权势、重大的特定社会环境的变化，或对之前已经被人们所认知的现象进行探索，以发展新的理论方法。

七是定性研究包含着动态的、谈判的、持续的知情同意过程（Ongoing Consent Process）。实施研究时，研究人员有时需要参与者或受研究活动影响的利益相关群体进行谈判协调。有时，研究人员难以预见到这种过程，这部分地肇因于研究的环境随着时间的变化而发生变化。在某些情况下的研究人员与参与者的关系中，参与者一方会拥有对于研究人员一方平等的或更大的权势，如以某一类共同体或组织为对象的研究，或者参与者是公众人物（public figures）或其他拥有权势的人物（如经济、政治或文化精英）。在其他一些情况下，研究人员可能基于某一种既有的关

---

① 显露模式（Emerging Patterns，Eps）是统计学术语，在数据分类与数据挖掘领域，EPs是指那些从一个数据集到另一个数据集支持度发生显著变化的项集，它们能够捕获数据库中两个数据集之间的多个属性上的差异，可以用来建立分类器。目前学界已经提出了一系列基于EPs的分类器，如CAEP、JEP-Classifier、DeEP、BCEP、CEEP等。

② 参与性观察指人类学家、社会学家等通过亲自参加，对研究群体的生活进行的观察研究。

系（如以在押犯人为对象的研究中与警察或监狱管理方的关系），而取得了接触未来参与者的便利条件，这形成一种更大的权势。

八是定性研究中有时会形成合作型、伙伴式的关系（Research Partnerships）。研究人员与某一种特定的环境条件或群体的接触，常常会随着时间的变化而发生变化。就这种在研究中形成的关系，在研究的环境之外也能够继续维系和存续。这就使得区分研究关系（research relationship）起于何处终于何处，变得困难起来。在很多情况下，尽管有深入的、预先的准备，但研究人员可能还是无法在开始收集数据之前，预见到相关的探索将把他们引向何方。实际上，许多定性研究的应急性将使研究人员与参与者之间的关系产生融洽的、相互信任的状态，这对于引出双方都感兴趣或都认为很重要的问题而言至关重要。并且，这对于收集可靠的数据来说也十分重要。由此，在参与者与研究人员之间的协商的基础上，研究活动往往会变成一种合作性的过程。它需要双方花费相当的时间去找出研究的重点所在。在某种特定的情况下，研究人员与参与者之间的接触与往来可能延续一生的时间。对这种接触所形成的关系的内涵，将超越当初双方基于特定的研究活动所结成的关系。

九是定性研究结果（Research Results）的普遍性（Generalizability）与可移植性（Transferability）问题。对于定性研究来说，研究结果在适应其他环境方面的普遍性及抽样的代表性[①]并不一定是它关注的重点所在。研究结果从一种环境到另一种环境下的可移植性通常被更多地视为一个理论性问题而非程序性或抽样问题。

二 涉及参与者的定性研究中研究人员的基本行为准则

在涉及参与者的定性研究中，研究人员应当如何行事才合乎伦理的要求？澳大利亚《国家声明》从多个方面提出了具体要求。

1，依照善意原则，由于参与者常常易于被人认出（例如，作为一名小型社会群体或团体的成员，或作为一名关键知情者），并且他们提供的信息可能属于敏感信息。为此，研究人员应对这些参与者提供相关的照顾和保护，以免使其因提供信息而被人认出（除非他们同意公开身份）。同样，在信息传播与材料的存储过程中，研究人员对参与者的身份也应给予

---

① 抽样的代表性原文表述为"the representativeness of the sample"。

相应的保护。① 在知情同意的过程中，研究人员还应当告知参与者其在研究结果中的身份，即便在各项识别符（如姓名、地址）被删除的情况下，仍有可能被人认出。② 有关某些深度敏感问题的定性研究可能给研究人员及参与者造成或其他种类的风险。为此，研究人员应当针对参与者可能遭遇的种种不利情况，制定专门的处置预案。③ 对于各能出现的此类不利情况，研究人员还应当根据其丰富的经验，帮助参与者进行预测。④ 另外，定性研究可能会用到某些能够从研究人员与参与者之间关系的发展变化中搜集数据的方法。在运用此类方法时，研究人员应该认真考虑其可能对参与者造成的影响。并且，研究人员应当在研究资助申请中就此类预期影响做出明确的说明。⑤

2，从尊重参与者的原则出发，研究人员首先应当考虑是否在完成研究分析活动之前，就有关访谈记录的准确性与完整性向参与者进行核实。这关系到对参与者的尊重。⑥ 同时，研究人员还应当注意到定性研究中同意的表示方式将取决于多种因素，包括研究的类型及其敏感度，其文化背景，参与者的潜在弱点。在某些环境中，对于脆弱的参与者的保护可能需要制定正式的、文字的同意程序；在其他的环境中，则需要口头程序。⑦ 在某些条件下，参与者可能以默示方式表示同意，例如对调查询问的回复，或针对口头提问的回答，等等，这都需要研究人员根据具体情况确定不同的方案。⑧

3，从公正原则来说，在定性研究中吸收或排除参与者的标准常常是非常复杂的。为此，研究人员应当在其研究设计方案接受伦理审查时，对这些标准做出明确地说明，并须证明其正当合理性。⑨

除以上三方面之外，研究人员所实施的研究活动还应当是积极且有价值的，并且研究行为合乎诚信。就其积极有益这方面来说，首先，研究人员应当明确其所实施的定性研究与研究的实施环境之间的关系，即"定性

---

① 《国家声明》第 3.1.10 条。
② 《国家声明》第 3.1.11 条。
③ 《国家声明》第 3.1.12 条。
④ 《国家声明》第 3.1.13 条。
⑤ 《国家声明》第 3.1.14 条。
⑥ 《国家声明》第 3.1.15 条。
⑦ 《国家声明》第 3.1.16 条。
⑧ 《国家声明》第 3.1.17 条。
⑨ 《国家声明》第 3.1.9 条。

研究强调特定环境与条件设置的意义。定性研究的结果不一定具备普遍性意义。即便如此，定性研究应致力于提供充分详细的说明及（或）分析，以便使其他人能够确定是否存在其他可应用本研究成果的环境或条件"[1]。其次，在运用抽样策略时，研究人员应当根据所研究的问题及研究的特定目标来确定其抽样策略，"最为普遍的类型是有意识的选择那些与待研究问题相关的信息密集型案例（information-rich cases）。不过，定性研究也并不排除任意抽样（random sampling）和典型抽样（representative sampling）"[2]。但同时，《国家声明》也指出："定性研究的严格性与精确性并不取决于抽样的数量。在抽样合理的情况下，研究的目标与理论基础应当决定抽样量及抽样策略。例如，一些定性研究方法中使用'饱和'原则（principle of saturation），根据这一原则，抽样将持续至不再获得新的信息为止，这是在各项标准中唯一一项针对抽样量的评估标准。"[3] 无论其采取何种策略，包含抽样的研究申请中应当明确说明选拔招募参与者的策略与标准。[4] 再次，就对研究的评价来说："评价定性研究严格性的首要标准应当是数据搜集与分析的质量与可信度，而不是在研究设计中计划使用的定量研究方法的有效性与可靠性之类的事项。"[5] 就其诚信方面来说，首先，研究人员与参与者之间互动的实态与存续状况，会影响甚至决定双方关系的发展变化。当这类关系危及研究工作的正常开展时，研究人员必须考虑是否修正这类关系，或者修正乃至中止该研究。[6] 其次，当某一研究人员的职业技能（例如咨询辅导）影响到其与参与者之间的关系时，研究人员在继续该研究的同时，还需要确定使用该项技能是否符合伦理要求，或是否将参与者推荐给另外的专业人士。[7] 再次，当研究人员在进行涉及参与者的非研究性职业工作时，须将这一情况告知参与者。[8]

---

[1]《国家声明》第 3.1.4 条。
[2]《国家声明》第 3.1.5 条。
[3]《国家声明》第 3.1.6 条。
[4]《国家声明》第 3.1.7 条。
[5]《国家声明》第 3.1.8 条。
[6]《国家声明》第 3.1.1 条。
[7]《国家声明》第 3.1.2 条。
[8]《国家声明》第 3.1.3 条。

三 针对定性研究的伦理审查

加拿大《三理事会声明》指出：定性研究可能在许多方面涉及特殊的伦理问题，如：获得访问权限，在研究人员与参与者之间建立信任与默契，数据使用、研究结果的公开等等。研究人员和伦理委员会应当考虑到各方面的问题，比如：知情同意、保密、隐私，以及在设计、审查和实施研究中的研究人员与参与者之间的关系等等。有些问题将产生于研究项目的设计阶段，而有些则会产生于实施阶段。这需要研究人员和伦理委员会谨慎地加以判断，并且，根据研究中的潜在利益与风险等级，灵活地平衡研究风险与潜在利益，重视参与者个人与群体的福利。那么，在审查包含定性研究的申请时，伦理委员会需要考虑哪些具体因素，遵循哪些特定的准则？对此，《三理事会声明》提出了五个方面的要求。[①]

（一）伦理审查的时机

《三理事会声明》要求"研究人员应当在开始招募参与者或者获取数据之前，将研究项目的申请材料提交给伦理委员会审批"，但"设计研究项目的初始探索阶段[②]（通常包括接触未来参与者个体或群体）无须接受伦理审查"。而所谓"初始探索阶段"是"讨论研究的可行性、建立研究伙伴关系及设计研究方案"的阶段。[③]

该条规定的宗旨在于帮助伦理审查人员及研究人员区别研究的准备阶段与研究的实施阶段，从而确定实施伦理审查的时机。涉及人类参与者的研究活动需要接受伦理审查，这是一项基本的原则，但在实践中，有时难以确定某一定性研究项目的开始和结束时间，原因在于研究人员与某一环境或群体的接触往往随着时间的变化而变化。并且研究人员常常在扮演一名被动观察者（passive observers）的角色，或仅仅在某些时间内被动地产生对某一环境的兴趣。而在研究人员通过正式的努力建立某种研究关系之前，其所实施的准备性活动可能包括记笔记、写日记，以及远在其形成某一研究方案之前所做的观测活动。而依照有关规定，这些准备性活动

---

① 见《三理事会声明》第10章节 B "Research Ethics Review of Qualitative Research"。
② "初始探索阶段"在原文中被表述为 "the initial exploratory phase"。
③ 加拿大《三理事会声明》第10.1条。关于初始阶段不需接受伦理审查的规定另见《三理事会声明》第6.11条，该声明第10.5条关于"应急设计"的例外性规定实际也涉及初始阶段免于审查的问题，见后文。

(preliminary activities）是无须接受伦理委员会审查的。不过，"如果研究人员想要使用那些产生自该准备性阶段的材料，那么，他们应当在研究申请中予以说明，且研究申请中应当包含基于此类事项取得那些他们在初始探索阶段曾经访问过的参与者的知情同意"。同时，"研究人员应当获得在初始访问和对话中探索建立研究关系的可能性的机会。并且，其应当获得机会以明确与某一特定环境或群体之间的研究的合作关系。初始探索阶段的活动可包括但不限于确定研究问题、方法、目标样本及样本量（targeted sample and sample size），以及有机会确定研究项目及数据收集所要解决的问题"。为此，"伦理委员会应当清楚研究人员与潜在参与者在研究伦理审查开始之前或之初的初步对话，是研究设计的整体的构成部分。在收集数据之前，如果产生伦理问题，研究人员应当就其与伦理委员会进行正式的磋商，或者，在研究的过程中将有关问题报告给伦理委员会。从事涉及某一利益团体的定性研究的研究人员，通常须提前就研究活动与之进行协商谈判。以共同体为基础（community-based）的研究应在寻求伦理委员会审查之前先行接触该共同体。例如，以土著人社区为对象的研究中，研究人员可能需要先行取得该社区的领导、长老或代表的许可。同样地，在以包含法律地位受损者的社区为基础的研究活动中，研究人员在设计研究项目时，可能需要与那些向此类法律地位受损人员提供社会服务的人员（social service providers）进行协商"。[①]

（二）表达同意的形式

根据《三理事会声明》的要求，当研究人员向伦理委员会提交供审查的研究方案时，其"应当在其申请中，就获取参与者知情同意的程序及其将用于记录该知情同意的策略做出解释说明"[②]。

该条规定的宗旨是帮助审查人员评估研究设计方案中提出的用于取得参与者同意的方式及其记录形式的合理性与可接受性。作为伦理审查的组成部分，伦理委员会应当对研究人员在使用定性研究方法中所采取的一系列用于记录知情同意过程的策略进行审查。因为"在不同的环境下，签署书面知情同意，对于定性研究来说，不一定都是合理的。然而，当有正当理由支持不使用签署知情同意书的形式来记录同意决定时，（研究人

---

① 以上参见《三理事会声明》第10.1条后附带的适用解释（即"application"部分）。

② 见第10.2条。

员）必须对用于寻求和确认知情同意的相关程序进行记录"。从根本意义上说，知情同意过程应当建立在研究人员和参与者双方对研究项目的目标与目的的理解基础上。但在有的情况下，"参与者可能对研究人员试图将这一过程法律化和正式化（legalize or formalize）的意图感到抵触，从而将之视为是对于信任的冒犯"。在这种情况下，在进行定性研究时，研究人员"可运用一系列程序，用于寻求参与者同意，并将其记录在案，包括在现场记录（field notes）中进行记录，以及包括其他的记录形式（音频、视频及其他电子手段）"。不仅如此，此类研究中的知情同意"还可以通过完整的调查问卷的形式加以记录（个人的、通信、电邮等）"。另外，"伦理委员会可能需要考虑研究人员和参与者之间可能存在的某种权势性关系（power relationship），以及考虑放弃对于签署书面知情同意的要求会不会影响到参与者的福利。当参与者处在某种权势性地位，或者其可以凭借自己的地位及职业，常规性地从事与参与研究相类似的那些沟通性的互动活动时，如：作为某一组织的通讯联络官或发言人，他们同意参与研究的意思表示可以通过他们同意与研究人员之间就参与研究活动展开互动这一行为推断出来。举例来说，某些政治学研究活动致力于研究权力结构（power structures）以及处于权势地位（positions of power）的人物（例如某一律师事务所的高级合伙人，内阁大臣，企业高管等）。在这类研究中，当某一潜在参与者同意在充分知情的基础上，参与访谈时，这种积极的参与行为即可以被推断为同意参与的意思表示。而研究人员则应使用某种合理方式对此加以记录"。最后，研究人员还必须向伦理委员会展示参与者将被充分地告知有关研究的信息，包括可以拒绝参与或在任何时间内撤回同意并退出研究活动的自由。[①]

（三）观测研究

在定性研究中，观测（observation）方法经常被用于研究自然环境下的行为方式。它常常在真实的、自然的、复杂的环境或社区，以及在物理性环境或虚拟性环境下实施。同时，观测研究还可能在公共空间中实施，如在教室、医院急诊室，以及开展宗教活动的场所。有时，研究者还会在虚拟的环境下（如网络聊天室）实施观测研究。有时会在私人的或受到控制的空间内实施，如私人俱乐部或组织内。观测研究有两种基本方式：

---

① 以上均参见 10.2 条的适用解释。

一是非参与性（non-participant）观测，即研究人员在不参与被观测的行为的前提下实施观测（也被称为"自然观测法"，即"naturalistic observation"）。二是参与性观测（participant observation），即研究人员在观测的同时还亲身参与到被观测的活动中去。参与性观测常常用于人类学研究。在利用这种方法时，研究人员的角色往往是通过对其所研究的环境的参与及观测从而研究其社会的环境、进程及关系，进而得出整体性的观点。参与性观测不一定要求就所参与和观测的活动取得被观测者的同意或许可。不过，那些公开的问题在某一参与者所处的特定文化环境中被视为隐私内容。相对于某些参与者群体或某些研究活动来说，隐私有时是一个现实存在的合理问题。例如，参与某些宗教仪式或活动，或网络聊天室的参与者，可能会与其观察者的关系遵循某种程度的隐私原则。观测神圣仪式（sacred ceremonies）没有取得适当人员或团体的批准（如原住民研究中的长老或传统知识的保有者），以及没有就使用或解释数据可能给他们带来的意外的负面影响问题，[1] 做出保证或承诺。对于研究的内容、性质、目的及侵犯敏感利益的可能性的充分考虑，将帮助研究人员改进研究的设计与实施。在公共场所实施的不存在隐私问题的观测研究，不需要接受伦理委员会的审查。[2]

不过，依照《三理事会声明》的要求，"如果所申请的研究活动中包含在自然环境或虚拟条件下实施的观测活动，且活动中的被观测者有着合理的或有限的隐私性期待，[3] 则研究人员必须就不遵守一般性的知情同意规定的理由，向伦理委员会做出解释。伦理委员会可以根据研究人员的解释说明，及其制定的合理的隐私保护方案，在不要求研究人员取得被观测

---

[1] 参见《三理事会声明》第 9.5、9.6、9.8 条。
[2] 见《三理事会声明》第 2.3 条。如何认定研究方案中所提到的公共空间（public space）符合《三理事会声明》第 2.3 条中所提到的公共空间的标准？根据加拿大研究伦理专门小组（Panel on Research Ethics）的解释：研究人员和 REB 应当根据不同研究方案的不同情况来确定其中所涉及的场所是否属于《三理事会声明》第 2.3 条中所提到的公共场所。其中首先需要考虑的因素是该场所是否向公众开放并服务于公众，如博物馆、公园、商场、图书馆等。在此基础上，要使该研究活动免受 REB 审查，还须确认其符合第 2.3 条中所确立的 3 个条件：一是研究人员不参与其中，或不与被观察的群体发生互动；二是研究者所涉及的活动将不会面临任何合理的隐私期待；三是对研究成果的传播将不可能泄露被观测者的身份信息。该解释见 http://www.pre.ethics.gc.ca/eng/policy-politique/interpretations/scope-portee/。
[3] 原文表述为 "reasonable or limited expectation of privacy"。

者的知情同意的前提下，批准其所申请的研究活动"①。在观测研究中，被观测者常常会对他们的隐私表示关注。而在观测研究中，对隐私的侵害往往来自对被观测者身份的泄露。这种泄露常发生在研究结果的传播过程中。那些不允许在传播研究成果时暴露参与者身份的，非由研究人员排演的以及非干扰式的观察研究，通常应被视为最低风险（minimal risk）研究。在设计和审查此类研究时，研究人员与伦理委员会均须考虑到与所申请研究相关的方法论方面的要求，以及与观测方法相关联的伦理影响（如可能发生的对隐私的侵犯）。为此，《三理事会声明》要求伦理委员会和研究人员应当密切注意七种可产生伦理影响的因素：一是被观测的活动的内容；二是观测活动的实施环境；三是被观测的活动是否是为了研究性目的而被人为设计与排演；四是潜在参与者可能抱有的对隐私期待；五是用于记录观测结果的方法；六是研究记录或公开的研究报告是否包含着参与者的身份信息；七是参与者可能用于表达允许公开自己身份的方式。伦理委员会必须确保研究申请中包含着根据有关法律保护被观测者隐私的措施。在此基础上，为了实施无须参与者同意的研究，研究人员还必须向伦理委员会确保其已经采取了必要地预防措施，以解决隐私及保密问题。因为既有的知识表明当某人知道自己处在别人的观察之下时，其行为将受到影响。所以，在进行非参与性（non-participant）或隐蔽式的观测（covert observation）时，研究人员通常需要向参与者隐瞒其被观察的事实。在这种情况下，研究人员与被观测者之间没有发生直接互动，也不需要因此而取得其同意。对于人们在大型购物中心中排队行为的观测就是一个典型的例子：在实施这类观测活动时，如果顾客们知道他们正在被观测，则这一研究活动的目标就难以实现。另举一例：有的定性研究致力于观察和研究犯罪行为或暴力团伙等对其成员的资格或参加者的资格有限制的团体。在以此类行为或团体为对象的研究中，研究人员很可能需要运用隐蔽的参与式观测（covert participant observation）手段，比如在那些致力于对犯罪组织的内部情况进行调查的研究活动中，要是犯罪组织或其所属人员知道自己正在受到观察，则相关的研究活动将无法实施。此外，还有一些观测研究可能需要以匿名介入的方式来开展，如为了研究旁观者在紧急情况之下

---

① 见《三理事会声明》第10.3条。

的行为倾向，研究人员通常需要人为制造某一紧急情况。①

以上均属于无须获取被观测者知情同意的隐蔽式观测研究模式。在不收集个人信息的情况下，观测研究者也无须取得被观测者的知情同意。而如果研究人员需要收集个人信息，但又不想因此而获取参与者的知情同意，则须向伦理委员会说明理由，由伦理委员会做出是否批准的决定。研究人员和伦理委员会必须采取必要步骤，在不取得参与者知情同意的前提下，保护参与者隐私。在决定不取得参与者知情同意的情况下，研究人员和伦理委员会是否在可能及必要的情况下，采取事后揭示（debriefing）措施。②

（四）传播研究成果中的隐私与保密问题

相对于研究活动实施阶段的相对封闭性来说，研究结果的公开和传播使研究活动的受众面急剧扩大，从而导致其中所包含的参与者个人身份泄露的风险也相应增大。并且有时，这种身份信息的披露还是研究人员有意为之的结果。根据《三理事会声明》的要求，如果存在研究人员计划披露参与者身份信息的情况，则其必须先行"与潜在参与者就其是否愿意在成果公开或传播的过程中披露其身份进行协商。当参与者同意披露自己的身份时，研究人员必须将参与者的同意决定记录下来"③。当然，这种披露对于参与者来说，不见得就是坏事，因为在某些定性研究中，如口述历史、传记研究等等，对参与者所做贡献的尊重，往往表现在公开传播研究成果时确认参与者的身份。如果未能够在这些过程中确认参与者身份，则是不符合伦理的。因为它将表现出对参与者贡献的不尊重。在这种情况下，"如果参与者在知情的基础上表达了其想要被点明身份的愿望，则研究人员应当这样做。在某些情况下，参与者可能会放弃匿名，如希望别人知晓其对研究活动的贡献。如果放弃匿名不会有损于参与者的利益，那么，研究人员可以接受参与者提出的放弃匿名的要求。在这方面，伦理委员会必须对以下问题保持敏感：匿名、保密与身份识别是否在任何给定的研究环境之下都是相关联的；以及参与者可能希望在研究成果的传播和公开过程中显露姓名，以使得他们对研究活动的贡献得到承认"④。

---

① 以上均见 10.3 条适用解释。
② 同上注。
③ 见《三理事会声明》第 10.4 条。
④ 见《三理事会声明》第 10.4 条的适用解释。

(五) 包含应急设计的定性研究

在定性研究中，为了因应研究活动的变化及新情况，有时会需要应用包含数据收集与分析在内的应急设计（Emergent Design）。在实施定性研究的过程中，有时研究所涉及的具体的问题或数据分析的因素可能很难以提前预知或充分地识别。有时，尽管最初设计的研究问题可能已经成为研究方案的基本内容，但在研究的过程中，有时突然出现新的问题。这种情况经常出现在定性研究中，基于定性研究的这种属性，研究人员有时需要采用应急设计。对此，《三理事会声明》是认可的，但它要求"在涉及数据收集的应急设计中，研究人员必须向伦理委员会提供所有可以帮助其审查常规数据收集程序的必要信息。在实施研究时，研究人员必须与伦理委员会协商。在改变数据收集可能会带来对参与者的伦理影响或风险时，研究人员必须就此与伦理委员会协商"。① 采用应急设计往往意味着对原有研究方案的修改，但这种修改是否一定要接受伦理审查，则要看其对原方案的修改幅度及其伦理影响。为此，《三理事会声明》指出："在使用应急设计的情况下，那些因此而发生的研究设计的改变无须接受额外的伦理审查。因为其并不是已批准研究项目的重大变更。但如果改变所引起的风险可能影响参与者的福利时，则研究人员必须在执行该修改方案之前，求得伦理委员会的批准。"② 另外，根据该声明的要求，在最初接受伦理审查时，可能采用应急设计的研究人员须"向伦理委员会提供所有可用信息，以便后者有效地实施针对该研究项目的伦理审查"。但如果相应的调查问卷或问题清单在实施伦理审查时尚未制定出来，则研究人员可提交"一份将在数据采集中遵照执行的样例问题（sample questions）、主题类别或其他纲要"。同时"还须尽快提交最终稿"。不过，"伦理委员会不应当在收集数据之前要求研究人员提交完整的问卷表单，而应确保数据收集遵守有关方法的规定，并认可问卷及访谈纲要可以根据实地环境或数据紧急性来做出调整"。③

---

① 见《三理事会声明》第 10.5 条。
② 见《三理事会声明》第 10.5 条的适用解释。
③ 同上注。

第四章

脆弱群体的针对性保护

这里所说的脆弱群体（Vulnerable Populations），是指特定的个人或群体由于患病或处于某一特定的生理、心理期（如孕妇或重症患者），或者由于其所属的特定群体所具有的某种特定的文化敏感性（如少数族群），或由于其在特定权力关系中所处的弱势地位（如师生关系中的学生，雇佣关系中的雇员以及在监犯人）等因素，使其在参与研究活动时表现出某种脆弱性，从而容易受到摆布或伤害。[1]

对于这些特殊参与者，仅仅按照普通人的标准给予照顾和保护显然是不合理的。研究者应当针对其不同群体的脆弱性，进行有针对性的、特殊的保护。对此，《赫尔辛基宣言》第9条即指出："有些研究人群尤其脆弱，需要特别的保护。这些脆弱人群包括那些自己不能做出同意或不同意的人群，以及那些容易受到胁迫或受到不正当影响的人群。"对于多种多样的脆弱群体，各国都出台了一系列保护性规定，如澳大利亚《国家声明》，及美国联邦政府法规45CFR46，以及加拿大《三理事会声明》中都设有专门章节，加以规制。此外，美国、英国政府的有关部门及其科学基金组织还出台了许多单行规定，对其中的个别问题做出专门规定。

我国与人体试验相关的立法主要是国务院所属行政部门发布的规范性文件，其约束的领域一般限于医疗卫生领域。我国既没有形成完整的人体试验法律体系，也没有对于相关特殊群体保护的特殊规定。因此在实践中，很难切实维护人体试验中特殊受试者的权利。

---

[1] 唐伟华：《英美国家政府资助研究领域人类参与者权益保护问题初探》，中国社会科学出版社2014年版，第171页。

根据我国卫生部2007年1月11日颁布的《涉及人的生物医学研究伦理审查办法（试行）》，脆弱人群（vulnerable populations）是指，没有或缺乏能力维护自身权利和保护自身利益的人群，指儿童、孕妇、智力低下者、精神病人、服刑犯人以及经济条件很差和文化程度很低者。这其中涉及三个问题，一是研究人员不能随意招募"脆弱人群"受试。二是如果让脆弱人群受试，研究必须是针对这一特定人群的，即他们不参加试验就不能解决他们的健康问题。如果是为了解决一般人群的健康问题而用"脆弱人群"受试，这是对他们的剥削和伤害。对于服刑犯人，一般不应该要求他们参加临床试验或其他人体研究。三是当有了正当理由，让"脆弱人群"受试，研究人员应该格外地注意征求脆弱人群的同意，格外地保护他们不受伤害。这也要求伦理委员会加强对相关研究的监督检查。

卫生部2016年修正的《伦理审查办法》规定了特殊保护原则。修订后的审查办法第十八条规定：对儿童、孕妇、智力低下者、精神障碍患者等特殊人群的受试者，应当予以特别保护。但是，修订后的审查办法没有针对性地提出对各类脆弱群体如何实施保护，缺乏对弱势受试人群的特殊保护措施。例如，脆弱群体他们相对或完全不具备自我保护能力，这类人群知情同意权的行使是受试者权益保护中的重点和难点，但在我国立法中却是空白。对于弱势群体儿童、孕妇、囚犯、精神病患者等的决定较易受到外界影响，更好地保障其知情同意权尤为重要。

第一节　对孕妇及胎儿的保护

妇女在生理、心理等各方面与男性不同，在人体试验中受到伤害的可能性更大，特别是受试者是处于怀孕和哺乳期间的特殊妇女，属于典型的脆弱群体。妇女负有生育后代的责任，对于孕妇所进行的试验，很容易直接损害胎儿的安全；处于哺乳期的妇女参与试验，也可能通过哺乳间接影响幼儿的健康；即使并非处于孕期和哺乳期的普通妇女，试验也有可能影响其将来孕育的子女的健康或对其生理健康产生影响，因而应当获得特殊保护。"例如，在阿罗神胶囊案中，原告何某的闭经是在试验开始时的两年后，试验结束时的一年后发生的。而阿罗神胶囊说明书上对'禁忌及注意事项'载明'妊娠及哺乳期妇女禁用,未育女性慎用,在用药期间及停药后2年内必须避孕.'说明阿罗神胶囊对妇女生理上可能产生的影响出现的时间为停药后的二年内。法院由此认为原告何某闭经发生的时间与说明书上吻合,应当将闭经认定为构成侵权责任的损害事实。"[1] 因此,从考虑妇女自身的特殊情况,保护妇女自身和其所孕育子女或者将来可能孕育子女的健康、安全与福利的角度出发,应当严格限制甚至禁止妇女作为受试者参与人体试验。

一 对孕妇和胎儿保护的国际规范

对于怀孕和哺乳期的妇女,由于其参与试验直接影响到子女健康,应当予以特别的规范。欧洲委员会《奥维多公约》附加议定书第18条（对孕期和哺乳期妇女的试验）规定:"1. 对孕妇进行的试验,如果试验没对孕妇或者其胚胎、胎儿或者将来出生的孩子的健康具有潜在的直接利益,只能在符合以下特殊要求的前提下进行:（1）试验目的在于最大限度地能够为其他妇女,或者为其他胚胎、胎儿和儿童提供利益;（2）类似的试验无法在未怀孕的妇女身上进行;（3）试验仅具有最低限度的风险和负担。2. 对于哺乳期的妇女所进行的任何试验,必须采取特别措施以避免对儿童健康造成任何损害。"同时,上述情况,也必须作为知情同意的内容,如实向受试者告知。对于非孕期和哺乳期的妇女,特别是在育龄中的妇女,在招募其作为受试者前,也应当向其告知任何已知的可能影响其将来生育能力和子女健康的情况。

二 各国关于孕妇和胎儿的保护性法规

各国有关法规中大都有针对此类脆弱人群的保护性规定。其中,澳大利亚《国家声明》第4.1节及美国联邦政府45CFR46节B（subpart B）中的规定更为系统和详细。具体来说,《国家声明》第4.1节的有关规定主要针对涉及孕妇（且胎儿在子宫内）的研究活动,以及涉及脱离母体的胎儿[2]

---

[1] 上海市静安区人民法院（2002）静民一（民）初字第791号民事判决书。
[2] 《国家声明》第4.1节"导言"称:"基于本节宗旨,本节中所用'胎儿'（foetus）一词是指处于授精至分娩之间（无论在分娩时为活体还是死胎）的人类生命"。

或胎儿组织①的研究活动。② 而美国联邦政府 45CFR46 节 B 的规定主要针对涉及"孕妇与胎儿""新生儿"及"与母体脱离的胎盘、死胎及胎儿组织"的研究活动。

《涉及人类受试者生物医学研究的国际伦理准则》规定，只有当临床实验与孕妇及其胎儿的特殊健康需求有关或与孕妇的一般健康需求有关时才能进行，并还应尽量得到动物实验、特别是致畸和致突变风险的可靠证据支持。然而，我国对孕妇是否可以参与临床研究及参与研究的条件均未作规定，知情同意权的行使更是空白。③

对孕妇及胎儿的特殊保护问题主要涉及孕妇及胎儿参与研究的实施条件与行为准则。具体而言包括两个方面。

一是关于风险利益的考量。澳大利亚的《国家声明》明确要求对于"孕妇及其胎儿的健康与护理，始终是优先于研究而考虑的问题"。④ 通常来说，孕妇或胎儿任何一方参与研究都可能对双方造成影响。孕妇参与研究可能对胎儿造成不同程度的影响，而涉及胎儿的研究也可能对孕妇造成影响。并且，由于胎儿的生理特殊性使其更容易受到影响，为此，在实施涉及母体内胎儿的研究活动方面，《国家声明》对研究风险的规定十分严格：其一，"在有利于胎儿生存与健康的前提下，关于子宫内胎儿的研究

---

① 根据《国家声明》第 4.1 节"导言"部分的阐述："胎儿组织包括胎膜、胎盘、脐带羊水及其他组织在内的，含有胎儿基因组的生理组织。在胎儿与母体分离之前，胎儿组织被视为胎儿的一部分；在胎儿与母体分离之后，关于其生理组织研究的设计、实施问题，参见《国家声明》第 3.4 节'人体组织样本'、第 3.6 节'人体干细胞'的有关规定。"

② 但《国家声明》第 4.1 节"导言"又明确宣称"本节规定不适用于如下研究：一是涉及配子、胚胎（embryos）及（或）接受辅助生育治疗的参与者的研究，因为 NHMRC 在 2004 年颁布的《关于在临床实践与研究中应用辅助生殖技术的伦理指导原则》已经就这类研究领域做出了相关规定。二是涉及使用辅助生育技术（ART）实施过程中产生的多余胚胎的研究，因为澳大利亚联邦《涉及胚胎的研究行为法案》（Research Involving Human Embryos Act 2002）已做出了相应规定。该法案主要就何为'合法'及何为'违法'使用人类 ART 多余胚胎做出了界定，并就涉及使用 ART 多余胚胎的研究活动的许可（主要由 NHMRC 的胚胎研究许可委员会即'Embryo Research Licensing Committee'负责审查和发放许可）决定及复议，许可后的跟踪监督（监督工作具体由该许可委员会主席任命的检查员即'inspector'负责实施）等事项做出了规定。"该法案见澳大利亚司法部法律数据网：www.comlaw.gov.au。

③ 邵蓉、张玥、魏巍：《药物临床研究受试者知情同意权法律保护之探析》，《上海医药》2011 年第 8 期。

④ 《国家声明》第 4.1.1 条。

方才具有伦理的可接受性。譬如，此类研究可以提供有关胎儿健康的信息"。① 其二，"研究的方案设计应当最大限度地减轻胎儿所受痛苦或不适，其中还应当包含对胎儿的痛苦或不适迹象进行监控的措施，以及包括在必要的情况下暂停或中止研究的措施"②。其三，"包含用药或执行某种程序在内，且会给胎儿带来风险的非治疗性研究，在伦理上是不可接受的"③。此外，任何涉及胎儿的治疗方法的创新，还须遵守其他相关的规定。④ 在风险利益问题上，美国的45CFR46.204提出了三项更具操作性要求："（a）在合理的、科学的前提下已经实施了前临床研究（preclinical studies），包括已怀孕的动物及未怀孕的妇女为参与者的活动，并且从中取得了可用来评估相关研究活动给孕妇女及胎儿造成的潜在风险的支持性数据。（b）研究中胎儿所面临的风险，仅仅来自那些包含着对妇女和胎儿来说具有直接利益前景的干预程序；或者，如不存在这种利益前景的话，那么相关研究所包含的风险不超过最低风险，且研究的目的是推动生物医学知识的重大的进步，且该目的不能通过实施涉及其他类别参与者的研究来达到。（c）研究活动的所有风险只是在实现研究目标（objectives）方面的最低的可能性。"

二是关于知情同意程序的要求。根据各国有关知情同意的规定可知，知情同意程序要求研究人员充分、合理地告知参与者有关研究活动的信息，并尊重其自主意愿。根据美国45CFR46.204（d）款的规定：如果研究活动存在对于孕妇的直接利益前景（the prospect of direct benefit），或者对于孕妇及胎儿双方的直接的利益前景；或者，虽然对于妇女和胎儿没有直接的预期利益，但却可以推动相关生物医学知识的进展，且这一目标不能够通过实施涉及其他类别的参与者的研究活动来实现。在这种情况下，需要根据相关规定（45CFR46节A）来取得参与者的知情同意。另据该条（e）款：如果研究活动仅仅包含着对胎儿的直接利益预期，那么需要（根据节A的规定）取得孕妇及胎儿的父亲的知情同意（见前文），除非该父亲一方的知情同意因为其无法表达同意或无法取得同意，或丧失行为

---

① 《国家声明》第4.1.7条。
② 《国家声明》第4.1.8条。
③ 《国家声明》第4.1.10条。
④ 《国家声明》第4.1.9条。这里的"其他相关规定"即《国家声明》第3.3节"包括各种临床与非临床试验及新方法在内的干预和治疗"中"临床实践中的创新"一节中的各项规定。

能力，或暂时丧失行为能力，或女方妊娠是由于强奸或乱伦造成的，而无须取得父方的知情同意。须明确的是，以上（d）（e）中需要出具知情同意的人员，应当对研究活动对胎儿或新生儿可能造成的影响有充分合理的理解。① 另外，如果怀孕者为未成年人，② 那么，这里所说的同意应当是根据 45CFR46 节 D 的规定取得的相关人员的同意（assent）或许可（permission）。③ 澳大利亚《国家声明》也有相似规定。④ 在知情同意方面，《国家声明》的规定稍有不同，它也明确要求研究人员在每一起个案中，都须审慎考虑研究活动给孕妇及胎儿带来的风险或利益，并应就此与孕妇进行协商，并且协商内容应当涉及"对宫内胎儿的影响（鉴于胎儿的应激反应），以及对胎儿出生后的后续影响"⑤。同时，该声明还要求研究人员将"向孕妇提供辅导的可能性应作为协商的一部分"⑥。并且研究人员还应询问该女子是否愿意在其做出的决定中，牵涉可能与该研究相关的其他人。⑦ 此外，"除了实施创新疗法以外，向参与者告知信息并征求其同意参与研究活动的程序，应当与临床护理分开。同样，有关研究项目的信息也应当与例行的临床护理信息分开"⑧。

除涉及风险利益和知情同意之外，美国 45CFR46.204 还明确要求研究人员不得以提供金钱或其他利诱手段促使孕妇终止妊娠。同时，参与研究活动的人员将不能参与任何旨在决定终止妊娠时间、方式或程序的决策。另外，参与研究活动的人员也不能参与任何用以确认某一新生儿是否可以存活的（viability）的决定过程。⑨ 对此，加拿大《三理事会声明》第 12.9 条也要求"实施涉及胎儿或胎儿组织的研究活动需要征得当事的孕妇的同意，并且不得对当事女子所做的是否继续妊娠的决定施加影响"。

---

① 参见 45CFR46.204（f）。

② 根据 45CFR46.402（a）的规定，未成年人（children）即未达到就接受治疗或参与研究活动做出意思表示的法定年龄的人士。

③ 参见 45CFR46.204（g）另参见下文关于未成年人的论述。

④ 《国家声明》第 4.1.2 条规定：如果孕妇是青少年，则其参与研究的行为须遵循第 4.2 节"儿童和青少年"规定的有关条件。

⑤ 《国家声明》第 4.1.3 条。

⑥ 《国家声明》第 4.1.4 条。

⑦ 《国家声明》第 4.1.5 条。

⑧ 《国家声明》第 4.1.6 条。

⑨ 见 45CFR46.204（h）至（j）款的规定。

伦理审查对特殊受试者合法权利的保护方面。世界卫生组织《伦理委员会工作指南》第4.6条指出："伦理委员会可以聘请或确定一些常任独立顾问，他们可以就所提出的研究方案为伦理委员会提供专门指导。这些顾问可以是伦理或者法律方面、特定疾病或方法学的专家，或者也可以是社区、病人或特定利益团体的代表。"美国"共同规则"要求，如果机构内审查委员会所审查的人体试验中经常包含儿童、囚犯、孕妇、残疾人或者精神障碍者，则应当考虑吸收一名或者多名具备相应知识和经验的委员。[1] 我国《伦理审查办法》第7条规定："机构伦理委员会的委员由设立该伦理委员会的部门或者机构在广泛征求意见的基础上，从生物医学领域和管理学、伦理学、法学、社会学等社会科学领域的专家中推举产生，人数不得少于5人，并且应当有不同性别的委员。少数民族地区应考虑少数民族委员。"

第二节　对青少年的保护

近年来，儿童药品的试验和研发迎来巨大的发展机遇，以青少年或儿童为对象的人体医学试验也越来越广泛。但是，和成年人相比，以青少年为载体的人体试验具有更高的风险性，我国发生的儿童受试者权益受损的案件屡见不鲜。儿童由于其身体处于生长发育过程中，抵御各种健康损害的能力较差，因而在有关人体试验中应当获得特别的保护。

一般认为，"儿童受试者是指不满14周岁参与临床试验的人。儿童对药物不良反应率是成人的2倍，其中，婴儿对药物不良反应率是成人的4倍，临床试验中儿童受试者受损问题便提上日程"[2]。在人体试验过程中，青少年或儿童受试者的权利主要包括青少年或儿童因参与临床试验而导致的知情同意权、自主决定权、隐私权、生命健康权以及损害赔偿权等权利。目前我国立法关于青少年或儿童受试者权利保护的规定甚少，也不详细，这就给在试验中受到伤害的受试者进行损害赔偿和提供法律救济带来了很大的困难。

和成年人相比，对青少年受试者权利的保护具有特殊性。因为青少年

---

[1] See 45 C.F.R. 46, 107.
[2] 郭霖：《儿童用药存在的问题及对策》，《临床合理用药》2016年第2期。

或儿童受试者在生理上、心理上以及行为能力上具有特殊性，其权利更容易受到损害。"其损害呈现如下特点：第一，不可预测性。儿童受试者由于缺乏生活磨砺和生活经验，难以正确认识外界事物，缺乏判断力；又因自制力较差，容易受外界事物的不良影响，容易做出不利于自身的决定；另外，儿童受试者心理脆弱又敏感，可能会在临床试验中发生情绪波动，影响临床试验，甚至会产生不良后果。因此，儿童受试者心理上的敏感性、不稳定性以及不成熟性，难以捉摸，可能会造成不可预测性的损害。第二，不可估量性。相较成人而言，儿童受试者正处于身体发育期，尤其是婴幼儿，身体特别脆弱，其免疫功能更差，易受外界不良因素的影响和伤害。在临床试验中使用药物时可能存在以下风险：一是对药物的不良反应率高。由于儿童对大多数药物的代谢、排泄以及耐受性比成人差，其服用药物的疗效并不明显，甚至会出现不良反应。二是容易引发药物中毒。由于儿童肝脏和肾脏等器官尚未完全发育，无法及时有效地进行排毒，从而容易发生药物中毒现象。三是容易出现不合理用药的情况。由于缺乏儿童用药的药代学和药效学参数资料，加上儿童抵抗力和免疫力不强，若不及时进行准确的药物治疗，可能会造成无法预料的后果。第三，致损原因具有多样性。儿童通常不具有行为能力或者行为能力受限，在一些超出其认知范围和决定能力的事情上，并不具有完整的认知能力，对自身权利进行的不利处分或者参与可能会对身心健康造成危害的临床试验，其行为能力通常会因自身的判断能力欠缺而受到限制。在临床试验中，儿童受试者的知情同意权通常由监护人行使，监护人同意权使用不当而导致受试儿童的权益受损。同时，儿童受试者也可能因为自身原因而致损。因此，与成年受试者相比，儿童受试者损害的原因具有多样性。"①

一 对知情同意权的保护

知情同意权是受试者的一项重要权利。"儿童比起成人而言，身心、智力都不够成熟。他们看上去不具备如成人那样给予同意的能力，因为他们几乎不能掌握研究的本质和对他们可能造成的危害。另外，因为他们的能力还没有发育完全，让儿童承受可能使他们的生活恶化的风险似乎是错误的。他们处于相对依赖的位置，依靠成人为他们的生存和发展提供条

---

① 姜淑明：《临床试验中儿童受试者损害赔偿问题研究》，《湖湘论坛》2017 年第 5 期。

件。允许儿童成为对他们有潜在危害的治疗的对象,这几乎是一种对信任的背叛。"①

(一) 保护青少年知情同意权的国际规范和国外立法

《赫尔辛基宣言》第 27 条规定:"对于在法律上没有同意能力的受试者,研究者必须寻求其法定代表的知情同意。只有该研究对促进他们所代表群体的健康有必要意义,且不能在有同意能力的人群中进行,而研究只包含最小风险时,这些人才能被纳入研究。"欧洲理事会的《奥维多公约》附加议定书第 15 条规定:"1. 以无同意能力人作为对象的试验必须满足下列条件:(1) 试验结果对于受试者的健康具有产生真实和直接利益的可能性;(2) 相应试验无法在具有同意能力的人身上进行;(3) 将接受试验的人被告知其权利以及法律对其权利保护的规定,除非其状态无法接受此种告知;(4) 受试者的法定代理人或者法律授权的个人或者组织,在被告知本议定书第十六条所告知的信息,并考虑到受试者之前曾做出的同意或者反对意见后,做出了参与试验的特别的、书面的授权。无法行使同意权的成年人应当尽可能参与授权的过程。未成年人的意见应当根据其年龄和成熟程度被考虑;(5) 受试者自己不反对。2. 作为例外和在法律保护性规定下,当试验对于受试者的健康没有产生直接利益的可能性时,必须在符合第一段第(2)、(3)、(4)、(5) 项以及以下条件时方得进行:(1) 试验的目的在于通过具有科学依据的对受试者状况、疾病或者不适显著进展,最大限度地为受试者或者与其处于同一年龄段或者患有同样疾病、不适和状况的人谋取福利;(2) 试验对于参与者个人仅有最低限度的风险或者负担;除此之外,其他任何潜在收益都不应当被用来评价试验风险或者负担的正当性。3. 受试者拒绝同意试验、其代理人拒绝授权试验或者在试验中撤销授权均不应导致对于受试者任何形式的歧视,特别是与其受到医疗救助有关的权利。"《宣言》将人体试验区分为对受试者有直接利益和无直接利益两种。根据 15 条规定,对未成年人有真实和直接的治疗利益,且无法在具有同意能力者身上进行的试验,可以在获得受试者法定监护人的同意,以及受试者与其年龄和成熟程度相适应的赞同意见后进行;对于受试者没有直接利益的试验,只有在试验对受试者同

---

① [美] 罗纳德·蒙森:《干预与反思:医学伦理学基本问题》(二),林侠译,首都师范大学出版社 2010 年版,第 734、736、750 页。

一年龄段患者有利,且对受试者仅有最低风险或者负担时,方可经特别审查后例外地获得准许。

美国的"共同规则"(Commom Rules)将涉及未成年人的人体试验分成以下几种类型,称为风险评估模式。第四部分(subpartD)是专门对针对未成年参与人体试验的规定。该部分将涉及未成年人的人体试验分成四种类型。第一种类型是仅有最低风险的试验,此种试验通过 IRB 核准,经未成年人赞同以及未成年人的父母或者监护人同意可以进行。① 这里的"最低风险",根据 45C. F. R. 102 (i) 规定,是指不超过一般日常生活中所遇到的风险,或者不超过常规医疗检测所遇到的风险。第二种类型是超过最低风险,但对于受试者具有直接利益的试验,除满足上述条件外尚需对受试者参与试验的风险与收益进行评估,只有在收益与风险平衡,且受试者的可预期利益与其他替代治疗相当时才能进行。② 第三种类型是超过最低风险,而且对受试者没有直接利益的试验,除了具备最低风险试验的条件外,还必须符合以下条件:试验风险仅比最低风险略有增加;试验对于受试者实施的干预与受试者实际或可能接受的干预程度相当;试验必须有助于了解或者改善受试者的病情。③ 对于其他不符合上述要求的试验,则只有在机构内审查委员会 IRB 认为该试验对理解、预防、缓解影响儿童健康的严重问题有重大帮助,且经联邦健康与人类服务部部长批准时方得进行。④

德国的《新药品法》规定了未成年受试者的知情同意权,明确规定了有效要件,包括:①人体试验对未成年人的疾病治疗具有正当性;②按照医学的标准,对未成年人实施临床试验的前提条件是对成年人实施临床试验无法获得满意完整的临床效果;③未成年受试者的法定代理人或者监护人应在对试验有充分了解的前提下做出承诺;④如果未成年人具有一定的成熟度,能够理解试验的性质和意义,并能够根据自己的意愿独立做出决定的,允许其以书面形式做出承诺。⑤

---

① See 45 C. F. R. 46, 404.
② See 45 C. F. R. 46, 405.
③ See 45 C. F. R. 46, 406.
④ See 45 C. F. R. 46, 407.
⑤ 李欤:《未成年人参与药物临床试验的法律问题研究》,《医学与哲学》(人文社会医学版) 2009 年第 2 期。

英国卫生部于 2004 年颁布了《人用药物（临床试验）条例》，对未成年人参与医学人体试验规定了一些限制性条件：首先，兼顾父母和未成年人两方面的同意。其规定，①研究者应尊重未成年人依据其理解和评估能力做出拒绝参与或者退出试验的意见；②父母或法定代理人做出的同意应当是对未成年人的意愿进行推测之后做出的。其次，以保护未成年人的利益为基本出发点。包括：①试验应与未成年人易得的疾病直接相关；②从成年人试验中获得的数据是该临床试验必不可少的条件；③在开展试验之前，研究者必须给予未成年人的父母或法定代理人充分了解试验的目的、风险和不适，并征得其同意，同时告知其未成年人可以随时退出试验；④父母或法定代理人可以随时撤回同意的前提是不损害未成年人利益。最后，贯彻"最小伤害原则"，即规定试验方案应能使疼痛、不适、恐惧和任何其他可预见的与疾病和发展过程相关的风险最小化，同时，研究者应当对未成年受试者所承受的风险限度和痛苦的程度进行不断地检测。[1]

2007 年，澳大利亚颁布了《涉及人体研究的伦理行为的声明》，该声明规定：①只有在可能促进未成年人健康或福祉时，才可以进行未成年人的药物临床试验；②由于婴儿和幼童缺乏同意能力，临床试验无须获得其同意；③青少年参与试验，不仅需要获得其同意，还应获得其父母或监护人的同意，并确保其不会受到伤害；多个条件同时具备时，方可进行试验。该声明也允许在青少年具备足够成熟度，充分理解试验信息的基础上，其单独表示同意后可进行临床试验。该试验的风险较低；试验的目的是造福未成年人族群；必须在试验方案中采取预防措施保护未成年受试者的安全和福祉。[2]

中国台湾的《人体试验管理办法》将未成年人分为已婚和未婚两大类，对于未婚的未成年人则应取得其法定代理人的同意；若未成年人已结婚，则应依下列顺序取得关系人的同意：配偶、父母、与受试者同居的祖父母、与受试者同居的兄弟姐妹、最近一年与受试者有同居事实的其他亲属。关系人的同意不得违反受试者曾表示之同意。

---

[1] 李歆：《未成年人参与药物临床试验的法律问题研究》，《医学与哲学》（人文社会医学版）2009 年第 2 期。

[2] 赵敏洁：《未成年人参与人体医学试验之立法研究》，硕士学位论文，福建师范大学，2013 年。

综上所述，国外的立法认为："未成年人参与人体试验，必须同时满足两个条件，即试验对受试者具有直接医疗利益，以及其父母或者监护人在充分了解试验信息基础上的同意。"[1] "对于未成年人参与人体试验的告知同意都采取了双重原则，即应当同时考虑受试者监护人和受试者个人的意见。《奥维多公约》采用了受试者不反对的说法，而 Common Rule 则强调参与试验的未成年人自己也应同意（assent），同时规定，IRB 在决定未成年人是否有能力做出同意时，应当考虑到受试者的年龄、成熟状况和心理状态。这种判断可以根据试验方案对可能受试的所有未成年共同进行，也可以由 IRB 决定对每个未成年人单独进行。"[2]

（二）我国保护青少年知情同意权的相关立法

"在临床试验中，儿童受试者及其监护人的知情同意权与申办者和临床试验机构的说明义务相对应，通常情况下，申办者和临床试验机构为了临床试验的顺利开展，可能会隐瞒临床试验的真实情况，使儿童受试者一方因判断错误而参与临床试验。如媒体曝光的'黄金大米'案中，在进行临床试验前并未告知儿童受试者一方'黄金大米'为转基因产品[3]，其知情同意书也未涉及此次临床试验的真实情况，而此次临床试验的儿童受试者均来自湖南的偏远农村，其自身及监护人的知识水平和专业能力有限，无法正确判断此次临床试验的真实情况，若非媒体曝光，该临床试验极有可能造成难以预料的后果。"[4] 可见，知情同意作为保护受试者的重要制度，我国立法上应当对青少年或者未成年受试者做出特别的保护性规定。

未成年人参与人体试验应当获得谁的同意，这是一个首先需要解决的问题。我国《涉及人的生物医学研究伦理审查办法（试行）》第 16 条规定："对于无行为能力、无法自己做出决定的受试者必须得到其监护人或

---

[1] Paul Ramsey, The Patient as Person, Yale University Press, 1970, p20.

[2] 满洪杰：《人体试验法律问题研究》，博士学位论文，复旦大学。

[3] 黄金大米，又名"金色大米"，是一种转基因大米，由美国先正达公司研发。因为色泽发黄，该大米品种被称为"黄金大米"。第一代"黄金大米"2000 年问世，使用了来自黄水仙的基因，其中胡萝卜素含量为每克大米约含 1.6µ g/g，第二代"黄金大米"于 2005 年问世，使用玉米中的对应基因而培育出来，其中胡萝卜素含量是第一代"黄金大米"的 23 倍，达到 37µ g/g。

[4] 姜淑明：《临床试验中儿童受试者损害赔偿问题研究》，《湖湘论坛》2017 年第 5 期。

者代理人的书面知情同意。"《执业医师法》第 26 条第 2 款规定："医师进行实验性临床医疗，应当经医院批准并征得患者本人或者其家属同意。"但是该条并未对未成年人做出特别规定，但可以适用我国民法上的法定代理制度，完全由监护人加以决定。也就是说，根据我国现有立法规定，未成年人的法定监护人完全可以完全决定未成年人参与或者不参与试验，而不会受到法律的任何干预。这种模式被称为"监护人代理知情同意模式"。"在以未成年人为受试者的人体试验中，无须考虑未成年人的意愿，仅仅依照监护人的代理知情同意即可决定未成年人受试者是否参与人体试验。"[①] 根据《最高人民法院关于贯彻执行〈中华人民共和国民法通则〉若干问题的意见（试行）》第 10 条："监护人的监护职责包括：保护被监护人的身体健康，照顾被监护人的生活，管理和保护被监护人的财产，代理被监护人进行民事活动，对被监护人进行管理和教育，在被监护人合法权益受到侵害或者与人发生争议时，代理其进行诉讼。"可见，监护人的首要的监护职责就是保护被监护人的身体健康，而如果监护人许可未成年人参与一项并不"符合未成年人的最佳利益"，甚至对未成年人的身体健康没有任何利益的人体试验，这应当是违反监护人职责的。而根据《民法通则》第 18 条规定："监护人应当履行监护职责，保护被监护人的人身、财产及其他合法权益，除为被监护人的利益外，不得处理被监护人的财产。"该条强调了"除了为被监护人的利益外，不得处理被监护人的财产"，对于未成年人的财产的保护尚且以"未成年人利益"为标准，那么，对于未成年人的健康权甚至生命权的保护是不是应当高于（起码不低于）对财产权的保护，通过《民法通则》第 18 条可以推定"除了为了被监护人的利益外，不得许可被监护人参与人体试验"。

由于"未成年人身心发育并不成熟，不完全具备对试验相关信息特别是其风险的理解能力，以及对参与试验后果的认知能力，其父母或者其他法定代理人作为其合法权利的代表者和保护者，应当代其行使知情同意权，但未成年人的意愿对于是否参与人体试验也具有重要的意义"[②]。

一种被称为未成年人"知情愿意"加监护人知情许可模式。《奥维多

---

① 徐喜荣：《论人体试验中受试者的知情同意权——从"黄金大米"事件切入》，《河北法学》2013 年第 11 期。

② 满洪杰：《从"黄金大米"事件看未成年人人体试验的法律规制》，《法学》2012 年第 11 期。

公约》附加议定书规定，只有未成年人的法定代理人或者法律授权的个人、组织被告知试验信息，并考虑到受试者之前的同意或者反对意见，作出参与试验的特别书面授权时试验方得进行。未成年人的意见应当根据其年龄和成熟程度加以考虑，且受试者自己应不反对参与人体试验。美国联邦法规构建了"双重同意制度"（dual consent）。"具体而言，该制度要求未成年人参与人体试验的前提，必须是未成年人愿意（assent）加上监护人的许可（permission），欠缺任一要件，未成年人即不可参与人体试验。依据美国联邦法规，'愿意（assent）意味着未成年人肯定性的愿意参与研究。仅仅是未表示拒绝，而没有肯定性的回答，则不能被视为愿意'。'许可（Permission）意味着父母或监护人同意他们的孩子或被监护人参与研究。'可见，父母的许可仅仅构成同意程序的一半，未成年人愿意参与人体试验，是未成年人人体试验中知情同意程序的另一组成部分。'未成年人愿意'是由于其无法深思熟虑地做出理性的决定而欠缺同意的能力，但仍然可以于在其能力范围内表达个人的偏好，它的目的是尊重未成年人，给予未成年人在其有限的能力范围内表达个人偏好的机会，以免未成年人受制于父母的个人期望。"[①] 美国"共同规则"规定，当受试儿童有作出同意的能力时，试验者应首先以适当方式获得儿童的同意。在判断受试儿童是否有能力时，应考虑儿童的年龄、成熟程度以及心理状态。当伦理审查机构认为试验所涉及的部分或者全部儿童不具有同意能力，或者试验对于受试儿童具有重要意义且仅可通过该试验获得健康利益时，可无须取得儿童的同意。在此基础上，试验者还应以适当方式获得每个儿童的父母或者监护人的同意。[②]

另一种被称为未成年人不拒绝加监护人知情许可模式。"欧洲理事会制定的《人权与生物医学公约》即采取了此模式，该公约的第 17（1）(v) 规定：'欠缺同意能力的未成年人参与人体试验的前提，首先是这个研究的结果有可能对未成年人受试者产生真正的和直接的健康效益，并且这一效果不可能从其他具有知情同意能力的主体中试验获得，除了监护人必须已经明确地以书面形式表示同意以外，还必须未成年人受试者本身未曾拒绝。'《赫尔辛基宣言》第 28 条亦规定：'当无能力的潜在受试者能

---

① 满洪杰：《从"黄金大米"事件看未成年人人体试验的法律规制》，《法学》2012 年第 11 期。

② See 45 C. F. R. 46，408.

够做出参加实验的表示时,试验者仍需寻求其法定代表的同意。潜在受试者所做出的拒绝试验的表示应当受到尊重'。"①

我国《药物临床试验质量管理规范》第 15 条第(三)项规定,"儿童作为受试者,必须征得其法定监护人的知情同意并签署知情同意书,当儿童能做出同意参加研究的决定时,还必须征得其本人同意"。但"儿童"这一概念缺少明确的外延,"当儿童能做出同意参加研究的决定时"这一规定在实践时也很难把握。②如何使用儿童可以理解的形式尽可能地向其说明试验信息等很多具体问题还没有得以解决。对于人体试验中未成年人意愿的法律效果我国立法并没有明确规定。

2007 年《涉及人的生物医学研究伦理审查办法(试行)》第 14 条第(六)项规定:"涉及人的生物医学研究伦理审查原则是:(六)对于丧失或者缺乏能力维护自身权利和利益的受试者(脆弱人群),包括儿童……应当予以特别保护。"第 16 条规定:项目申请人必须事先得到受试者自愿的书面知情同意。无法获得书面知情同意的,应当事先获得口头知情同意,并提交获得口头知情同意的证明材料。对于无行为能力、无法自己做出决定的受试者必须得到其监护人或者代理人的书面知情同意。但整部"办法"却没有规定对儿童知情同意权的任何特别保护制度。

由此可见,从我国现有立法规定看,"虽然都确立了受试者在各种不同的人体试验中的知情同意权,但是基本都是以具有完全行为能力的受试者为规范主体,对'黄金大米'试验中的'未成年人'受试者的知情同意权则基本没有太多着墨。基本采用的规范模式都是'监护人代理同意模式',如《涉及人的生物医学研究伦理审查办法(试行)》第 16 条即规定:'……对于无行为能力、无法自己做出决定的受试者必须得到其监护人或者代理人的书面知情同意。'唯独《药物临床试验质量管理规范》第 15 条第(三)项规定:'儿童作为受试者,必须征得其法定监护人的知情同意并签署知情同意书,当儿童能做出同意参加研究的决定时,还必须征得其本人同意。'确认了未成年受试者参与行使知情同意的制度。但是,对于如何判断儿童何时能做出同意决定?儿童的意见与监护人意见不一致时如何处理?监护人的同意权是否应当有所限制?如何限制?这些与

---

① 满洪杰:《从"黄金大米"事件看未成年人人体试验的法律规制》,《法学》2012 年第 11 期。

② 施春花:《特殊人群参与医学人体试验的法律保护》,《消费导刊》2009 年第 3 期。

未成年受试者的'最大利益'密切相关的制度阙如,亟待完善。"①

国外学者认为应当尊重未成年人拒绝参与人体试验的权利,但当未成年人没有拒绝或者无法拒绝时,其父母的同意就可以满足人体试验的伦理需求。我国学界也一致认为"如果心智尚未成熟的儿童作为受试者,通常由受试者的父母或者其他监护人给予同意。但是,对较大的儿童而言,虽然不能给予有效的知情同意,却可以给予'思考后的反对',即儿童原则上可以拒绝参与或者拒绝继续参与一项研究。因此,即使儿童的父母已经同意某项研究,只要儿童在思考后提出反对意见,这种意见就应当受到尊重,除非该项研究为具有获益可能性的治疗性研究,而该儿童在这种研究性治疗之外没有可接受的替代性治疗"②。"儿童虽然不具备完全的能力,但也具有独立的人格和思想,应当尽可能地尊重和保护其自主意愿。在'黄金大米'试验中,受试儿童为6—8岁的在校就读学生,已经具备了一定的自我认知能力和判断能力。在这样一个不能为受试儿童带来直接健康利益的人体试验中,试验者应当以儿童可以理解的方式告知其试验的相关信息,听取并尊重其意见。完全忽视儿童的意愿,仅通过召开家长会取得家长签署的知情同意书是不够的。"③

针对上述问题,我国有学者提出详细的解决办法,针对不同情况予以区别对待。"受试者为非完全民事行为能力人。由于未成年人对人体医学实验的风险或后果不具有或不完全具有识别判断能力,因此,原则上应当尽量避免在未成年人身上进行人体医学实验。对于必须有未成年人参与的医学实验,考虑到参与实验的风险性与必要性,原则上应避免选择身体健康的未成年人作为实验对象。对于患病的未成年人,只有在所实验项目与目的与患儿的病情治愈有直接关联时才能被作为实验对象。对于未成年患者中的限制民事行为能力人,由于其具有一定程度的识别能力,当其作为受试者时,研究者应当同时对患者本人以及患者的监护人履行告知义务。对于无民事行为能力的患者,受试者的监护人为告知对象。同时,考虑到目前我国家庭监护中存在的种种侵犯被监护人权益的不良现象,在未成年

---

① 徐喜荣:《论人体试验中受试者的知情同意权——从"黄金大米"事件切入》,《河北法学》2013年第11期。

② 张洪松、兰礼吉:《医学人体实验中的知情同意研究》,《东方法学》2013年第2期。

③ 满洪杰:《从"黄金大米"事件看未成年人人体试验的法律规制》,《法学》2012年第11期。

人作为受试者时,还应当建立伦理委员会审查制度作为未成年人权益保障的一道防线。"[1] 还有学者提出"首先,对6周岁以上的未成年受试者引入'未成年人知情愿意加监护人知情许可'的'双重同意模式',建立未成年受试者知情愿意的见证人制度,按年龄段与心智发展水平分别采用与其理解能力相适应的方式对其进行说明,获得未成年受试者的肯定性回答,并同时获得监护人的知情许可,方可以其作为受试者参与人体试验;其次,对于未满6周岁的未成年人,由于其一般无法理解试验的相关信息,无法有效表达自己的意愿,因此可以采用'未成年人知情不拒绝加监护人许可'模式,即应当以学前儿童所能理解的语言告知未成年受试者,并且未成年人'未为拒绝',并由见证人签名见证,同时获得监护人的许可,方构成有效的知情同意;最后,对于所有的未成年人同意参与的人体试验,都必须符合'未成年人的最佳利益'的标准。因为获得了'未成年人知情愿意(不拒绝)加监护人知情许可'的知情同意并不意味着试验就获得完全的正当性"[2]。

二 对自主决定权的保护

在人体试验中,青少年受试者一方的自主决定权极易受到侵犯,申办者和人体试验研究机构,可以利用自身的地位优势和有利条件,在青少年或儿童受试者一方不知情或不完全知情的情况下让儿童受试者参加人体试验研究。从心理上看,由于缺乏生活的历练和社会经验,青少年人的心理具有很大的不稳定性,他们对外界的事物认识不全面,心智发育还不成熟,使得他们极易受到外部环境的影响。他们对于参与医学人体试验的认知是十分不清晰的,对于可能导致的风险或后果也不甚了解,因此,他们的自主决定权需要特殊的保护。一般情况下,青少年不被允许单独作出是否参与的决定。

2009年北京招募儿童做脑电图和脑功能磁共振检查试验一案中,北京市的两个临床试验机构——北京师范大学认知神经科学与学习国家重点实验室和北京大学精神卫生研究所儿童室进行儿童多动症研究,通过学校

---

[1] 侯雪梅:《人体医学试验中受试者知情同意权研究》,《西部法学评论》2015年第5期。
[2] 徐喜荣:《论人体试验中受试者的知情同意权——从"黄金大米"事件切入》,《河北法学》2013年第11期。

招募 200 名健康小学生作为儿童受试者,开展儿童脑功能发育的评估。其中参加活动的儿童,将进行脑电图和脑功能磁共振检查,其中脑功能磁共振检查的时间为 40 分钟。参与该项目的每位儿童志愿者,每人可以得到 100 元钱作为报酬。北京通州区司空分署街小学给孩子发放了一份资料,让儿童参与该临床试验。一般情况下,儿童受试者一方可能会基于对学校的信任,认为该试验与注射疫苗无异而让孩子参与,但是此次,学生家长对此事产生了疑问,也对学校组织孩子参与此次临床试验表达了不满,家长认为这么长时间的磁共振检查会对孩子的身体健康造成危害。可见,人体试验机构可能侵犯儿童受试者一方的自主决定权,使其在基于信任的情况下盲目参与临床试验。

我国"黄金大米"事件是对儿童受试者权利侵犯的典型案件。根据 2012 年 9 月 5 日中国疾病控制中心网站的相关说明,"黄金大米"项目的研究内容是菠菜、黄金大米和 p—胡萝卜素胶囊中的胡萝卜素在儿童体内吸收和转化成维生素 A 的效率。研究者在湖南省某小学挑选了 80 名 6—8 岁的儿童,将其按血清维生素 A 含量随机分成两组,每组各半数分别给予不同的试验食品作为餐食,并定期抽取血液样品,为解决儿童摄入维生素 A 不足的问题寻找新的方法。① "黄金大米"对受试儿童是否产生副作用,有无风险,副作用和风险究竟有多大,会产生怎样的影响,具有什么样的危害性,等等,尚未出现或者还不确定。但 72 名受试者本来是健康的儿童,却毫不知情地参与试验并承担了这一切不确定的风险和负担,这必然给儿童受试者及其家属带来极大的心理负担。"黄金大米"试验的受试儿童绝大多数属于留守儿童,年纪小且监护人又不在身边,属于无行为能力人,缺乏保护自身权利的能力,况且其监护人难以有效行使其监护权。"黄金大米"试验的组织者正是利用了这一特殊情况,采用蒙蔽和欺骗的手段剥夺了受试者及其监护人的自主选择权。

三 对身体健康权的保护

从生理上看,青少年人正处于生长发育时期,特别是处于幼儿时期的未成年人,他们的中枢神经系统、内分泌系统、骨骼状况和各种脏器的功

---

① 满洪杰:《从"黄金大米"事件看未成年人人体试验的法律规制》,《法学》2012 年第 11 期。

能发育还不健全，在对其进行人体试验时，与成年人相比，呈现出来的反应效果有较大差异；他们对许多药物的代谢和耐受性较差，药品不良反应率比较高。

相较而言，前述我国现行行政规章所采行的非限定模式，对未成年人参与人体试验未作任何限制，仅凭受试者及其法定监护人的主观意愿就可以将未成年人置于人体试验的巨大风险之下，对未成年人的保护程度明显不足。在"黄金大米"事件中，试验者和有关部门在论证试验的正当性时，仅提及"课题组与参加试验的家长均签订了知情同意书"而未能证实该试验是否具有在未成年人身上进行的正当性，是否包含了不必要的风险。这也充分暴露出我国相关立法在这一问题上的不足。①

人体试验可以分为治疗性试验和非治疗性试验。非治疗性人体试验对健康的儿童受试者来说影响不大，应当允许未成年人参与。但是治疗性人体试验，主要是临床试验，可能会造成儿童伤亡的严重后果，侵害受试儿童的身体健康权。如上海东方医院周宜清临床试验案，周宜清由于患有扩张性心肌病和心功能不全，2004年4月16日入住上海市儿童医院，被诊断为原发性扩张型心肌病。2005年7月15日，东方医院为周宜清进行人工心脏移植手术和干细胞移植手术，手术以失败告终。当月30日，周宜清不治身亡。原告周宜清父母起诉称：《医疗器械监督管理条例》规定，包括人工心脏在内的医疗器械，必须在取得国家的医疗器械许可证后才可以临床使用。经查实，上海东方医院所谓的人工心脏根本未取得国家药监局医疗器械许可证，东方医院所使用的医疗器械即人工心脏，还处于临床试验阶段，完全是在拿周宜清做人体试验。而且东方医院为周宜清进行的干细胞移植手术也未得到临床公认，手术属于试验性质，在此情况下，导致周宜清的身体健康权受损，出现死亡的悲剧。和周宜清案件类似，在东方医院进行的所有人工心脏手术，使用的都是Medos和Berlin Heart两家德国公司的人工心脏，后经国家食品药品监督管理局证实，用在周宜清身上的人工心脏是非法的。"黄金大米"案和周宜清案都是国外研究机构参与我国人体试验导致侵权的典型案件，从根本上说是由于我国相关法规不健全，使我国可能成为国外新药、新医疗器械、新医疗技术的非法试验

---

① 满洪杰：《从"黄金大米"事件看未成年人人体试验的法律规制》，《法学》2012年第11期。

地，我国公民和青少年很可能沦为国外医药企业研究团队非法的试验品。

四 对隐私权的保护

人体试验是具有一定专业性的医学试验，未成年受试者的隐私权常常被忽视。在试验过程中、包括试验资料以及试验结果，研究机构不免会获得儿童受试者身体健康方面的相关个人隐私，如受试者的身体健康状况、家族遗传病、身体缺陷、心理疾病、基因信息以及潜在疾病和医疗情况记录等，这些信息可能是儿童受试者及其家庭一方不愿意公之于众的隐私。如前所述招募儿童做脑电图和脑功能磁共振检查试验案中，研究者进行试验的目的是研究儿童青少年的心理健康问题，若在该试验中，检测出某位儿童受试者具有心理健康问题，这些心理方面存在的问题往往是儿童受试者一方不愿让他人知晓的个人隐私。如果试验机构因为保管不善而泄露或者私下进行信息非法交易被他人知悉该隐私并公之于众，就会给儿童受试者及家庭一方造成巨大的精神损害，甚至可能造成难以预料的后果。

特别是近年来，针对受试者的基因所进行的研究越来越多，有关医学人体试验中的基因信息的隐私权受到了特别关注。现代科技的发达，使得获得人类的基因成为极容易之事，一滴血、一根毛发甚至少许皮屑即可获得一个人的全部基因信息，在现代科技面前，人的基因信息是完全"裸露"的。通过对基因的研究，可以得到有关该受试者生理特征和行为特征的决定性因素，甚至透过该受试者的基因信息可以知晓其整个家族的生理状况以及存在的基因缺陷等。虽然法律一直强调要保护受试者的隐私，但是，在许多医学人体试验中，受试者的隐私常常没有引起研究方的足够重视。未成年人的身心正处于发育阶段，各方面尚未健全，心理承受能力脆弱，一旦隐私被泄露，对他们造成的影响要比成年人更大。

第三节 对处于不对等关系中的人士的特殊保护

知情同意中的自愿要素要求受试者在接受有关试验信息和作出参加试验决定的过程中，不应受到任何强制和不正当影响。不正当的压力或影响一般出现在不对等关系中，有权力者可以用处罚或者命令行为直接或者间接影响受试者的场合。

一 对学校学生参与人体试验的相关规范

（一）现行国际性规范和各国主要规范

"当未来的受试者为监狱中的囚犯、医学院校的学生、医院或实验室的下属人员、药厂的雇员等初级人员或者等级森严群体中的下属人员时，受试者给予的同意可能是受了不正当的影响，CIOMS/WHO《涉及人的生物医学研究的国际伦理准则》第13条要求对这些受试者的招募必须有特别的合理性论证，并采取严格措施保护他们的权利和福利。"[①]美国"共同规则"的第三部分对被监禁者的知情同意权给予特别保护，如规定试验者不得向被监禁者提供过高的报酬，还应明确告知受试者参与试验不会使其更容易获得假释，以免被监禁人受到不当诱惑而忽略了对试验风险的判断。[②]立陶宛的《人体试验法》第5条规定：参加试验与其学习课程有关的学生、现役军人；开展医学试验的健康机构中试验者下属的工作人员都是弱势地位的受试者。对于弱势地位的受试者，第7条规定："1. 对于弱势人群的医学试验只有在满足下列要求的情况下方得进行：（1）该试验必须在弱势人群进行；（2）试验结果对于受试者具有产生真正的、直接的利益的潜在性；（3）试验不应造成对受试者的健康或者生命的风险。"美国学者莱尼·罗斯教授认为，"学生易于受到学校影响的特征，与被监禁者的情况相似，可以类推适用对于被监禁者参与人体试验的规定"[③]。

（二）我国完善相关立法的建议

我国对处于不对等关系中的受试者权利保护制度尚不完善。例如，在立法上对于在校学生参与人体试验的相关内容未加以明确规定，显然是不适当的。由于在校学生的生理、心理尚处于发育成长阶段，认知水平不高，在学校中处于弱势地位，他们参与医学人体试验风险比成年人更高，导致其合法权益易受到侵害。在学校进行人体试验的特殊性就在于学生处于一种不对等的地位，学生对于学校具有从属性和依附性，学校和教师对于学生和家长而言无疑具有巨大的影响力。特别是学校可以通过对于外人

---

① 张洪松、兰礼吉：《医学人体实验中的知情同意研究》，《东方法学》2013年第2期。
② See 45 C. F. R. 夸46, 305 (a) (2) (6)。
③ Lainie Friedman Ross, *Children in Medical Research: Access versus Protection*, University of Oxford Press, 2006, p. 158.

来说微不足道的激励措施，如对参与试验的学生予以表扬或者给予学生学分等切实利益，从而影响其在参与试验上的意志自由。因此，学校应对学生参与人体试验的知情同意权予以特别保护，不应以任何形式动员、号召、引诱学生参与人体试验。

我国的"黄金大米"事件是以在学校读书的未成年学生作为研究对象。对研究者来说，通过学校招募试验对象具有较大便利。第一，受试者招募困难是实施未成年人医学人体试验的困难之一，其导致人体试验难以开展。学校学生数量众多，可以使试验获得充足的试验对象。第二，学生的个人情况多样化，可以保障试验结果的有效性。第三，学校和老师具有较强的组织能力，招募成功较高。然而，正是由于学生受试者的这些不对等的"便利性"，使得在学校开展人体试验更应受到法律和伦理的特别关注。

从媒体对"黄金大米"事件的调查可以看出，在尊重和保护受试者的知情同意权，特别是自愿原则方面，还存在诸多问题，主要包括如下方面。一是试验者未全面告知人体试验的性质和内容。据记者调查反映，"采访到的相关家长均表示只知道学校的免费营养餐，不知道有试验这回事。""学校当时并未解释为何抽血，就说是要给学生定期体检，每次抽完血后会给学生每人一盒牛奶和一个苹果。"受试学生及其家长对于试验的目的、方法、步骤、风险毫不知情，否则也不会出现其在试验被披露后而产生的过度恐慌，以及地方政府的不知所措。二是以学校为单位进行的动员影响了受试者的意思自由。据报道，在招募受试者的过程中，"学校曾开了两次家长会，要求6—8岁的学生都要吃学校提供的营养餐。"由于学生和学校之间的从属关系，学校的动员一般会对学生及其家长产生极大的影响力，乃至影响其自主判断。三是经济利益的诱导。进行人体试验的小学"一直实行学生在校吃食堂制度，每学期每名学生都要交500多元的餐费，从2008年下半年至2009年上半年，学校免费提供营养餐后，许多学生家长是很高兴接受的"。免费提供午餐对学生及其家长形成了经济利益上的诱导，也可能影响学生参与人体试验的自愿性。[①]

针对上述问题，我国应当在立法上予以完善，明确规定通过学校招募

[①] 满洪杰：《从"黄金大米"事件看未成年人人体试验的法律规制》，《法学》2012年第11期。

未成年学生参与人体试验的具体条件，这些具体条件包括实体要件和程序要件。

"学校能否以及如何参与人体试验研究工作，应从实质性要件和程序性要件两个方面加以分析和判断。实质性要件中除前述未成年人参与人体试验的要件外，还应考虑人体试验与在校学生的健康问题有无直接关系，在该校进行人体试验是否能够将试验风险降到最低，试验是否会对学校的正常教学秩序和学生的学习生活带来不利影响，在校学生的年龄、家庭背景、身体状况、健康水平、理解能力是否适合人体试验等。程序性要件则包括学校参与人体试验的决定主体、决定程序，以及信息沟通和分享机制等。"① 国外有学者提出："在程序性方面，学校及教育主管部门则应当认真审查试验方案的内容，以学校为背景对试验进行评估，特别是应考虑到在学校集体环境下参与人体试验对于每个儿童的心理和生理的影响，如群体压力对其自愿性的影响等。"②

为了克服学校或者教师与学生之间的不对等关系，程序性要件显得极为重要。第一，在作出参与试验决定的过程中，学校和教师应当吸收学生家长或监护人共同参与决策，学校和受试者家长或监护人作为共同的决定主体。第二，学校或教育机构的决策过程应当吸收学生家长或监护人代表参加，并向其公开全部必要的信息，与他们及时沟通；整个决策过程中，研究机构、学校或教育机构、学生家长或监护人代表应当就试验的全部内容进行充分协商，在协商过程中要重视听取家长或监护人的意见。第三，学校或教育机构应当根据受试学生的认知和理解能力，向学生讲解有关人体试验的信息，包括对健康影响、潜在风险等等。总之，对于学生作为受试者的人体试验，学校或教育机构不能利用这种不对等关系单方作出决策，绝不能将是否参与人体试验的决策变为学校或者教育部门的暗箱操作。

在"黄金大米"试验中，学校在已经确定参与人体试验的情况下，组织两次家长会，会上分发试验知情同意书，家长自主选择。③"虽然从

---

① 满洪杰：《从"黄金大米"事件看未成年人人体试验的法律规制》，《法学》2012年第11期。

② Lainie Friedman Ross, Children in Medical Research: Access versus Protection, University of Oxford Press, 2006, pp. 157-158.

③ 黄玉浩：《部分家长：只知营养餐不知是"试验"》，《新京报》2012年9月6日第13版。

形式上看家长有决定自己子女参加或者不参加人体试验的自由，但是由于学校群体活动的影响力以及学生及其家长对于学校及其教师的信任或迎合心态，均有可能出现违背或隐瞒自身意愿同意参与人体试验的情况。学生及其家长作为参与决策的主体，应该全面客观地了解试验的性质和具体内容，以便在是否参与试验以及在试验中是否退出的问题上作出理性的判断。而在'黄金大米'试验中，家长迄今都不清楚人体试验的目的、性质、风险，甚至不知道试验中是否让孩子们吃了'黄金大米'。"①

伦理审查是保障人体试验中处于不对等地位受试者权利的重要机制。我国在立法上，除了需要明确规定通过学校招募未成年学生参与人体试验的实体要件和程序要件之外，还需要完善伦理审查制度。

首先，立法上要明确规定伦理审查机构中应有代表受试未成年人利益的委员。世界卫生组织《伦理委员会工作指南》第4.6条指出："伦理委员会可以聘请或确定一些常任独立顾问，他们可以就所提出的研究方案为伦理委员会提供专门指导。这些顾问可以是伦理或者法律方面、特定疾病或方法学的专家，或者也可以是社区、病人或特定利益团体的代表。"美国"共同规则"要求，如果机构内审查委员会所审查的人体试验中经常包含儿童、囚犯、孕妇、残疾或者精神障碍者，则应当考虑吸收一名或者多名具备相应知识和经验的委员。我国《伦理审查办法》第7条规定："机构伦理委员会的委员由设立该伦理委员会的部门或者机构在广泛征求意见的基础上，从生物医学领域和管理学、伦理学、法学、社会学等社会科学领域的专家中推举产生，人数不得少于5人，并且应当有不同性别的委员。少数民族地区应考虑少数民族委员。""在'黄金大米'试验项目伦理审查机构的成员中缺少教育界专家和学生利益代表。在对学校人体试验项目进行伦理审查时，伦理委员会成员中并没有教育界专家，可能影响伦理审查对于学校教育特别是中小学教育的准确理解；没有学生利益代表，可能导致伦理审查忽视作为受试者的学生利益。"②由于我国的《伦理审查办法》其对于学校人体试验项目伦理审查委员会的构成没有作出明

---

① 参见颜珂、王君平、吴成良、陈小燕《"黄金大米试验"疑云调查》，《人民日报》2012年9月5日第4版；颜珂、王君平、李浩燃《相关部门回应"黄金大来试验"疑云》，《人民日报》2012年9月6日第4版。

② 满洪杰：《从"黄金大米"事件看未成年人人体试验的法律规制》，《法学》2012年第11期。

确规定,为此应借鉴国际上和国外的相关规定,对于在学校开展的人体试验,伦理审查委员会中应包含教育领域的专家或者教育工作者,以及学生家长等学生利益代表。

其次,要加强伦理审查机构对人体试验活动的全面监管。我国《伦理审查办法》第 9 条规定"对已批准的研究进行监督和检查,及时处理受试者的投诉和不良事件"。第 22 条规定:"申请项目经伦理委员会审查批准后,在实施过程中进行修改的,应当报伦理委员会审查批准。在实施过程中发生严重不良反应或者不良事件的,应当及时向伦理委员会报告。"但是对于伦理委员会后续监管的内容与程序缺乏规范,也没有规定伦理委员会日常后续监管的频率和时间要求。因此,立法上应当从"制度上确立后续监管特别是现场监管的要求,以保证试验者在试验过程中严格按照经批准的试验方案执行,及时发现试验过程中出现的损害受试者权利乃至违反伦理规范的行为,建立起受试者信息反馈的畅通渠道。在后续监管实施后,伦理委员会应当向人体试验项目申请人说明其对原审查决定维持、修改、暂停或者终止的意见;在试验提前中止或者终止的情况下,试验项目申请人应当告知伦理委员会中止或者终止的原因,试验结束时应当提交试验最终总结报告或者摘要的副本"①。

二 被羁押或监禁者参与人体试验的相关规范

处于不对等关系中的受试者包括被监禁者,他们的自主决定的能力受到其监禁状态的限制。"由于监禁关系的强制性,被监禁者易于被强迫参加人体试验。即使没有明示的强迫,由于减轻刑期、改善生活条件或者给予少量报酬等有利条件的诱惑,在监禁的特殊环境下都会在很大程度上影响被监禁者的决定。"②

《赫尔辛基宣言》规定:"羁押于监狱、惩戒所和教养所中的人以所谓的被限制自由者不应被作为受试者参与人体试验。"这是因为,处于监禁环境中的人,其知情同意权很容易受到限制或者剥夺。即使给予其充分的告知和"自由"的决定权利,他们仍有可能因为一些在正常情况下看

---

① 满洪杰:《从"黄金大米"事件看未成年人人体试验的法律规制》,《法学》2012 年第 11 期。

② 满洪杰:《人体试验法律问题研究》,博士学位论文,复旦大学。

来微不足道，对他们来说却极其珍贵的机会原因，如获得额外的放风时间、改善膳食、降低劳动强度、获得减刑假释机会等，"自愿"忍受对自己身体的损害而参与试验。[①]《奥维多宣言》附加议定书第 20 条（对被剥夺自由的人试验）所规定的可以以被监禁者为受试者进行的试验范围要小得多。该条规定："当法律允许对被剥夺自由的人进行试验时，如果该试验对于其健康没有直接利益，则只有符合下列特殊条件时试验方得进行：（1）类似效果的试验在没有被剥夺自由的人参与的情况下无法进行；（2）试验的目的在于为其他被剥夺自由的人提供利益；（3）试验只含有最小的风险和负担。"也有国家的立法禁止被监禁者参与一切人体试验，如立陶宛《人体试验法》第 5 条第 2 段规定："不得对于受监禁或者其他被羁押的人进行医学试验。"

美国 Common Rule 的第三部分（subpartc）特别对被监禁者作为受试者参与人体试验做出了规定。为了避免被监禁者基于金钱或者减刑假释的不当利诱，Common Rule 规定：试验者不得向被监禁者提供过高的报酬，以免使其受到不当诱惑而忽略了对试验风险的判断。同时，试验者必须明确告知受试者，参与试验不会使其更容易获得假释。此外，Common Rule 还将允许被监禁者参与的医学人体试验的范围限定在：研究被监禁者的作为一个群体所具有特别状况（例如对于肝炎或者其他在监狱中特别流行的疾病的疫苗试验，以及对于酗酒、滥用药物和性侵犯等社会即心理学问题的研究）；对改善受试者的健康和福利具有预期和合理可能性的创新和常规治疗。这两种试验在进行前，都应当经咨询狱政、医院和伦理学专家并公布于联邦公布由公众讨论后由 HHS 部长批准方可进行。

我国在立法上，可以参照未成年人参与人体试验的相关规定。"鉴于被监禁者意志极易为人控制的实际情况，为了避免监狱和其他羁押场所成为试验者更容易的获得受试者的乐园，必须严格限制被监禁者参与人体试验。只有那些对于被监禁者具有直接利益的试验，如患有威胁生命的疾病需要参与治疗性试验的情况下，方可以允许受试者参与试验。对于没有医学上的直接利益的试验，试验只有在最小风险时方得进行。在告知同意过程，应当随时关注被监禁者的特殊情况，保证其决定是充分知情后的自由

---

① 满洪杰：《人体试验法律问题研究》，博士学位论文，复旦大学。

意志。"①

第四节　对维持生命需依赖护理，从而表达能力受限或丧失人士的特殊保护

在人体试验中的特殊受试者包括那些由于各种生理原因而没有做出自我决定能力的人。这些人一时或者永久丧失了进行自主决定的能力，对其身体的决定权必须交由他人行使，例如精神病人和智力障碍者。他们与未成年人一样，均缺乏自主同意的能力，为保护这些无表达能力或表达能力受限者的合法权利，应当对其予以特别的保护。"鉴于限制民事行为能力人或无民事行为能力人的理解能力受到限制，对人体医学试验的性质把握不充分，而试验又经常有出现变动情况和风险的可能，所以，人体医学试验应尽量避免在他们身上进行。"②

我国《药物临床试验质量管理规范》第15条第（二）款规定："对无行为能力的受试者，如果伦理委员会原则上同意、研究者认为受试者参加试验符合其本身利益时，则这些病人也可以进入试验，同时应经其法定监护人同意并签名及注明日期。""从该规定看，同样采取了代理人同意模式。与未成年人参与试验一样，代理人同意模式对于精神病人和智力障碍者参与试验的范围规定的太宽泛，不利于对其权利的保护。特别是对于精神病人和智力障碍者的治疗性试验，为了保证试验效果，在进行新的药物或者治疗试验之前，需停止使用原有药物和治疗。这一段'清洗期'，往往使受试者的病情恶化。所以即使是看来符合受试者利益的试验，对受试者也具有较大的风险。因此，笔者主张采用部分禁止模式，将精神病人和智力障碍者参与试验的范围限制对受试者有直接利益，或者仅具有最小风险的范围内。在知情同意上，不仅应当获得其监护人的同意，而且应当根据受试者精神状况，适当听取其意见。同时，对于成年精神病人和智力障碍者，应当尊重其有具备行为能力时对于参与试验问题所做出的预先意见。"③

---

① 满洪杰：《人体试验法律问题研究》，博士学位论文，复旦大学。
② 侯雪梅：《人体医学试验中受试者知情同意权研究》，《西部法学评论》2015年第5期。
③ 满洪杰：《人体试验法律问题研究》，博士学位论文，复旦大学。

第五节　对在外国实施的研究中受试者权益的保护

近 20 年来，越来越多发达国家研究机构和医药企业将更多的人体试验转移到中国进行。这是由于我国普遍缺乏发达国家对于人体试验的严格管制，法律在这一领域往往陷于空白，也没有发达国家那种有效但耗费时日的伦理审查机制，这些因素使得国外发起人可以通过我国实施一些在发达国家不可能进行的试验。

"黄金大米""人参丸"和周宜清事件显示，我国一些医院与国外研究机构合作，在未经批准和审查的情况下，私下利用我国的公民作为受试者进行人体试验，严重侵害我国公民的生命健康权。"黄金大米"的研究方在没有进行任何申报审批的情况下，堂而皇之地在我国一所小学里展开试验，属于不合法的试验行为。东方医院在对周宜清进行肌细胞移植和人工心脏植入手术也没有经过任何审批或报备，在试验之前，没有充分地考虑到该试验对患者可能造成的伤害，为了达到某种目的而开展人体试验，致使周宜清小朋友在经过失败的手术之后不治身亡，严重侵害了患者的生命健康权。

一　有关跨国人体试验的现行国际规范

2001 年 4 月美国国家生物伦理咨询委员会发表了题为《国际试验的伦理与政策议题：发展中国家中的临床试验》的报告，对"临床试验的必要伦理要求"提出了 22 条建议。报告建议美国政府停止资助不符合基本伦理标准的人体试验，同时建议 FDA 不要接受自违反伦理的试验中取得的数据。针对在发展中国家进行的人体试验，报告建议，这种试验应当做到：回应当地民众的健康要求；在对照组中应当提供成熟、有效的治疗；吸收本地人士参与试验的设计和进行；试验中应以适合当地文化的方式获得受试者的知情同意。报告还建议，试验的研究者和发起者应当在试验结束时尽最大努力保证所有的受试者获得有效的后续治疗。报告建议研究者应当为接受国大众健康提供有效帮助。报告还建议从程序上必须保证美国政府不会赞助任何未经美国的机构伦理审查委员会（IBR）和接受国有关伦理审查机构同意的试验。①

二 建立我国跨国人体试验受试者保护制度

（一）建立双重伦理审查机制

在跨国人体试验的问题上，在我国首要需要建立的就是由试验发起国和我国进行审查的双重审查机制。这一机制要求，国外发起人的试验方案在其本国获得法定伦理审查机构的审查批准，是在我国将试验提请进行伦理审查的必要条件。目前，卫生部《涉及人的生物医学研究伦理审查办法（试行）》第26条规定："境外机构或个人在中国境内进行涉及人的生物医学研究，其研究方案已经经过所在国家或者地区的伦理委员会审查的，还应当向我国依照本办法设立的伦理委员会申请审核。"这一条规定的含义是，即使已经经过境外伦理委员会审查，仍需接受我国的伦理审查。换言之，即使试验未经发起人本国或者地区伦理委员会审查，仍得向我国的伦理委员会申请审查。这实际上仍是在单一的国内伦理审查机制。笔者认为，为了确保在我国进行的跨国人体试验在伦理上的可接受性，试验方案必须首先通过发起人所在国家或者地区法律所规定的伦理审查委员会审查，方得向我国的伦理审查委员会提出审查申请。只有这样，才能避免在我国进行人体试验成为其他国家的医药企业或者研究机构逃避本国伦理审查的手段。发起人在向我国的伦理审查委员会提出审查申请时，应提供充分的证据证明本国的法定伦理审查机构根据其本国法律与伦理规范要求和国际通行的伦理标准对试验方案进行了审查批准。未经本国伦理审查机构审查批准的人体试验，不得在我国开展。同时，结合我国建立中央和地方两极伦理审查机构的设想，境外发起人欲在我国进行人体试验的，必须向中央伦理审查机构提出申请。中央伦理审查机构在接受申请后，应审查试验方案是否符合试验发起国、我国以及国际公认的伦理标准，特别是应注意审查试验在我国进行的必要性。试验必须有助于解决我国公共健康领域的迫切需求。如果试验目标并非我国公共健康领域的迫切需要，或者对于试验成果我国公众将无法获得分享，则不应予以准许。除了特别为我国研究成本较低的治疗方法的试验外，其他试验中受试者所收到的医疗照顾水平，必须与试验发起人本国对同样疾病的医疗照顾水平相当，并且不

---

① 满洪杰：《人体试验法律问题研究》，博士学位论文，复旦大学。

低于我国现有的水平。基于保护我国人民健康的考虑，第一期临床试验由于对受试者没有直接的利益，一般不应允许国外发起人在我国进行。试验方案应当在充分考虑我国国情的情况下，以适当的方法和受试者可以理解的方式真实、全部的向受试者告知试验的有关情况，并取得受试者自主的、独立的同意。

(二) 建立与国外发起人对话与协商机制

根据上述国际伦理规范和意见，发起人在进入发展中国家进行人体试验之前，必须就有关试验的利益分享等问题与试验接受国进行充分的对话和协商。这就要求我国必须建立起一个能够代表我国利益与国外试验发起人进行对话和协商的机构和机制。为了确保其代表性，应当由中央主管部门或者其授权的主体（以下简称协商机构）承担此项职责。国外发起人在向我国伦理审查机构提出审查申请之前，必须与协商机构就试验潜在利益造福于我国受试者和社会公众的可能性进行对话和协商。协商的内容包括：发起人为进行试验，特别是使试验的伦理和医疗照顾标准达到发起人本国标准所做出的安排，包括对于医疗基础设施的建立、试验者和医疗照顾人员的专业与伦理培训，以及试验结束后上述设施对于我国公众的开放和作用，试验过程中受试者所接受的医疗照顾水平，以及试验结束后对于受试者继续照顾，特别是当试验药物经验证安全有效时，试验发起人应保证按照需要向免费受试者继续提供试验药物，直至受试者不再需要该药物为止，一旦发生对受试者的生命、健康损害时对受试者及其亲属的赔偿方案，其赔偿标准应当不低于我国法律规定的人身损害赔偿标准，试验的治疗经验证安全有效时在我国的推广方案，发起人可以根据其本国和我国法律对其申请专利，但应保证及时向我国药品监督部门审查上市，并在获得批准后以我国公众和医疗卫生服务体系可以承受的合理价格在我国提供有关产品或治疗，可能的技术转让方案等。

(三) 建立利益冲突协调机制

与多数发展中国家一样，发达国家的技术、资金在我国具有一定的吸引力和号召力。对于跨国试验的中方合作者而言，与国外著名研究机构、医药企业在尖端生物医学科研领域内的合作不仅能为他们带来职业上的进展和声誉，更有经济上的直接利益。例如，国外发起人在国内寻找到合作者后，往往会给予一定的投资或者经济上的承诺。在这种情况下，往往会造成试验者与受试者的利益冲突。试验者，有时包括伦理审查机构，将不再是在试验发起人与受试者之间保持独立和中立地位的主体,而成为试验发起人的代理人。这就产生了试验者与受试者的利益冲突问题。近年来在我国引起公众关注和争议的艾滋病药物试验、"柏林心"人工心脏试验、韩国人参丸试验等,背后无不显露出在发起人经济和学术利益的影响下试验者中立地位的丧失和偏移。特别是从我国现行体制看,人体试验的伦理审查主体是"开展涉及人的生物医学研究和相关技术应用活动的机构,包括医疗卫生机构、科研院所、疾病预防控制和妇幼保健机构等,设立机构伦理委员会。"即将伦理审查机构置于研究机构组织结构之内。在我国现实条件下,期待机构组织内的伦理审查委员会能够独立于研究机构而避免陷于利益冲突是不现实的。这也正是在艾滋病药物试验中记者认为试验医院的伦理审查机构根本没有起到应有作用的原因。为了避免这种利益冲突影响试验者和审查机构的独立性和中立性,必须建立行之有效的利益冲突避免机制,包括:发起人向试验人及其所在机构提供的经费、物质帮助以及试验者的其他收益情况必须向主管部门登记,并应在招募受试者过程中向受试者详细说明,发起人根据国际伦理要求为提供伦理审查机构审查能力和试验者研究水平所提供的经费不应直接拨付与具体的伦理审查机构、研究机构和研究者,而应交由中央人体试验者主管部门,由其根据试验需要进行拨付。

(四) 建立国际合作监管机制

跨国人体试验问题,是当前世界发达国家与发展中国家之间经济、科学技术特别是生物医学研究以及卫生福利水平等方面的巨大差异造成。为解决其带来的一系列伦理和法律问题,发达国家与发展中国家必须加强合作。特别是在目前有关人体试验的国际规范缺乏国际法地位,更缺乏执行力的情况下,更凸显出这种合作的重要性。我国作为发展中国家,应当进行在这方面的国际合作监管机制,包括:与试验发起国分享有关试验的信息,共同确保试验符合双方国家的伦理和法律要求,与试验发起国共同对试验进行伦理审查,与试验发起国共同对通过审查的试验进行后续监督,及时发现和纠正执行试验方案中的不当行为,对试验结束后受试者的利益保护和试验成果的利益分享进行合作,积极参与 UNESCO、WHO 等国际组织有关人体试验问题的行动,积极推动建立具有执行力的人体试验国际立法。

第五章

伦理审查与问责

就发达国家尤其是西方国家的制度经验来说，各类涉及以人和动物作为研究对象（subject）的研究活动，通常都需要接受严格的伦理审查（ethical review），以确保研究活动在伦理上的可接受性。与此同时，"伦理审查"在审查依据、程序、义务设定与归责等诸多方面，都趋向于法治化。各国不仅出台了详细的法律法规，还设立了相对成熟的法律实施与监管机制，以保护受试者的人权与动物的福利。在伦理审查体制中，涉及人类受试者的伦理审查程序尤为重要，也更趋严格。相比而言，我国的相关法制建设起步较晚，而政府下属的两大科学基金至今未出台有关的立法。不过，据称国家自然科学基金委目前已经将科学伦理规章的制定列入立法规划，这是值得肯定的。在各国科学伦理法制中，人类受试者权益保障制度是基本构成部分，而科学伦理审查制度则是维护受试者权益的基本保障。伦理审查是受试者权益保障的制度前沿，伦理委员会更是处于实施有关法律的最前沿，重要性自不待言。为此，构建组织合理、程序公正的伦理审查制度，应当成为健全我国人类受试者权益保障体系的基础。

第一节 现行伦理审查制度的不足与完善

一 伦理委员会审查的适用范围

目前西方各国在这方面的制度设计大同小异。就伦理审查的适用范围来说，除医学研究这一传统领域外，涉及行为研究的诸学科领域，以及涉及收集和使用个人信息及数据（personal information & data）的研究行为，都需要接受来自伦理委员会的评估和审查。以美国为例。美国联邦政府

17个部、委、署，都已确认将通用规则（common rules）适用于各自管辖权限内实施或资助的各类研究活动，[①] 其中包括美国的两大政府科学基金组织国家科学基金会（NSF）和国家卫生研究院（NIH），资助的各类研究活动。只要涉及受试者（或者称参与者），无论其是否属于医学研究，均受到通用规则框架内有关机制的保护，核心是伦理委员会（IRB）的审查监督机制。基于伦理委员会及其审查工作对保护受试者权益的重要意义，美国联邦政府卫生部要求所有接受联邦政府资助的，实施涉及受试者的研究活动的机构，都应当依照有关法律的要求建立伦理委员会（IRB），并在卫生部备案。这构成了想要得到联邦科研资助的各类研究机构应当履行的一项合规义务（见后文），它是所有研究机构获得政府资助的前提条件。[②]

相较而言，中国在伦理委员会及伦理审查制度的滞后性，首先体现为伦理审查机制在适用范围上的狭窄性。与受试者权益保障相关的立法，目前主要限于医学领域。[③] 涉及其他科学研究领域中受试者权益保护的规范付之缺如。而在医学领域中，针对与器官移植、辅助生育技术（ART）药物临床试验等临床活动有关的伦理审查较为严格，这主要肇因于国务院《器官移植条例》和卫生部《药物临床试验质量管理规范》等法规及规章的强制性要求。而在非临床治疗及试验领域，以及在非医学领域中的伦理审查与监督机制则十分薄弱，相关立法几乎全为空白。2007年，卫生部

---

① 通用规则即"the common rule for the protection of human subjects"，其在联邦行政法典45CFR46中称作"Basic HHS Policy for Protection of Human Research Subjects"。

② 依照联邦行政法典45CFR46.103（a）的规定，所有申请联邦政府研究资助的机构，都必须提交联邦合规保证（FWA），其中即包括成立合乎联邦政府标准的伦理委员会（IRB）。

③ 到目前为止，我国行政部门出台的涉及保障受试者权益的主要法律规范包括：《基因工程安全管理办法》（国家科委1993年12月颁布）；《人类遗传资源管理暂行办法》（科技部、卫生部1998年9月颁布）；《人类精子库基本标准和技术规范》（卫生部2001年颁布，2003年修订）；《人类辅助生殖技术管理办法》（卫生部2001年）；《人类辅助生殖技术规范》（卫生部2003年）；《人类辅助生殖技术和人类精子库伦理原则》（卫生部2003年）；《药物临床试验质量管理规范》国家食品药品监督管理局2003年8月6日颁布，2018年7月17日公布该办法（修订草案征求意见稿）；《人胚胎干细胞研究伦理指导原则》科技部、卫生部2004年1月；《人体器官移植技术临床应用管理暂行规定》卫生部2006年7月颁布；《涉及人的生物医学研究伦理审查办法（试行）》卫生部2007年1月颁布，于2016年10月修订为《涉及人的生物医学研究伦理审查办法》；《人类器官移植条例》国务院2007年5月颁布；《医疗技术临床应用管理办法》卫生部2009年3月颁布；《人类遗传资源管理条例》国务院，2012年。

出台了一个《涉及人体的生物医学研究的伦理审查办法（试行）》，内容过于简化，对于研究风险的分级没有明确界定，从而对于审查的强度、间隔、审查程序的分级（简易审查、普通审查）也没有区分。更重要的是，对于研究机构及人员应如何履行对受试者的信息告知义务，该审查办法中亦无明示。客观地说，这样的立法已经远远滞后于现实的需求，其实效性已在 2012 年著名的"黄金大米"事件中显露无遗。2016 年 10 月，卫计委公布了修正后的审查办法，上述问题有所改观，但对于信息化及大数据环境下，如何保障受试者的个人数据与隐私安全，以及如何实施审查，依然没有回应。可以说，此次修法依然与科研环境的发展及保障受试者权益的现实需求相脱节。在信息技术不断发展、大数据应用日益广泛的当下，对于涉及个人信息的收集、储存、分析和使用，将越来越多地成为行政职能部门履行管理职权的手段，在这个过程中实施的各类调查研究活动，势必会涉及个人信息的安全、隐私的保护等问题。而相关立法的缺如，将置参与者的权益于风险之中。在这方面，美国联邦通用规则的适用及立法经验，应当引起相应部门和立法者的注意。

二　多元代表性与独立性：伦理委员会的组织原则

伦理委员会在组织上应体现两个基本原则，一是多元代表性，二是独立性。

一是伦理委员会成员在知识与文化背景上的多元代表性原则。这是在各国有关立法中公认的一项原则，比如美国联邦政府保护受试者的"通用规则"第 107 条（a）项明确要求"机构审查委员会"（IRB）的成员"应当在专业知识和经验方面具有多元性，包括种族、性别及文化背景"。这项要求的意图，在于使伦理委员会在审查的过程中，更敏感地注意到来自不同性别、群体或文化背景下的受试者的差别性的利益诉求，从而更好地保障受试者的权利，实现个案正义。为此，该项还规定，如果某个 IRB 经常审查涉及具有某类脆弱性（vulnerable category）的受试者的研究活动，如孕妇、青少年、在押人员、心智不全者等等，则伦理委员会中必须包括一名或多名在有关方面具有丰富知识及经验的成员。甚至在实施以在押人员（prisoner）为对象的研究时，伦理委员会成员中必须包括至少一名在押人员。[①] 这意味着伦理委员会组织原则在强调多元代表性的基础上，更注重体现在涉及不同受试者群体时的利益相关性。除美国外，这一原则也见诸澳大利亚《涉及人类研究的伦理行为的国家声明》及加拿大《涉及人类的研究的伦理行为的三理事会政策声明》的有关规定中，限于篇幅，不赘述。事实上，类似原则在我国有关法规中也有相应体现。例如，卫生部2007年出台的《涉及人的生物医学研究伦理审查办法（试行）》第7条即要求伦理委员会成员"从生物医学领域和管理学、伦理学、法学、社会学等社会科学领域的专家中推举产生"。不过，这条规定看似借鉴了外国的立法经验，实际上偏离了多元代表性的立场。这意味着其将"知识"理解为来自"学术专家"的知识，且"学术专家"甚至"学术共同体"的知识与立场能够涵盖及代表其他社会群体的知识与立场。这一理念的局限性是显而易见的。诚然，上述各国立法或政策中强调伦理委员会应具备"知识和经验"上的多元性，但绝非"唯学术专家论"，而是倡导伦理审查要在体现学术性立场的同时，兼容非学术性立场。比如美国"通用规则"第107条（c）项明确要求IRB成员中必须包含"至少一名科学领域的人士及一名非科学（nonscientific）领域的人士"；上述澳大利亚《国家声明》第5.1.30条（b）项也规定，以8人（最低人数要求）组成的伦理委员会中，应当包含一男一女两名"不从事医疗、科学、法律及学术"的"行外"人士（lay people）。事实上，以上中西方立法在表述上的差异只是表象，其潜在的成因，源自立法者在有关科学伦理的基本认知上的差异——科学伦理的定义权及话语权，是否应当是学术专家"专属物"，或理当由其主导。这个问题理应引起立法者的注意。值得一提的是，卫计委2016年10月公布的修正后的《审查办法》中，伦理委员会组成人员增加了"非本机构的社会人士"，但仍欠清晰。除此之外，该修正办法的第18条第（六）项明确规定了"特殊保护原则"，即"对于特殊人群，如儿童、孕妇、智力低下者、精神病人等受试者，应当予以特别保护"。尽管该办法对如何落实这一特殊保护原则再无进一步阐述，但若能借鉴"通用规则"的立法精神，在伦理委员会的组织上，切实顾及特定脆弱群体的利益相关性，则更有助于在审查实践中落实"特殊保护原则"。

---

① 参见45CFR46第304条（b）的规定。

二是确保伦理委员会的独立性,这既是一个审查程序问题,也是一个组织问题。从国内外的科研实践来看,项目的伦理审查可由单位自设的伦理委员会实施,也可以委托外部的伦理委员会实施。在前一种情况下,审查独立面临的挑战相对突出。但各国有关规定大都是各单位对其内设的伦理委员会,应向其提供必要的工作条件和资源条件,但不能干涉其审查工作,更不能迫使其做出违背伦理的决定。为此,需要在委员会成员的构成上有所考虑。首先,科研单位的高级管理层不应同时兼任职理委员会的审查职务。加拿大《三理事会政策声明》第 6.4 条及第 7.3 条明确规定研究机构的高级管理人员不能兼任伦理委员会的职务,及以直接、间接的方式干扰伦理委员会的审查和决策。其次,各国立法中大都规定科研单位自设伦理委员会中必须包含外部成员,如按澳大利亚《国家声明》第 5.1.30 条(b)项的规定,在依最低人数即 8 人组成的伦理委员会中,两名"行外"人士必须符合与该科研单位"无任何隶属关系"的条件;此外,(e)项还要求伦理委员会中必须包含至少 1 名律师,且其不得同时服务于该科研单位。除以上要求外,该条(d)项还要求伦理委员会中包括至少 1 名来自社区的从事精神关怀(pastoral care)的人士,而这类人士通常也不隶属于伦理委员会所服务的单位。类似上述强制性规定也见诸其他国家的法规中。除此之外,在实施具体的审查工作前,若伦理委员会的成员涉及利益冲突(conflict of interests),则伦理委员会的组成还会临时做出调整,如美国通用规则第 107 条(e)项即有明确规定。必须指出的是,在我国现行的有关法规如卫生部《审查办法》中,体现上述精神的规定几付缺如。在即将于 2016 年 12 月升效实施的修正后的《审查办法》中,也只粗略规定了伦理委员会中应当含有"非本机构的社会人士"。这不利于充分明确并切实维护伦理审查的独立性,也无助于及时发现审查中的舞弊与不端,应当引起立法者的注意和警惕。

三 伦理审查的持续原则与比例原则

为有效保障受试者的权益起见,伦理审查应具备持续性,并遵循风险与审查强度的比例原则。

所谓审查的持续原则,其前提是受试者知情同意过程(informed consent process)的持续性。早在 1979 年美国政府出台的《保护研究活动中人类受试者的原则与方针》(即"贝尔蒙报告")中,即明确将知情同意理解为一个"过程"（process），即在时间上具有持续性。在前文提到的加拿大《三理事会政策声明》中，即将持续性（ongoing）作为构成知情同意的一项基本要素，即知情同意与整个研究的过程相伴始终。其间，研究者有义务根据情况的变化，持续地向受试者进行风险与利益的告知提示，以便其在充分了解情况的基础上，做出是否继续参与研究的决定。与此同时，要确保研究人员持续地履行信息的告知与风险提示义务，就需要持续地实施伦理审查以作为监督和保障。就科学基金资助的研究项目来说，其管理流程大致可以分为立项阶段及立项后的项目实施阶段。基于此，前文提到的各国科学基金的有关规章中，大都规定了伦理审查的阶段性，即立项审查阶段和立项后的继续审查（continuing review）阶段。就前者来说，立项审查及伦理委员会的批准决定是科学基金受理项目申请的必备要件。缺少这一要件，申请即不被受理。就后者而言，根据各国有关规定，持续审查首先是伦理委员会实施的主动性、常规性审查，并且，有关规章中大都明确规定了持续审查的频率，并且，审查的间隔期还须根据受试者面临的风险程度而有长短之分。同时，持续审查还可依申请实施不定期审查。在这一方面，我国现行立法的规定十分薄弱，比如上述卫生部2007年的《审查办法（试行）》只在第22条粗略规定了在实施过程中修改研究方案，及"在实施过程中发生严重不良反应或者不良事件"中，伦理委员会才会被动性介入，这是不足的。在2016年10月的修正版《审查办法》中稍有改进，第11条规定了"对已批准的研究项目进行定期跟踪审查"，但对继续审查环节的诸多问题仍无规定。比如，继续审查中如何区别普通程序与简易程序的适用？继续审查中研究人员应提供的材料与初始审查阶段是否应有区别？继续审查中的着眼点及批准标准与初始审查是否存在区别？继续审查结论的效力如何体现？不明确这些问题，所谓"定期跟踪"则易流于形式，甚至成为具文。

所谓比例原则，是指伦理审查的强度应与受试者面临的风险高低相适应。例如，在前述英美国家的有关政策法规，均对风险做出了明确划分，比如美国通用规则和加拿大《三理事会政策声明》将风险区分为最低风险（minimal risk）及较高风险，进而以此为依据，将伦理审查程序分成两类，一为普通程序，二为简易程序。前者适用于风险较高的研究，需全委员会成员或多数成员出席；后者只需委员会主任指定少数成员审查即可。澳大利亚《国家声明》将研究中的风险由低到高分为不便（inconvenience)、不适（discomfort）、损害（harm）三类，进而以此为依据，将研究风险分为风险可忽略（negligible risk）、低风险（low risk）、损害（harm）三个等级。但对于审查程序，也同样分为普通及简易两类。其中，普通程序适用于高风险研究，简易程序适用于后两类研究。[①] 比例原则的好处是在维护受试者权益的同时，节省管理成本，提高审查效率。值得肯定的是，我国立法中对比例原则也有规定，如卫生部2007年《审查办法（试行）》第21条规定，对于"小于最低风险"的研究项目，"可由伦理委员会主席或者由其指定一个或几个委员进行审查"。问题在于，该办法倾向于将风险理解为医疗风险。事实上，受试者在参与研究中面临的风险并非仅限于此，例如澳大利亚《国家声明》第2.1章（Chapter 2.1）即将损害细分为六大类，除了生理、心理损害外，还包括社会、经济、法律损害，以及个人价值贬损。这使研究人员及伦理委员会在风险评估中进行权衡时，有更加充分、细致的依据，最终更有利于维护受试者的权益。遗憾的是，前述2016版《审查办法》中对此也未进行明确的阐述，这对于优化审查程度配置和提高审查效率来说，都是不利的。

四 对伦理委员会的监督机制

伦理审查是研究活动的伦理可接受性的基本的制度保障。然而确保伦理委员会诚信履职，合理有效地开展审查，切实维护受试者权益，还需针对伦理委员会及其审查活动确立有效的监督机制。我国现行法规中相应的规定几乎是空白。从国外的制度经验来看，对伦理委员会的监管包括以下几个层面：

一是组织及程序监管。以美国为例，适用于NSF和NIH资助研究管理的"通用规则"中规定了科研单位为取得依托单位资格，所必须出具的"联邦范围保证"（FWA）。该保证实为依托单位应当遵守的合规义务，其中包括将伦理委员会的名单、成员资历及其利益关系情况提交至主管部门登记备案。登记后，如果伦理委员会的组成变化，是依托单位须在规定的时限内，及时修正登记信息。[②] 这既是主管部门对科研机构的合规监督

[①] 详见澳大利亚《国家声明》第5.1.18至5.1.20条的规定。

[②] 从实践情况来看，这个部门是卫生部下设的人类研究保护办公室（OHRP）。不过，通用规则允许卫生部以外的资助机构既可以认可FWA要求的登记备案方式，也可以选择另外的方式。实际上，多数联邦政府部门都直接认可FWA。

机制，同时也是对伦理委员会的组织监督机制，其意图在于落实通用规则中确立的有关伦理委员会的组织原则。与此同时，上述 FWA 还要求各依托单位制定适用于本单位伦理审查的书面程序，以确保伦理委员会的审查程序有章可循，并且该程序应符合主管部门的规章精神。[①] 就我国现行法规来说，卫生部 2007 年的《审查办法（试行）》第 2 章"伦理委员会"的各项条款中，未涉及伦理委员会的登记备案，卫计委 2016 版《审查办法》第 14 条，规定了伦理委员会组织情况及章程的备案，且在科研单位应提交的伦理委员会的备案信息中，规定了应包含成员的工作简历，但未要求披露伦理委员会成员所涉及的利益关系情况。另外，在伦理委员会成员结构发生变动时，是否需要变更登记，也未予规定。这都是应当引起注意的。就我国科学基金科学伦理规章建设来说，资助单位建立上述登记备案制度十分必要，且自行建立伦理委员会登记备案制度完全具备可操作性。不过，笔者认为，科学基金尤其是自然科学基金也可以效仿美国联邦政府的经验，信任并认可其他行政部门已有的登记备案的效力，这样也可以有效地节省管理成本。这不仅有助于监控依托单位伦理委员会组成人员的资历情况，更也有助于监督伦理委员会组成上的相对独立性是否得到保障。

二是伦理审查的记录与档案的制定与保存，这一举措对于监督伦理委员会的工作来说至关重要。此类规定在 2007 版及 2016 修正版的《审查办法》中均付缺如。审查记录与档案是全面、如实反应伦理审查的组织与过程的原始记录。伦理审查的组织与流程是否合规且合理，都可以从审查记录的存档中查阅出来。由此，审查记录的制作与存档，本身即是一项对伦理委员会及其成员的诚信履职情况的有效的监督机制。前述各国在立法中大都重视此类记录与档案的制定与保存。如以美国通用规则为例，其第 115 条即明确要求科研单位必须编制和保管伦理委员会的详细工作记录，并且，该条还规定了这一工作记录必须包含的七项内容：（1）被审查的研究方案的副本，经核准的知情同意书范本，研究人员提交的研究项目的进展报告及受试者受伤害情况报告；（2）伦理委员会会议备忘录，其中详细记录伦理委员会会议出席情况，所采取的措施，投票表决情况（包括赞成票数、反对票数、弃权票数），要求变

---

① 同见通用规则第 103（b）项。

更或不批准研究方案的理由,以及伦理委员会在讨论过程中存在的分歧及解决方法的说明;(3)持续审查的记录;(4)伦理委员会与研究人员往来答复的复印件;(5)伦理委员会成员名单及详细信息(即通用规则 103(b)(3)所要求的信息);(6)通用规则第 103(b)(4)及 103(b)(5)所要求的用于伦理委员会审查的书面程序;(7)根据通用规则的要求,向受试者提供的研究过程中的重要发现的说明。这七项记录的保存期至少为 3 年,而涉及研究实施情况的记录的保存期,为研究活动结束后的至少 3 年。所有的记录必须在合理的时间及以合理的方式提供给联邦政府或机构(资助单位)的指定人员。比较而言,澳大利亚《国家声明》中有关伦理审查记录必备事项的要求更多且细,其第 5.2.24 条明确规定审查记录中必备包括 13 类内容:(1)接受该批准决定的单位的名称;(2)受审查项目的代码;(3)研究项目中所列主要研究人员的姓名;(4)项目名称;(5)伦理委员会与研究人员就伦理审查事项的通信;(6)接受或拒绝更改研究申请的决定;(7)是计划完成项目的日期;(8)附带日期的批准或不批准决定;(9)批准申请的条件(如有); (10)伦理委员会所做出的批准决定的期限;(11)(除本伦理委员会以外的)其他提供审查意见的审查机构的名称;(12)用于对研究实施过程的监控办法;(13)是由联邦、州、领地制定的,与个人及健康信息、隐私有关的法规或规章之间的关系。除此之外,第 5.2.25 条还要求伦理委员会保存研究项目申请材料的副本。限于篇幅,不再细述。

三是对伦理审查中的利益冲突的处置。合理有效地应对和处置利益冲突,是科研环境下实现"负责任行为"的重要条件。对此,澳大利亚《国家声明》第 5.4.5 条明确要求伦理委员会"应当要求它的成员及提供建议的专家,披露一切被审查的研究活动中实际存在或潜在的效益冲突,包括任何与研究活动存在关联,或参与研究活动的个人、财务或其他形式的利益关系及隶属关系"。同时,"审查机构应当采取相应措施处理此类冲突……包括回避有关会议,或……所有协商讨论"。此外,"在专家顾问涉入利益冲突的情况下,只能要求其出具书面建议"。另外,加拿大《三理事会政策声明》第 7.3 条也明确要求伦理委员会在审查研究方案时,其成员必须将其个人所涉及的实际的(real)、潜在的(potential)、可察觉的(perceived)利益冲突如实报告给委员会。后者可以根据情况决定其是否需要何种回避。① 除此之外，该条还要求各依托单位制定的利益冲突政策设定合理的时间区间，处于该区间内的伦理委员会成员"不得参与审查其近期合作者、上级、学生、同事参与的研究项目"。在审查过程中，涉及此类利益冲突的伦理委员会成员需要回避，但仍可提供专业意见，只是不能参与最后的表决。除上述文件外，美国通用规则第107（e）项也有类似规定。为有效处置利益冲突，美国联邦政府卫生部人类研究保护办公室（OHRP）早在2004年即出台了有关规章，建议各单位建立利益冲突委员会（COCI），并在该委员会与伦理委员会之间建立沟通机制，以及时合理地处置包括伦理委员会成员在内的各方所涉及的利益冲突。而对于未及时处置或故意隐瞒利益冲突从而违反"负责任行为"原则的行径，各国大多将其归因于科研不端行为，适用相应的科研不端行为处理机制予以处理。这也是构建我国科学基金科学伦理审查制度时应当顾及的重要问题。

综上所述，完善我国科学研究领域中伦理审查制度，应当重点关注和解决伦理审查的适用范围、审查组织、程序和监管等各个方面的问题。其中组织方面应当确保伦理委员会组成上的多元代表性和相对独立性，在程序上应明确审查持续原则与比例原则。此外，更重要的是，应注重确立针对伦理委员会及其审查工作的监督机制，以确保审查行为本身的诚信度与正当性。科学伦理规章的制定已纳入国家自然科学基金委的立法规划。其中，人类受试者权益保障制度的建立健全不仅应当置于优先地位，更重要的是，在立法和法律实施中，在公共卫生、科技管理、科技资助等职能部门之间，确立横向联动机制，不仅有助于统一立法及法律实施口径，提高审查监督效率，节省行政资源及成本，更有助于维护和保障受试者的权益。

第二节　违规问责制度

在欧美，违反科学伦理，侵害受试者权益，除了承担相应的侵犯责

---

① 各国有关规章中对审查人员涉及利益冲突的处置是有区别的，比如：既不参与审查也不参与表决；回避表决，但可提供评审意见；不出席审查会议，但可提供书面意见；等等。2016版《审查办法》第21条对于回避的规定过于简单，在操作中易滋生弊端，是不可取的。

任外，比如关于隐私保护方面的违规问责，还要承担另一种责任，即研究不端（research misconduct，在我国也叫科研不端）的问责。而对于科研不端的调查与处分，国外有着较为成熟的制度设计。我国的问题在于，一，尚未把此类行为明确地定义为研究不端；二，我国的负责任研究行为规范及研究不端的调查处理制度建设远未健全，将违反伦理规范，侵害受试者权益行为及科研不端的认定与处罚相衔接的机制也有待于立法的衔接。

一 国外关于违规问责制度概述

国外政府十分重视国家资助科研领域中的学术诚信建设，尤其重视通过法律手段规范研究机构或组织的行为，提倡负责任的研究行为（responsible conduct of research），并且建立了有效的制度来应对和规制科研不端行为。近年以来，各国政府相继通过制定和出台有关规章制度，不断完善相关机构的职能，逐步建立和健全国家科学基金法律制度中的科研责任管理制度与科研不端行为处置制度。这些制度不仅可以保证国家财政资助资金的有效使用，维护科学共同体的职业道德及社会公信力，对人权的保护也具有极为重要的意义。

（一）国外关于违规问责的立法规定

国外涉及研究不端行为的立法主要集中在政府法规层次。各国政府立法及规范性文本中多有明确界定。2000年，美国联邦政府白宫科技政策办公室（OSTP）公布了《关于研究不端的联邦政策》。英国政府七大科学理事会（RCUK）2009年公布的《良好研究行为管理政策及准则》。加拿大联邦政府关于科研诚信与研究不端处理的最重要的规范，是由联邦政府三大科学基金组织自然科学与工程研究理事会（NSERC）、国家卫生研究院（CIHR）及社会科学与人文研究理事会（SSHRC）于2011年联合公布的《三理事会关于负责任研究行为章程》。2007年，澳大利亚联邦政府出台了《澳大利亚负责任研究行为准则》（下称《准则》）①，对研究不端的界定方式更为全面和完整，该《准则》就不端行为的界定与归责等实体问题，以及不端调查处理程序等问题，做出了统一规定，确立了基本的制度框架，在明确科研不端的

---

① 该《准则》即 Australian code for the responsible conduct of research。

内容范围，责任主体及处罚问题的基础上，就科研不端调查处理的程序问题做出了基本规定。从总体上说，该制度旨在充分尊重依托单位的自主性，重视其在科研不端调查处理中的主导作用，尤其是在调查程序的组织实施方面。

1. 科研不端行为的含义和构成要件

2000 年，美国联邦政府白宫科技政策办公室（OSTP）公布了《关于研究不端的联邦政策》将研究不端界定为：在研究项目申请、审查或研究结果中实施的伪造（fabrication）、篡改（falsification）、剽窃（plagiarism）行为，且行为人在主观上存在故意或过失。其中，伪造的范围包括研究的数据、结果或与之相关的报告；篡改的范围包括研究材料、进程、研究记录、数据或结果；剽窃是指盗用他人的想法、流程、成果，或盗用他人的文字表述而不注明。不过，研究不端的含义中不包括"诚实的错误"及观点的分歧。随后，联邦政府各部为落实该政策而制定的有关法规或规范性文件都沿用了这一概念。

英国政府七大科学理事会（RCUK）2009 年公布的《良好研究行为管理政策及准则》第 2 条所定义的研究不端行为的种类，除上文所提及的伪造、篡改、剽窃外，还包括三类内容宽泛的行为，即提供不实信息（涉及成果及数据的署名、提交、发表，利益披露，研究人员资质、经验等方面），对研究数据或材料的管理、保存不当，故意或过失违反研究人员注意义务，给人类受试者（humansubjects）或试验动物造成伤害。

加拿大的《三理事会关于负责任研究行为章程》。该章程第 3.1 条共列举了 10 余种不端行为，其中除上文所提到的伪造、篡改、剽窃三类行为以外，还包括为掩盖研究中的过错而故意销毁研究数据或记录的行为；研究成果的重复发表行为（Redundantpublications）；研究成果的虚假署名（Invalidauthorship）行为；研究成果中对受资助情况未予充分确认（Inadequate acknowledgement）；对利益冲突（Conflict of Interest）的不当处理；在申请研究资助时弄虚作假，包括提供不完整、不准确或虚假信息；资助经费管理不当及滥用等。

澳大利亚的《准则》对研究不端的界定方式更为全面和完整，其第 10 章从构成要件及行为分类两个方面，对研究不端做出了详细解释。对"科研不端行为"（Research misconduct）做出了明确界定，认定其为严重过错，是指"那些严重的故意违反（本《准则》的）行为"。在此基础上，《准则》进一步就"科研不端行为"的构成要件做出了阐述，其包括三个方面：一是受指控的行为违反了《准则》的规定；二是行为者在主观上存在故意及蓄意、粗心大意或重大的持续性过失；三是行为造成了严重后果，"如公开记录中的错误信息，或给研究参与者、动物或环境造成负面影响"等等。① 在此基础上，《准则》专门列举了十种主要的科研不端行为，包括：伪造（fabrication）科研成果，歪曲（falsification）研究数据或成果，剽窃（plagiarism）关于著作权归属的不实行为，未披露及处理严重的利益冲突，以弄虚作假获取资助，所实施研究未按《有关人类研究的伦理行为的国家声明》《澳大利亚为科学目的照管和使用动物操作准则》②的规定取得伦理性批准，给人类参与者的安全、动物福利或环境带来风险，因重大或持续性过失而违反《准则》的规定，以及任意隐瞒或纵容他人的科研不端行为。③ 但是，其他种类的不端行为（如财务不端、人身骚扰等）不属研究不端行为范围。并且，研究及科研管理中的"诚实性分歧"（honest differences）与"诚实性错误"（honest errors）也不属研究不端的范围。

综上所述，各国政府有关规定对研究不端的定义大致包含两个维度：一是构成要件的维度，包括主观上的故意或过失，客观上的行为违规及严重性。二是从行为分类来说，涵盖了研究行为、科研管理、资助管理与经费使用等领域。

2. 科研不端行为的责任主体与处罚措施

澳大利亚的《准则》就责任主体而言，由上述界定不难看出，科研不端的主体既可能包括自然人主体（研究人员、科研管理人员），在某些情况下也可能包括单位主体。就自然人主体而言，其可构成大多数科研不端行为的主体。就单位主体而言，当出现"在研究资助申请、研究活动的实施及报告环节的舞弊欺骗行径，以及对某一严重的利益冲突未能予以披露或处置"时，单位有可能成为责任主体。

---

① 该《准则》即 Australian code for the responsible conduct of research。
② 两份文件原题分别为"the National Statement on Ethical Conduct in Research Involving Humans"，以及"the Australian Code of Practice for the Care and Use of Animals for Scientific Purposes"。
③ 《准则》第10章。

在此基础上，对不端行为主体的处罚也可分为两个层次：

（1）当个人（研究人员或科研管理人员）作为不端行为主体时，其问责依据主要来自其所在依托单位的有关政策、规章，以及（或）该责任人与其所在依托单位的聘用协议及所在单位的有关规章制度。尽管《准则》没有直接明文规定对自然人不端行为主体的处罚措施，但《准则》B编第12章明确要求在确实存在不端行为的情况下，依托单位"应根据该单位的人事制度采取包括解聘或解雇在内的各类纪律处罚措施"。在此基础上，《准则》还要求各单位"在随后纳入协商的聘任协议或合同中，写明如何根据本准则的规定处理科研不端行为。"由此可见，这一层次的问责形式，通常体现为用人单位的内部纪律措施。

（2）当依托单位成为责任主体时，其责任严格来说属合同责任范围，本质上属违约责任。尽管ARC法案及各项资助办法（funding rules）中并未就此事项做出具体规定，但在格式化的ARC资助协议（funding Agreement）中有明确的要求。由于此类协议内容几乎全部为格式条款，依托单位只能被动遵守，故其效力相当于一种由ARC制定的准法律规范。从协议层面来看，依托单位的不端行为实际上构成了对协议条款的实质违反，其责任性质实质上相当于违约。以ARC最新公布的《2011年探索发现类研究项目资助协议》[1]为例，根据其第5.2条（K）项、第5.3条、第6.2条、第37.1条的规定，如果依托单位未及时有效处理相关利益冲突，或其在向ARC提交的与项目有关的材料（包括申请材料）或报告中存在不准确、不完整或误导性信息时，联邦政府可视情况采取三项措施并书面通知依托单位：一是暂停或终止划拨项目资助经费；二是全额或部分追回已经拨付的经费，其中包括尚未用尽，以及不按资助协议要求而用去的经费额度；三是变更已经核准的资助经费额度。[2] 其中，当ARC采取第二项措施时，依托单位必须在收到通知的30日内如数返还相应额度的资金。[3] 另据协议第37.2条规定，如果项目依托单位或任何参与项目的研究人员或其他个人存在欺诈、误导或欺骗ARC的行径，则ARC有权终止资助协议，即撤项。相比而言，此项处罚较前一条更重。

---

[1] http://www.arc.gov.au/pdf/DP11_fundingagreement.pdf，最后访问时间：2017年11月30日。

[2] 见该2011年《探索发现类研究项目资助协议》第5.3条（a）（b）（c）项。

[3] 见该协议第5.4条。

须指出的是，有时研究人员的不端行为会造成依托单位对 ARC 的违约，尤其是在依托单位未对不端行为的后果采取及时的补救措施，或其后果根本无法补救的情况下，将构成依托单位实质违约，ARC 将依照上述第 37.2 条问责。

3. 对科研不端行为的监督主体

各国有关规定确认了政府资助机构对于受资助研究单位调查处理研究不端程序的监督职权。以澳大利亚为例，2012 年，澳大利亚研究理事会（ARC）与国家健康与医学研究理事会（NHMRC）联合成立了澳大利亚研究诚信委员会（ARIC），负责上述程序性监督职责。具体而言，其受理针对各单位调查处理研究不端行为的程序性审查请求，对有关调查程序的公正性与合规性进行审查监督。英国与加拿大的有关规定与此相似。美国联邦政府《关于研究不端的联邦政策》还进一步规定了政府资助机构可以在受资助单位无法或不具备调查条件，或为了维护公共利益的情况下，自行实施调查的权力。

澳大利亚两大国家科学基金机构——澳大利亚研究理事会（ARC）和国家健康与医学研究理事会（NHMRC）对研究项目伦理设计的执行情况进行直接或间接的审查监督。首先，按照资助机构的有关要求提供相关报告或材料，积极配合审查，是依托单位的合同义务。所有 NHMRC 的研究资助的附属协议，均要求依托单位每年一次以书面形式向 NHMRC 证明其科研管理与伦理监督程序符合《国家声明》《澳大利亚负责任研究行为准则》及其他 NHMRC 的有关标准或指导原则的规定。《国家声明》中列举了五种可行的监督机制，包括来自研究人员的报告；来自独立性机构（诸如"数据与安全监控委员会"[①]）的报告；对不良反应报告的审查；对研究地址、数据或自愿同意文件的随机抽查；对参与者的访谈，以及来自他们的其他形式的反馈。[②] 监控的频繁和类型，应视研究参与者所承担风险的等级而定。[③] 在这一系列监督措施中，依托单位及项目研究人员的自我监控十分重要，尤其作为身处科研第一线的研究人员，对监控一切不良事件或意外情况，负有重大责任。根据《国家声明》的要求，他们应当在发现不良情况时，尽快告知研究机构和审查机构，并尽快采取处置措

[①] 原文为 "data and safety monitoring board"。
[②] 《国家声明》第 5.5.1 条。
[③] 《国家声明》第 5.5.2 条。

施。即使在未发现此类情况时，研究人员也须定期向所在单位和审查机构提交包括研究进度情况。① 其间，如果发生研究人员或科研单位严重违反伦理原则，或研究的实施严重违反已被核准的研究方案的情况，则审查机构可撤销批准决定，同时，研究单位须立即中止研究活动，并按要求改正或采取补救措施。②

NHMRC 和 ARC 的有关问责制度主要针对两类主体：一是对依托单位的问责与处罚；二是对个人的处理无论就 ARC 抑或是 NHMRC 的制度而言，依托单位的责任在根本上属违约责任，对依托单位的问责与处罚主要基于资助协议的有关约定。

就 NHMRC 而论，依照前述 NHMRC 资助协议第 15.2 条的规定，如果单位违背有关伦理规范或协议中有关研究伦理的约定，NHMRC 可视情形采取六类问责及处罚措施：（1）是暂停部分或全部资助，直至依托单位采取纠正措施并使 NHMRC 满意为止；（2）是在资助协议中增加新的条件；（3）是自 NHMRC 给依托单位的告知中指定的日期起，暂停受资助项目中的一项或多项（但不是全部）研究活动；（4）自 NHMRC 给依托单位的告知中确认的日期起，终止资助协议（及项目中的全部研究活动），并且注销该科研单位的依托单位资格；（5）是要求依托单位限期返还部分或全部经费，其中包括在违反资助协议的情况下用去的经费额度；（6）NHMRC 的相关政策所明确的其他处罚措施。根据上述资助协议第 15.4 条规定，如果被问责或处罚的依托单位未按期如数返还有关资金，则其除了应返还有关资金外，还须向 NHMRC 支付以该项目受资助总额为本金所产生的利息，计息额度由 NHMRC 预估确定。

就 ARC 而言，其资助办法中虽有要求依托单位遵守有关伦理性规范的规定，但并没有就后者违规情况下的问责与处罚措施做出明确规定。而其资助协议（格式协议）中的相关规定则相对明确一些。以 ARC 2011 年探索发现类研究项目资助协议③为例，其在第 18.2 条、第 18.6 条所规定的保证义务的基础上，对于依托单位违背有关伦理规范或标准时，ARC 可采取的措施包括：暂停或终止划拨项目资助经费；全额或部分追回已经

---

① 《国家声明》第 5.5.5 条。
② 《国家声明》第 5.5.6—5.5.9 条。
③ http：//www.arc.gov.au/pdf/DP11_ fundingagreement.pdf，最后访问时间：2017 年 11 月 30 日。

拨付的经费,其中包括尚未用尽,以及不按资助协议要求而用去的经费额度;变更已经核准的资助经费额度。[①] 其中,当 ARC 采取第二项措施时,依托单位必须在收到通知的 30 日内如数返还相应额度的资金。[②] 另根据 37.3 条（c）、（d）项的规定,如果 ARC 认为依托单位的违约行为造成了不可补救的后果,或者,在可以补救的情况下,ARC 书面通知依托单位采取补救措施,但后者在收到通知的 30 日内未采取有效补救措施的情况下,联邦政府均有权终止资助协议（即撤项）。

4. 对科研不端行为的调查处理程序

各国的政府资助机构大多接受与由其资助的研究活动相关的不端行为举报。但在多数情况下,此类举报会被转交给被举报者所在科研单位,并由其实施调查处理。由科研单位实施调查处理的情况通常占主导地位,但在某些特定情况下（由科研单位调查不便或不现实或显失公平等情况）,有的政府资助机构（如美国 NSF）也可直接实施调查。须明确的是,用以调查和处理研究不端行为的程序,在性质上不属于正式的司法审裁程序。从具体制度安排来看,以上国家通行的研究不端调查程序主要包括由科研单位主导实施的初步调查与正式调查两阶段程序。前者的主要功能在于搜集基本信息,以确定是否启动正式调查。相对第一阶段来说,正式调查程序较为严格,其间,负责调查的单位通常要组织听证（hearings）。该听证程序在形式上借鉴了英美国家的对抗式法律程序模式,即在听证程序中,指控一方需要就其所指控的不端行为事项提交证据,而被调查人则有权提出抗辩及反证。调查结果将作为实施最终处理措施的基本依据。《澳大利亚负责任研究行为准则》第 12 章还根据案情的性质及严重性,将调查程序分成内、外两类。根据该章的要求,对于不便由被举报人所在单位实施内部调查的情况（如被举报人是所在单位的官员或权势人物）,为确保调查程序的公信力,责任单位须启动更具独立性也更为严格的外部调查程序,包括"调查小组成员不得受雇于该单位,或与该单位之间存在或最近曾存在关联关系,或被合理地怀疑抱有偏见",并且,"调查小组人员构成不得少于三人。其中至少有一人具有法定的资格,或拥有在某一审裁机构或类似机构中工作的丰富经验。其中应至少有一人了解相关的科研领

---

① 见该 2011 年《探索发现类研究项目资助协议》第 5.3 条（a）（b）（c）项。
② 见该协议第 5.4 条。

域，或具有相关领域的研究经验，但均与举报所涉研究领域无直接关系"等。

各英美国家政府出台的有关查处不端行为的规定均十分注重调查程序的公平性，这集中表现在被举报人权益的保护方面。2000年美国联邦政府《关于研究不端的联邦政策》指出：对于被举报人的保护在于使之确信其权利能够受到保护，以及使之确信其所受的指控，不会妨碍其研究活动，或成为实施对其不利的决定或行动的依据。在此基础上，具体的保护性措施包括：（1）及时书面告知被举报人所受举报的主要内容；（2）给予被举报人有关所有举报事项的说明；（3）给予其取得用于支撑举报的有关数据及证据的合理权限；（4）给予被举报人回应、申辩、质证的机会。

依照澳大利亚《准则》的精神，澳大利亚研究理事会，简称ARC，并不直接介入针对某一人员科研不端行为的调查和处理，相关的调查处理工作主要由被举报人所在单位负责实施，而ARC将负责程序监督。

（1）调查程序的类别及适用

依照《准则》的要求，科研不端行为调查处理程序应分为两类，一是由各依托单位自行组织实施的内部调查程序；二是独立的外部调查程序。

就后一种程序而言，其主要适用于不便于开展内部调查的情况，尤其是当被举报人的权势地位可能给调查程序带来影响时应适用这类程序。相对于内部调查而言，外部调查的独立性更强，其组织和实施标准也更严格：（1）调查小组的成员与被调查者所在单位之间不得存在人事雇佣关系，或在与调查相邻期间内与该单位存在关联关系，或被怀疑存在此类关系。（2）该调查小组人员构成不得少于三人。"其中至少有一人具有法定的资格，或拥有在某一审裁机构或类似机构中工作的丰富经验。其中应至少有一人了解相关的科研领域，或具有相关领域的研究经验，但均与举报所涉研究领域无直接关系。"[①] 在调查实施过程中，"程序公平原则要求被调查人能够听取并回应所有将用于调查小组决策程序的材料"。同时，"调查程序必需的专业知识的提供者都应当是见证人而不是调查组成员。这将允许见证人接受调查小组和被质询人的询问。如果调查小组成员拥有

---

① 见该协议第5.4条。

相关的专业知识，则该知识必须被提供给被举报人"①。（3）《准则》要求该调查程序的操作性标准应尽量与现行的法律审裁程序相一致。为此，《准则》提出了一系列具体要求："通常，调查小组应当接受一名具有法定资格人员的'律师协助'（counsel assisting），其职能是准备用于审裁程序的材料，代表调查小组询问证人。该人士不是调查小组成员，但其在听证程序中向调查小组提供法律建议。被调查人有权利委托法律代理人。调查程序不受证据规则的约束，但它的程序必须符合普通法的'自然公正'和'正当程序'原则。查证过程可适用民事举证标准，尽管针对严重案例的举证标准要高于'盖然性权衡的证明'。"②

在进行外部独立调查时，律师可就调查中所涉及的各类法律问题向当事方提供建议。无论独立的外部调查过程是否公开，调查小组都应在充分听取各方意见及充分了解相关政策与证据材料的基础上，"根据公共利益独立做出决定"。调查终结后，调查组须向被调查者所在单位最高行政官员如实报告事实结果。后者须及时向单位管理层反映调查结果。随后，CEO应根据调查结果及该单位的人事政策，采取相应措施。如果确实存在不端行为，则应对行为人实施包括解雇在内的处罚措施。如确无不端行为，则CEO也应采取相应措施消除影响或实施补救。同时，科研不端的外部独立调查结果应当公布。

（2）调查处理程序的基本流程

尽管各依托单位可能按照自身的具体情况确立不同的调查处理程序，但《准则》对完整的科研不端调查处理程序的必备环节提出了具体要求，其大致包括六个环节：

第一，部门层次的先行处理。根据《准则》的要求，在部门层次先行处理是更为可取的方式。但如果条件不允许或不可能在这一层次得到合理处理，则科研诚信顾问（research integrity adviser）应当向举报人提供其他行动建议，如向所在单位负责科研不端行为处理的专员（designated

---

① 见该协议第5.4条。

② 即"the balance of probabilites"。根据英国证据法的要求，在当事人承担说服责任的诉讼中，相应的举证标准一般须达到"排除合理怀疑"或"盖然性权衡"。在这两种标准中，前者适用于刑事诉讼，后者适用于民事诉讼。但在刑事诉讼中，如果是被告方承担说服责任的，一般只要求达"盖然性权衡"，即证明该事实存在的可能性大于不存在即可。

person）提出正式举报。[1]

第二，举报与受理。如举报难以在部门层面得到合理解决，举报人须以书面形式向单位任命的专员提交正式投诉或举报。专员负责对举报的真实性进行评估。

第三，专员向所在单位CEO出具建议。专员必须向CEO或其代理官员提交一份关于被举报事件是否证据确凿的建议。建议内容可包括：驳回举报；指示有关部门处理举报；通过一项科研不端行为调查程序进一步调查该问题，等等。

第四，CEO关于启动调查的决策。如CEO或其代理官员认为需要启动科研不端行为调查程序，则其必须决定是启动单位内部科研不端调查程序，还是启动单位外部的独立调查程序。

第五，调查结果报告。在调查程序终结时，调查人员必须向CEO提交有关调查的事实结果，及（如有）发生何种不端行为的建议。

第六，后续措施。CEO必须根据单位的有关政策决定采取后续措施，包括在查证属实的情况下实施的纪律处罚措施，以及在查无实据的情况下的补救措施。

（三）被调查者的权利救济

根据《准则》的精神，整个调查处理程序必须充分遵守普通法中的"程序公平原则"。基于此，《准则》特别重视在调查过程中及其后对被调查人员的权利救济问题，进而就该问题做出了明确规定：

第一，调查过程中的权利救济。

《准则》明确规定："当有关单位组成调查小组，实施可能导致纪律性后果的调查时，被调查人必须获得按照'程序公平原则'实施的公正听证。为了确保程序公平，该项针对科研不端行为的举报必须以书面形式做清晰说明，被举报人有权发言，同时，小组成员的言行应避免受到偏见的影响。"同时，"调查小组应提供书面调查结果及相关理由。另外，还应为针对此（调查）结果的申诉设立相应渠道"[2]。

第二，处罚决定做出后的权利救济。

---

[1] 依照《准则》B编第10章的要求，依托单位须任命某一高级职员担任科研诚信顾问，该顾问可以秘密访谈的形式，结合有关政策与规定，在综合分析的基础上，向具有举报意向的人员提供行动建议。

[2] 参见《准则》第10章。

即使在科研不端行为已经查证属实的情况下，由于后续的处罚将给被举报人以后的职业生涯，甚至全部个人生活造成重大的影响，故根据程序公平原则，"被举报人必须享有通过单位的纪律程序向更高一级机构申诉的权利"①。须特别指出的是，在实施外部的独立的科研不端调查时，被调查人有权利向包括法院在内的"更高级的权威机构申诉"。② 但《准则》并未明确除法院之外，被调查人还可向哪些"权威机构"申诉。其中是否包括依托单位上级主管部门（联邦政府教育主管部门）？除司法外，是否还有其他行政性的救济方式？对此，有待进一步的调查和求证。

（四）程序监督

依照《准则》的精神，所有接受 ARC 及 NHMRC 研究资助的科研单位均应积极遵守《准则》有关科研不端行为举报及处置的规定，同时还须遵守各所在单位自行制定的同类程序。但对于那些怠于遵守这两方面规定及程序的单位，则须建立一种更为有效的单位外部的独立审查与调查机制。作为这一机制的执行主体和组织依托，"澳大利亚科研诚信委员会"（ARIC）的筹建于 2009 年被提上了 ARC 和 NHMRC 的共同行动议程。当年 11 月，ARC 公布了由 IISR、ARC 及 NHMRC 联合起草的《关于成立澳大利亚科研诚信委员会建议草案（讨论稿）》（以下简称《草案》），③ ARIC 的筹建进入正式的意见征询与磋商阶段。目前，该阶段工作已经结束，有关操作性的规章制度将在未来陆续出台。

根据《草案》的规划，ARIC 的职能主要是受理那些针对（接受 ARC 或 NHMRC 研究资助的）各依托单位的科研不端行为举报处置政策或程序的审查申请，尤其是与具体的不端行为举报、调查处理活动相关的当事人或单位的申请，或由于依托单位的调查处理活动而受到影响的个人或单位的审查申请。所有在各单位涉及不端行为的处理、决策过程中，利益受到影响的个人、团体或组织，都可向 ARIC 提交审查申请。④ 简言之，ARIC 并不直接介入针对具体的科研不端行为的调查和处理，此项权力将主要由各依托单位自行行使，而 ARIC 的职能似更侧重于维护受调查者或受调查

---

① 参见《准则》第 10 章。
② 参见《准则》第 12 章。
③ 参见，http://www.arc.gov.au/pdf/research_ARIC_proposal.pdf，最后访问时间：2017年 11 月 30 日。
④ 见《草案》第 4 项 "Terms of reference of the Committee"。

影响者的权益，同时 ARIC 的审查活动具有被动性，类似于一种申诉处理机制。从审查依据来看，ARIC 的审查立足于查明各依托单位的有关政策或程序对《准则》的遵守情况。在相关审查活动结束后，ARIC 将依相关规定将审查结果向 ARC 的 CEO 及其他方面进行通报，并提供相关建议。①

5. 举证责任问题

国外认定研究不端行为的证明标准："优势证据"与"排除合理怀疑"。各国政府的相关规定中大都要求在指控研究不端行为时需要有充分合理的证据支持，但具体表述有所出入。加拿大《三理事会声明》中并未涉及这一问题，英国《良好研究行为管理政策及准则》中则要求在认定不端行为存在时需具备合理证据（appropriate evidence）。美国与澳大利亚的有关法规则明确要在对研究不端行为的指控中引入正规的司法证明原则。

美国政府《关于研究不端的联邦政策》明确要求在涉及研究不端行为的调查及听证中引入民事司法程序中的"证据优势"（preponderance of the evidence）规则。所谓证据优势即举证一方只需证明己方所主张的事实存在的可能性大于不存在即可。该《联邦政策》规定：既然优势证据规则适用于大多数的民事欺诈案件、联邦行政程序及制裁，那么，就没有理由提高用来证明存在那些会给公众造成广泛影响的不端行为的门槛。然而，"非联邦研究机构在适用某一更高的证明标准方面享有自由量裁权。不过，若其自行适用的标准与联邦政府所持标准有差异，则其必须依照联邦政府的标准，也就是证据优势标准，报告其调查结果"。这一原则在联邦政府各有关部门公布的有关规定中得以落实。

与上述美国政府法规相比，《澳大利亚负责任研究行为原则》的相关规定有所不同。其第 12 章规定：查证过程可适用民事举证标准，尽管针对严重案例的举证标准要高于"概然性权衡的证明"。所谓概然性权衡即"the balance of probabilities"，是英国式的称谓，即相当于美国民事诉讼中的优势证据规则。这句话的意思是，在一些较轻微的案例中，可以比照民事诉讼的证明标准来举证。但是，如果被指控者涉嫌的不端行为性质严重，则要适用更高的证明标准，即通常适用于刑事诉讼中用于定罪的"排除合理怀疑"（beyond reasonable doubt）规则。应该说，《澳大利亚负

---

① 见《草案》第 4 项："Terms of reference of the Committee"，出处同上。

责任研究行为准则》引入"排除合理怀疑"规则，在很大程度上也是基于保护被指控者权益的考虑。因为某些严重的不端行为指控一旦成立，可能会对被指控者造成严重影响，后者将可能面临严重的处罚，甚至其职业生涯会由此告终，其对被指控者造成的打击，有时不亚于一项有罪判决。故而，在严重的指控中引入这一标准，也是基于慎重的考量，加重了指控一方的证明责任，也会尽可能减少因控方失误而对被指控者造成的不利影响，这是值得肯定的。另外，在调查听证中引入正规的司法证明原则，有利于保障被举报人的权益，也有利于衔接后续可能产生的司法程序。

6. 公益诉讼与社会监督

根据上文论述，英美国家政府资助研究领域中发生的研究不端，主要依靠研究单位的调查和处理，有关政府机构（资助机构）则主要承担监督责任。如若研究不端行为损害了他人乃至社会公众利益，后者即需要通过某种方式维护切身利益。目前，英美国家广泛存在的 NGO（非政府组织）及相对完善的公益诉讼机制，为解决这一问题提供了良性渠道与平台。2006 年加拿大学生联盟（CFS）诉加拿大国家自然科学与工程研究理事会（NSERC）一案就是一起典型案例。

CFS 是加拿大最大的学生组织，该组织的目标在于促进高质量、易于获得的联邦高等教育和学术自由。多伦多大学是具备申请 NSERC 研究资助资格的单位，作为一项基本义务，其必须遵守 NSERC 等政府科学基金机构制定的学术诚信法规。

2000 年，多伦多大学数名研究人员参与了一项在安大略省威尔顿市实施的名为"威尔顿配水系统监督"的研究。2004 年，一位名叫 Christopher Radziminski 的人士向该学校投诉其研究人员在公开发表的涉及上述研究的成果中宣称"在研究活动实施期间未发生客户对水有异味的投诉"失实，并要求 NSERC 对其中所涉及的学术不端行为进行调查。后者回复称上述行为不在其法规的规制范围。接到回复后，Radziminski 求助于 CFS。后者致函 NSERC，要求多伦多大学对该举报进行调查，NSERC 将该信函转交给该校，但未要求其实施调查，继而将此决定通知 CFS。此后不久，NSERC 将该校所做的已经合理地处理过该事件的回复转告了 CFS。CFS 在几次交涉——包括要求 NSERC 越过该大学自行启动针对该事件调查——未能如愿后，CFS 认为 NSERC 在公共利益因研究不端而受损的情况下不作为，遂向联邦法院起诉，要求对 NSERC 的行政决定的合理性实施司法审查。

法官依照 NSERC 等政府资助机构的规定（即前注中的 Tri-Council Policy Statement），确认资助单位有权要求研究单位实施调查并报告结果，进而可以要求依托单位加以说明并提供进一步的信息，但其前提是研究不端行为发生在受 NSERC 资助的某一项或多项具体的研究项目的实施中，并且 NSERC 或它的某一同行评议委员会（peer review committee）能够确认关于存在研究不端行为的证据。尽管该大学具有向 NSERC 申请研究资助的资格，但该案所涉及的"威尔顿研究活动"并未受到 NSERC 的资助，故 NSERC 与该研究没有任何关系。所以，NSERC 仅仅向多伦多大学转交有关信函而不采取任何进一步行动的做法并无不当。

值得注意的是，法官在认定 NSERC 的上述回复及决定合理性时，确认了 NSERC 等政府科学基金机构共同制定的有关规范③的效力，并以之为依据，认定了 NSERC 决定及行为的合理性。法官认为 NSERC 法案赋予该机构选择有关程序的自主权，认为该机构有权对不端行为实施处罚，但涉及不端行为是否成立或确实存在的决定取决于接受资助的研究单位，NSERC 并不介入对证据的权衡及对双方主张的事实真相进行评估。反过来说，批准或否决某一大学关于其内部不存在研究不端行为的调查决定，也不属于 NSERC 的职权范围。最终，法官裁定驳回 CFS 的司法审查请求，但由 NSERC 承担诉讼费用。

CFS 诉 NSERC 案是三权分立体制下，政府行政行为接受司法审查的典型事例，同时也是社会性力量通过公益诉讼的问责方式，监督政府履行管理职责，促进科研诚信体制的完善，从而维护公众利益的典型案例。众所周知，政府科学基金的资助经费来自纳税人，这是政府资助机构履行其监管责任的前提基础。同时，受资助研究活动的内容往往涉及公众利益。比如，在研究活动中出现的信息、数据如对公众利益存在重要影响，则后者理应享有知情权。尽管 CFS 的诉求被驳回，但该案仍然是公众通过公益诉讼和司法审查机制，对研究不端的查处机制实施间接监督的一起典型事例，是社会性力量参与纠举研究不端，干预政府行为，维护公共利益的一种重要的法律实践模式。

二 我国建立违规问责制度的立法建议

政府资助科学研究，是英美发达国家创新体系建设的成功经验。多年来，在面对受资助研究领域中的研究不端问题，各国也取得了相对成熟的制度经验。这些经验将有助于完善我国的制度建设，维护政府资助研究活动的公信力及科学共同体的信誉。

（一）我国关于违规问责法律依据缺失

目前，我国并没有关于人体试验中违规问责事项的相关立法，因此，实践中，追究研究者或研究机构的违规责任并没有法律上的明确依据，这对于规范政府资助的人体研究活动非常不利，而且对受试者权利的保护存在潜在的风险。

我国关于违规问责法律依据缺失的原因，主要在于：

首先，从性质上看，违规问责问题主要被规定在一些国际性伦理规范中，如世界医学会、国际医学科学组织理事会等国际组织主导制定的伦理规范中有相应的违规问责内容，但这些国际性文件性质上属于医学职业伦理的范畴，并主要通过医学伦理审查委员会等自律机制贯彻实施，在我国并不能直接作为确定违规行为法律责任的直接依据。

其次，从内容上看，职业伦理规范的内容一般会高于法律的要求，同时由于法律和医学研究界限的明显差异，伦理审查介入医学研究的深度和广度都要远远高于法律。因此，有些学者反对确立违规行为的法律责任，认为对违规行为应当进行道德上的评价，而不宜纳入法律的评价范围。"需要承担法律责任的违规行为更有可能被限定在一些医学人体实验中必须固守的底线伦理或者'义务的道德'上，对于理想价值层面的道德或者'愿望的道德'，法律的介入则应当慎之又慎。"[1]"比如，一些告知上的改进建议可能会在伦理委员会的伦理审查中被提出，但如其违反却未必都会引发法律责任的承担。鉴于医学研究高度的技术性，立法者一般会将伦理审查委员会就履行告知义务提出的改善建议等微观事项纳入政府不予干预的职业自治范畴。"[2] 但是，在立法上，我国仍然可以对那些未通过伦理审查即开展的违规研究项目或者在项目研究过程中故意违规研究的行为设定较为明确的法律责任，从而为职业自治性质的伦理审查提供一个安全的制度保障。

综上，我国立法上需要确立和追究违规操作者的法律责任。首先，应

---

[1] 刘长秋：《法律介入道德：基础、限度与对策》，《东方法学》2012年第1期。
[2] 张洪松、兰礼吉：《医学人体实验中的知情同意研究》，《东方法学》2013年第2期。

当建立明确的法律依据,在立法方面,必须将全部或部分违规操作并侵害受试者权利的行为纳入法律规制范围,并为其设定相应的责任种类,即行政上、刑事上或者民事上的法律后果,将伦理上的要求上升为法律上的要求。"这些被纳入法律调整范围的行为或者是底线伦理的要求,或者在政策上具有重要意义,其间的抉择需要同时权衡多种因素,包括受试者权利保护、医学健康发展和医生职业自治、法律干预的成本等,是一个复杂的政策考量过程。"① 其次,应当建立一套完善的关于违规科研行为的应对处理机制,从而从实体和程序两个层面有效地应对和规制科研不端行为。

(二) 我国关于违规问责问题的立法现状及不足

人体科学研究活动直接涉及受试者的生命权与健康权,因此,对人体科学研究活动的伦理审查与法律规制必须紧密联系,相辅相成。研究不端有损于科学共同体的公信力,而政府资助研究领域中发生的研究不端,更有损于政府及其资助行为的公信力。当前,我国正积极推进创新型国家建设,随着政府科技投入的加大,预防、纠举、查处研究不端的制度性压力也将越来越大。在这方面,前述英美国家的制度经验可在如下方面提供一些有益启示。

我国在立法上,不仅仅对于侵犯受试者知情权、隐私权等权利的实际侵害行为需要设定法律责任,对违规研究行为及其责任往往更需要直接以法律的形式直接加以体现和推行。但是,我国现有的法律法规并没有针对性的直接规定违规问责。我国针对人体医学研究的专门性法律中有关于侵权责任的内容,但是很不完整,并没有规定违规行为的责任。

第一,在民事责任方面,我国并没有专门的立法规定违规责任。在司法实务中,根据《中华人民共和国侵权法》,违规行为可以按照普通的民事侵权行为来处理。2017年《伦理审查办法》第49条规定:违反本办法规定的机构和个人,给他人人身、财产造成损害的,应当依法承担民事责任。可见,从侵权立法上来说,追究违规行为的民事责任需要有损害后果发生作为其构成要件,那么对于违规行为来说,如果没有损害后果出现,只有违规行为并不能追究其民事责任,这很不利于受试者权利的保护。

第二,在行政责任方面。根据《中华人民共和国执业医师法》第26条第2款和第37条的规定,对那些未获得受试者同意擅自进行人体实验

---

① 张洪松、兰礼吉:《医学人体实验中的知情同意研究》,《东方法学》2013年第2期。

的执业医师给予警告、暂停六个月以上一年以下执业以至吊销执业证书的行政处罚。根据这一规定，承担行政责任主体只限于临床的执业医师，客观行为上也仅限于试验性临床医疗活动，主观上要求未经患者或者其家属同意。也就是说，一是其他非临床试验活动不能直接适用该条规定，二是如果研究者已经告知患者及其家属但是没有尽到充分告知义务，也不能直接适用该项规定，在这里，研究者已经告知但是没有尽到充分告知义务是否属于违规行为，法律规定是模糊的，因此需要法律予以明确规定，或者在司法实践中只能进行类比推理或扩张解释。2017 年的《涉及人的生物医学研究伦理审查办法》专门规定了"法律责任"一章，其中对人体试验行为引入了行政处罚制裁措施。第 45 条规定：医疗卫生机构未按照规定设立伦理委员会擅自开展涉及人的生物医学研究的，由县级以上地方卫生计生行政部门责令限期整改；逾期不改的，由县级以上地方卫生计生行政部门予以警告，并可处以 3 万元以下罚款；对机构主要负责人和其他责任人员，依法给予处分。第 47 条规定：项目研究者违反本办法规定，有下列情形之一的，由县级以上地方卫生计生行政部门责令限期整改，并可根据情节轻重给予通报批评、警告；对主要负责人和其他责任人员，依法给予处分：（一）研究项目或者研究方案未获得伦理委员会审查批准擅自开展项目研究工作的；（二）研究过程中发生严重不良反应或者严重不良事件未及时报告伦理委员会的；（三）违反知情同意相关规定开展项目研究的；（四）其他违反本办法规定的情形。第 48 条规定：医疗卫生机构、项目研究者在开展涉及人的生物医学研究工作中，违反《执业医师法》《医疗机构管理条例》等法律法规相关规定的，由县级以上地方卫生计生行政部门依法进行处理。上述这些内容对进一步规范临床试验行为有较大的进步意义，但对于违规试验行为也没有进行直接规定。

第三，在刑事责任方面，2017 年《伦理审查办法》第 49 条规定：违反本办法规定的机构和个人，给他人人身、财产造成损害的，构成犯罪的，依法追究刑事责任。根据该办法，实践中，对那些故意隐瞒、欺骗和引诱受试者违规进行人体试验，并造成严重后果，如受试者死亡或者严重残疾等后果的，研究组织者、实施者及其相关责任人应当承担其相应的刑事责任，如依照刑法关于医疗事故罪、过失杀人罪或过失重伤罪的规定被追究刑事责任。

第四，责任划分与问责机制欠缺。目前，"负责任研究行为"（Responsible Conduct of Research，RCR）越来越成为一项共识，包括前文所提各国的科技资助与管理部门制定了相应的规章或规范，它意味着科研责任的具体化和严格化。澳大利亚《准则》分别就数据与材料管理、实习研究人员管理、成果公开、署名、同行评议、利益冲突、机构合作七个环节中科研机构与研究人员的责任，作了详细的阐述及划分，明确了二者在各环节中的责任份额与内容。在《准则》适用于涉及人类受试者研究的研究领域时，以上各环节的责任落实将与受试者权益的保障密切相关。从消极方面来说，《准则》明确了违反前述《国家声明》，侵害受试者权益的严重行为属研究不端（reasearch misconduct），对此，科研单位须依《准则》的规定，启动相应的调查、听证及处理程序。[①] 照实践通例而言，不端行为一经查实，行为人首先面临单位的处罚，这类处罚往往是基于聘任协议而做出的，如丧失职位、解聘等等。除《准则》外，同类处理原则也存在于其他各国的有关规章中。[②] 在此类责任之上，行为人还因其违规的严重性，面临包括刑事处罚在内的其他处罚的可能。比如针对在研究中侵害受试者的隐私权的情况，各国普遍设置了严厉的处罚。

但是，在我国现行法律体系，尤其是在相关的部门规章体系中，层次清晰、定位明确的责任体系和问责机制久付缺如。以前述 2007 年《审查办法（试行）》为例，其中虽有二十八、二十九条涉及问责问题，但其内容极为含混，对处理的标准、程序，责任的性质、形式等重要问题，全无涉及。值得肯定的是，在卫计委 2014 年发布的该规章修正及征求意见稿中，涉及问责的条款增加到三个（即第四十四至四十六条），并且在这三个条款中，比较清楚地区分了个人和单位的责任。但局限性仍在，如第四十四条规定："研究人员违反本办法的，由研究人员所在单位作出处分，公开批评，取消获得奖励资格，终止项目实施及从事科研资格，并报

[①] 参见 Australian code for the responsible conduct of research 的 Chapter9、10 的规定。

[②] 可参见韩宇、王国骞、李安《美国国家科学基金会对学术不端行为的法律规制》，《中国基础科学》2009 年第 6 期；李安、王国骞、韩宇《美国国家科学基金会处理学术不端行为的法律程序》，《中国基础科学》2010 年第 1 期；王国骞、唐伟华、韩宇《框架·核心·启示——科学基金资助项目中科研伦理法律制度》，《中国基础科学》2013 年第 1 期，唐伟华、王国骞《外国科学基金科学伦理制度概论》，《中国科学基金》2012 年第 6 期，唐伟华、王国骞《澳大利亚研究理事会的科研不端行为处理制度——以〈澳大利亚负责任研究行为准则〉为核心的探讨》，《山东科技大学学报》（社会科学版）2011 年第 4 期，唐伟华、王国骞《澳大利亚联邦政府学术诚信法律制度概论》，《国家行政学院学报》2011 年第 6 期。

卫生计生行政部门；情节严重的，由卫生计生行政部门给予相应处理。"但在我国现行的行政管辖与隶属体制下，这种本身即含混其词的规定的执行力值得怀疑。比如，对高校及科研院所中的违规行为如何落实上述问责规定；当涉及违规的研究项目来自公共卫生系统之外时，如何确保"终止项目"处罚的执行力，都值得讨论。此外，该条提到的"情节严重"作何理解，也无明文阐述。如此含混，将给受试者的维权造成何种影响，有待实践检验。除此以外，卫生行政部门的管辖职权限于医药卫生领域，其他领域及行业中侵犯受试者权益的行为如何问责，亦无明确的标准和程序可循。

（三）完善我国违规问责立法的相关建议

人体科学研究活动的发展和受试者权利的保护都离不开强有力的法律保障，因此，我国应当确立对违规行为的追责和制裁制度，在立法上明确确立违规问责制度。国外对科研不端行为处理制度包含着某些积极经验，可以为完善我国科学基金科研不端处理制度提供借鉴。

在立法或规范的制定方面，明确研究不端的含义与范围。法律实施的有效性在很大程度上取决于立法逻辑的严密性与可操作性。"不端"的含义很广泛，但是，是否将与科学研究活动有关的所有"不端"都纳入"研究不端"的范畴，将直接影响到后续可能出现的举报、调查、处理等程序。在这方面，前述四国的有关法规或规范性文件对"研究不端"的界定有两点值得借鉴：一是明确研究不端行为的构成，尤其是行为的主、客观及后果要素；二是明确列举和限定具体的研究不端行为种类，从而确保法规的可操作性及查处程序的效率。

1. 构成要件方面

首先，在主观方面，可以将法律责任限定在主观恶性更大的违规行为之上，即研究者或研究机构严重的、故意的违反研究内容的各项要求，主观上违规操作的意图明显，从而为法律的可操作性和可预见性提供了更多的保障。那么，如果是过失违规的情况该如何认定法律责任？一般来说，因为医学伦理规范反映了作为专业人员的研究者具有超乎一般人的知识和技能，因此，在确定违规行为法律责任方面，必须为研究者设定法定的严格注意义务，立法上应当以明示或者默示方式为研究机构设定注意义务标准，规定：研究机构或研究人员违反了注意义务，存在重大过失或持续性过失情况下，才承担法律责任。第三种情况是，如果有关人员故意隐瞒或者纵容违规研究活动，是否承担相应的法律责任？这种情况主观过错比较明显，从法理上说，也应该承担相应的法律责任。

其次，在客观方面，可以直接规定违规操作的具体表现形式，如伪造科研成果，歪曲研究数据或成果，剽窃、侵犯他人著作权，未披露及处理严重的利益冲突，以弄虚作假获取资助，所实施研究未按有关规定取得伦理性批准，给人类参与者的安全、健康或环境带来风险等。根据民事责任相称的原则，建立与违规试验行为性质和特点相适应的民事责任制度。在民事责任的基础上，还应结合行政和刑事手段加大对违规侵权行为的制裁力度。

再次，在责任主体方面，立法上，责任主体可以分为两类，这种分类类似我国刑法中的单位犯罪。大多数情况下，科研不端的主体主要包括自然人，如研究人员、科研管理人员，在某些情况下也可能包括单位主体。一般情况下，科研活动的组织者、参与者、实施者构成大多数科研不端行为的主体。当出现"在研究资助申请、研究活动的实施及报告环节的舞弊欺骗行径，以及对某一严重的利益冲突未能予以披露或处置"时，单位有可能成为责任主体。

最后，在责任形式方面，当研究人员或科研管理人员作为不端行为主体时，其追责依据主要来自其所在依托单位的有关政策、规章，以及该责任人与其所在依托单位的聘用协议及所在单位的有关规章制度。在立法上，不宜直接明文规定对自然人不端行为主体的处罚措施，自然人在确实存在不端行为的情况下，应根据该单位的人事制度，采取包括解聘或解雇在内的各类纪律处罚措施。根据我国《伦理审查办法》，伦理审查委员会可以要求各研究单位在研究项目的审批过程中，写明如何处理科研不端行为。由此可见，这一层次的问责形式，通常体现为用人单位的内部纪律措施。当单位成为责任主体时，2017年的《涉及人的生物医学研究伦理审查办法》第47条规定：项目研究者违反本办法规定，有下列情形之一的，由县级以上地方卫生计生行政部门责令限期整改，并可根据情节轻重给予通报批评、警告；对主要负责人和其他责任人员，依法给予处分，其中第四种情形是：其他违反本办法规定的情形。根据该条，如果有关单位未及时有效处理相关利益冲突，或其在向伦理委员会提交的与项目有关的材料（包括申请材料）或报告中存在不准确、不完整或误导性信息时，都可以对单位进行处分。

2. 监督主体方面

澳大利亚的 NHMRC 及 ARC 研究伦理审查监督及问责机制包含一系列值得我国科学基金立法吸收和借鉴的积极经验。一是重视审查机构的职能建设与保障，确保其在伦理审查中的主体地位。在此基础上，明确包括资助机构、依托单位，以及相关人员在研究项目伦理审查与监督方面的权责。二是建立健全项目申请前的伦理审查与立项后的审查与监督机制。ARC 和 NHMRC 均将依托单位取得伦理审查作为其提交有关研究资助申请的前提条件，以确保研究项目伦理设计的合规性。同时，对于立项以后项目研究活动的开展，也规定了较为严密的审查与监控机制。在这方面，ARC 与 NHMRC 借助有关立法和资助协议（格式协议）等法律文件，构建起较为系统的审查监督机制，确保针对伦理审查的统一要求与兼顾灵活。三是建立健全针对违反伦理规定的问责及处罚制度，明确并落实对有关违规单位及人员的法律责任与处罚措施。

一直以来，我国伦理审查委员会的职能主要是体现在对项目的审查和审批上，而对于项目审查后的跟踪监督还没有明确的规定。立法上应当完善伦理审查委员会对人体试验活动进行日常检查与过程监督。2016 年《涉及人的生物医学研究伦理审查办法》出台后，伦理审查后的跟踪审查和复审有了明确的立法规定，但审查内容基本上局限在对试验方案、不良事件等专业性、科学性问题方面，并不包括试验实施中违规操作和科研不端的内容。鉴此，伦理委员会除了初始审查、跟踪审查外，应该健全伦理委员会的监督职能，建立全程式监督机制。具体而言，一是要求研究人员将研究过程的操作情况全程报伦理委员会备案，以便于伦理委员会开展日常性检查；二是加强对研究过程的规范性执行情况检查。伦理委员会可以通过与相关部门的合作，通过抽查、随访、走访、座谈等形式，了解研究活动过程中各方面的情况。

3. 调查处理程序方面

我国应当确立调查、听证与监督机制，这是最基本的程序设计。其一，在不端行为调查处理中，澳大利亚的资助机构与依托单位的在分配权责与协调关系上应分清主次，重视效率。就 ARC 的制度设计而言，依托单位在整个调查处理过程中处于主导性地位，具有较多自主性。这一设计的优势在于其能够充分发挥依托单位的自主性，更好地顾及每一具体案例的特殊性和处理效率。根据 ARC 的制度现状及其今后的发展趋势可知，

ARC 无意于直接介入针对具体不端行为及人员的实体性调查和处理。原因在于，如此安排将大大降低 ARC 的机构工作效率，消耗大量人力物力，浪费大量行政资源，并大大弱化依托单位的作用。其实施效果不见得优于依托单位的自行调查。但这不等于放任自流，任其自行其是。ARC 与 NHMRC 联合组建中的 ARIC 的职能就在于实施被动性的程序监督。这样既能充分发挥依托单位的资源条件，调动其工作积极性，又能简化 ARIC 的人力与资源配置，节省行政成本，提高监督效率。其中所包含的舍点取面、从大处着眼的制度理念值得我国立法者思考和借鉴。

其二，关于两类调查处理程序的规定。针对不端行为举报所涉及的案情的不同情况，启动内部或外部调查处理程序，这有助于更好地确保调查处理的公正性与处理结果的客观性，更有效地排除调查过程中可能出现的种种干扰。

其三，程序公平。在研究不端调查处理程序的安排方面，强调"程序公平"的精神，注重保护被调查者的程序性权利（包括举证、反驳、申辩等权利）及隐私权利。并且在认定不端行为成立的证明标准方面尽量向正规的司法审裁程序中的证明标准靠拢。这样安排的优势在于，一方面提高了认定指控的门槛，有利于保护被调查者的利益和公平公正。另一方面，也有利于确保调查结果的严肃性和严格性，有利于调查处理程序与正规的司法程序的衔接（尤其在被调查人不服而寻求司法救济的情况下）。

程序公平包括被调查者的知情与申辩权、律师帮助与司法救济。其重点在于维护被调查人员的正当权益，合理配置各参与方尤其是被调查者的程序性权利，确保针对被调查者的权利救济，从而维护调查结果的客观性与公正性。澳大利亚《准则》的要求更加明确："当有关单位组成调查小组，实施可能导致纪律性后果的调查时，被调查人必须获得公平听证，且相关程序必须符合自然公正（naturaljustice）和正当程序（due process）原则。"在此基础上，针对科研不端行为的举报必须以书面形式做清晰说明，被调查人有权听取并回应所有将用于调查小组决策程序的材料，且证人及证据须接受双方质询。为此，被调查人有权委托法律代理人。另外，准则还要求小组成员的言行不受偏见影响，并在提交书面调查结果时附理由说明。最后，科研单位还应当为被调查人的申诉设立相应渠道，对于处理决定，被调查人有权向正式司法审裁机构寻求救济。除以上规定外，加拿大、英国政府有关机构的有关规范中也有类似规定。

4. 社会参与和监督方面

为社会力量参与纠举不端，监督政府及学术共同体作为构建可行机制。从 CFS 诉 NSERC 案可以看出，在英美国家，其司法体系的开放性及社会权力的多元性，使得公益诉讼制度在这一方面能够发挥重要作用。

总之，以上制度经验可以为健全我国公共财政资助研究领域研究不端应对和处理机制，提供有益的启示。但这些经验，有的是根植于英美国家特有的法律传统及文化土壤，机械移植未必可取，立足我国的制度环境，思考和借鉴其制度精神更有裨益。

结　语

　　"受试者"一词译自英文"human subject"，本意为研究人类对象。在欧美各国中，美国是较早出台保护人类研究对象立法的国家。其联邦政府现行的保护人类研究对象的主要立法即是最早于1980年年初出台，并在之后不断增补而成的 45 CFR 46。其中使用的称呼即是"human subject"。但值得注意的是，笔者关注的当代西方国家，尤其是英国、加拿大、澳大利亚等借鉴美国制度经验的各国的政策、规范表述中，主要使用的是"参与者"（parcipants）这一称呼。而在近年来美国联邦政府出台的有关政策及规范性表述中，也已越来越多地使用"参与者"一词。这种称呼上的变化首先是体现了对研究参与者的尊重，同时，其还意味着参与者不是一种纯粹被动地参与研究过程的角色，其在研究活动中具备主体性价值。除此之外，从其参与研究的内容和形式的广泛性来看，显然也不是偏向生物医学意味的"受试者"一词所能涵盖的。虽然本书的书写为适应国内学术及实践中的修辞习惯，沿用了"受试者"这一称呼，但在考虑到当代国际社会的文化与价值导向的变化，以及科学基金未来的制度设计所面临的学科及研究领域的广泛性，以及由此带来的参与者介入各类研究活动的方式的多样性和复杂性的基础上，笔者更倾向于并建议使用"参与者"这一称呼。在此基础上，以下结合全文讨论，针对科学基金人类受试者保护制度的立法设计，提供一系列建议。

　　科学基金及科技主管部门应当重视和主导构建"负责任研究行为"标准及框架，明确科学研究中的"可为"与"不可为"。将科学伦理的规章建设纳入负责任研究行为的框架内。仅就完善受试者保护立法内容而言，需重视以下几点：

　　其一是关于风险与利益的界定，以及全面完全的风险分级。这里所指的风险与利益，其主体均是受试者。所谓风险，是指其因参与研究活动而承担的风险。其并非仅指健康风险，而还应包括法律风险、经济风险等诸多内容。对此，未来的立法中应当明确界定。所谓利益，则是指研究活动给受试者带来的利益。而判断研究活动合理性的一个基本依据，是指利益相对于风险的比例关系的合理性。与此同时，准确界定和区分风险等级，有助于合理适用不同强度的伦理审查，有助于提高审查效率。

其二是围绕信息、理解、自愿、持续四要素，建立完整和完善的受试者知情权与自主决定权保障的标准和规则。其要点包括：（1）明确信息告知的范围、时机、方式等事项。多年以来，国内立法在这方面的规定在不断完善。比如卫生部早在2007年出台的《涉及人的生物医学研究伦理审查办法（试行）》中，对知情同意过程中的告知范围和事项没有要求。2012年发生"黄金大米"事件后，该部即于次年在其网上挂出了该规章的修正意见稿中，增加了告知范围的规定。[①] 到2016年10月公布并于同年12月正式实施的该《审查办法》中，进一步完善了相关要求。不过，必须指出的是，该办法侧重的是"生物医学研究"中的信息告知问题。但科学基金资助的涉及人类受试者（或参与者）的研究可能广泛涉及其他学科，比如心理学、人类学及其他行为研究领域。立法中需要考虑到这种学科和领域的差异性。对于口头告知及同意是否需要记录。（2）确保受试者对信息的理解。首先包括语种的使用要适应受试者的习惯，其次是知情同意书中的表述应当与受试者的文化水平相适应。（3）是保障受试者参与研究的意思表示的真实性。在这里要重点防范两种妨碍意思表示真实的情况：一是强迫，其可能以明示或暗示的方式做出；二是以利诱为倾向的不当影响。这涉及给予受试者的补偿的合理性问题，不应使补偿成为激励其参与研究的手段。（4）是保障知情同意过程的持续性。

其三是强化科学研究中的隐私及个人信息保护。卫生部2007年通过的《涉及人的生物医学研究的伦理审查办法（试行）》中，没有专门针对此事项的规定。而卫计委于2016年10月公布的修改后的《审查办法》中，也未涉及这一方面的规定。这是立法的缺陷。在今天普遍运用大数据的科研环境中，对涉及个人的数据和信息的收集、汇集、储存、使用、流

[①] 拙作《论我国政府保障受试者权益立法的不足与完善》一文中有介绍和评论，见《国家行政学院学报》2016年第6期。

转已经成为各类研究活动中的常见研究方法和手段。这使得个人信息及数据的保护成为一个迫切需要解决的问题。科学基金涉及科学伦理的规章建设中，同样应当重视此项制度的建设。为此，需要特别注意几个要点：（1）确定信息的可识别度标准，这是确立不同强度的保护性措施的前提和基础。（2）立足"负责任研究行为"标准，细化和明确研究活动中科研单位、研究人员、数据管理主体等各方主体，在涉及个人信息及数据（包括生物材料）的收集、使用、存储、披露等环节的安全义务。（3）研究活动中，除伦理审查机制之外，确立以类似欧美国家的数据安全与监督委员会（data safety monitoring boards）等数据安全审查监控机制。当然，我国至今没有针对隐私及个人信息的专项立法，而全国人大出台的立法中，关于隐私和个人数据安全的规制相当有限。受试者在权利受侵害的情况下的法律救济（尤其是司法和行政救济）不足。但科学基金及其他科技主管部门可通过健全科研问责机制，来弥补这一制度性不足。

其四是确立针对各类脆弱群体的差异性保护规范。2016年卫计委的《审查办法》第十八条第（六）项中虽然提到了特殊保护原则，即"对儿童、孕妇、智力低下者、精神障碍患者等特殊人群的受试者，应当予以特别保护"，但究竟应该如何做，却只字不提。原则不能具体落实为规则，则易流于具文和口号，其操作性可以想见。受试者脆弱性的不同，意味着其在研究中面临的风险的性质和程度不同，其意义除了作为确立和适用针对性保护措施的依据外，还是伦理审查的重要依据。

其五是健全伦理审查监督机制，确保伦理审查的独立、公正及效率。伦理委员会是监督保障受试者立法实施的首要主体；由其实施的伦理审查，是为研究活动的伦理的可接受性提供了基本的程序保障。而要确保伦理委员会审查的独立性，必须在其组织原则与审查程序两个环节加以保障。首先，从组织性角度来说，美国联邦政府通用规则第107条（c）项特别要求按最低人数（5人）组成的伦理委员会"必须接受至少一名主要关注非科学领域问题的人士作为成员"。另如前述澳大利亚《涉及人类研究的伦理行为的国家声明》第5.1.30条（b）项也明确要求伦理委员会中应当包含一定比例的"非从事医学、科技、法律或学术工作的外行人士（lay people）"。同时，伦理委员会必须含有一定比例的来自其所在单位以外的成员。如通用规则第107条（d）项即要求每一伦理委员会"必须接纳至少一名与其所服务的科研单位之间无隶属关系的人士作为成员,并且该人士不得为该单位所属人员的近亲属"。其二从程序性角度来说,以风险分级为依据,确立并适用不同强度的伦理审查程序(简易及普通审查程序),以提高审查效率。当然,伦理审查的功能是确保研究活动的伦理的可接受性,尤其是维护受试者的尊严和利益。而要确保研究行为的正当性,并不能仅靠伦理审查这一种程序。以前不久发生的贺建奎"基因编辑"事件为例,此类事件的发生,先是由于国家没有就研究行为的"可为"与"不可为"确立积极性标准,这等于科研领域的"无法可依"。仅仅依靠伦理审查来解决其正当性问题,等于是将该项研究可行与否的裁量权限全部交给伦理委员会。所以,出这样的问题亦不意外。以西方国家为例,其不仅依托于国家强制法,以及政府主导的"负责任研究行为"规范体系,明确了"可为"与"不可为"的界限,更进一步确立了多元的审查体系,而决不仅依靠伦理审查一种机制。比如以 DNA 重组研究为例,在美国,要实施此类研究,除取得相关许可并履行注册备案义务外,此类研究计划至少要接受三重审查,包括服务于公共卫生部门的 DNA 分子重组咨询委员会 (Public RAC review)[①] 审查,服务于科研单位的伦理审查 (IRB review)、生物安全委员会审查 (IBC)[②]。除此之外,还有其他的行政批准程序。

其六是确立和健全利益冲突制度。有人会将利益冲突制度简单地理解为回避制度。实际上,利益冲突制度是一个程序链,回避只是此链条上的一个环节而已。利益冲突制度是由:(1)前置的强制性利益披露义务的履行。(2)后续的针对不同性质的利益冲突(现性、隐性)的应对及强度不同的处置措施。其中,回避就是措施之一。(3)在怠于处置利益冲突情况下的科研不端问责。以上三个环节共同构成了利益冲突。第一个环节中的个人利益声明,将成为后两个环节中处置利益冲突及问责的基本依据。而前置环节中的怠于披露更会加重当事者的责任。从其制度设计的角度来说,利益冲突比回避制度更加健全和完善,更加具有可操作性,更有效。更重要的是,利益冲突制度理念更有助于将可能发生的个人利益对其职业伦理的妨碍,杜绝在早期阶段。这一制度广泛地存在于西方社会生活尤其是公共服务领域中,有助于维护科学伦理。在科学研究、同行评议、

[①] the Recombinant DNA Advisory Committee.

[②] Institutional Review Board (IRB).

科研管理、伦理审查等诸环节和领域中同样需要重视和确立这项制度。这恰是负责任研究行为的基本构成部分。在商业利益越来越多地介入科学研究领域的今天，健全利益冲突制度的紧迫性应当引起重视。

其七是科学伦理制度建设必须包含科研问责制度的健全。科技主管部门及资助机构不仅应确立全面、详细的负责任研究行为标准的基础上，还应健全和完善与之相关的问责制度。这方面的制度衔接，是西方国家较为科技法制体系相对成熟的基本标志。就以澳大利亚为例，根据其联邦政府出台的《澳大利亚负责任研究行为准则》的规定，明确违反《涉及人类研究的伦理行为的国家声明》，损害受试者（参与者）权益的行为将被视为研究不端。对此，科研单位须依《准则》的规定，启动相应的调查、听证及处理程序。[①] 而由澳大利亚研究理事会（ARC）和国家健康与医学研究理事会（NHMRC）共同组建的澳大利亚科研诚信委员会（ARIC）将负责监督各研究机构的制度及程序建设。此类不端行为一经查实，行为人首先面临单位的处罚，这类处罚往往是基于聘任协议而做出的，如丧失职位、解聘等等。这甚至会终结其学术生涯。除《准则》外，同类处理原则也存在于其他各国的有关规章中。[②] 在此类责任之上，行为人还因其违规的严重性，面临包括刑事处罚在内的其他处罚的可能。比如针对在研究中侵害受试者的隐私权的情况，各国普遍设置了严厉的处罚。如美国"联邦隐私规则"[③] 确立了被侵权人向联邦政府卫生部投诉的制度，并明确了对违反隐私规则的两类处罚方式：一是民事处罚（Civil Money Penalties）。联邦政府卫生部可以对违规的责任主体实施罚款，其标准是：对每

[①] 参见 Australian code for the responsible conduct of research 的 Chapter9、10 的规定。

[②] 可参见韩宇、王国骞、李安《美国国家科学基金会对学术不端行为的法律规制》，《中国基础科学》2009年第6期；李安、王国骞、韩宇《美国国家科学基金会处理学术不端行为的法律程序》，《中国基础科学》2010年第1期；王国骞、唐伟华、韩宇《框架·核心·启示——科学基金资助项目中科学伦理法律制度》，《中国基础科学》2013年第1期；唐伟华、王国骞《外国科学基金科学伦理制度概论》，见《中国科学基金》2012年第6期；唐伟华、王国骞《澳大利亚研究理事会的科研不端行为处理制度——以〈澳大利亚负责任研究行为准则〉为核心的探讨》，《山东科技大学学报》（社会科学版）2011年第4期，唐伟华、王国骞《澳大利亚联邦政府学术诚信法律制度概论》，《国家行政学院学报》2011年第6期。

[③] 所谓联邦规则原名为"The HIPAA Privacy Rule"，简称 the Privacy Rule，它实际上是联邦政府卫生部为落实国会制定的《健康保险的可携性与责任法案》而制定的45CFR160及45CFR164两部法规，公众习惯上将两部法规合称"隐私规则"。

次违反隐私规则的要求的行为罚款 100 美元。① 在某些特定的情况下，卫生部可以免除有关处罚，如违规行为源于合理的原因，且违规行为非属有意，且责任主体在规定时限内采取了纠正措施，等等。二是刑事处罚（Criminal Penalties）。个人在获取、披露可识别的个人健康信息时，如违反隐私规则（HIPAA）的规定，可面临 5 万美元罚款及最高 1 年的监禁。② 如果相关的违规行为包含着欺诈（false pretenses）行为，则有关处罚将提高至最高 10 万美元罚款及最高 5 年的监禁。而如果有关的违规动机中包含着故意出售（intent to sell）或传播，或将可识别的个人健康信息用于获取商业利益或个人牟利，或包含着对信息相关者的恶意伤害（malicious harm），则相关处罚将包括最多 25 万美元罚款及最高 10 年监禁。③ 除美国外，前述其他国家也有类似的问责制度，限于篇幅，不再赘述。三是行政处罚，比如，在 1999 年发生于美国宾夕法尼亚大学的受试者死亡事件中，涉及研究遭到高额罚款。总之，科学研究行为绝不是与责任"绝缘"的行为。清晰地辨识并合理地界定科学研究中的责任，确定合理、有效的问责机制，是确保科学研究活动在伦理和法律上可接受性的基础。但是，在我国现行法律体系，尤其是在相关的部门规章体系中，层次清晰、定位明确的责任体系和问责机制久付缺如。以前述 2007 年《审查办法（试行）》为例，其中虽有二十八、二十九条涉及问责问题，但其内容极为含混，对处理的标准、程序，责任的性质、形式等重要问题，全无涉及。值得肯定的是，在卫计委 2014 年发布的该规章修正及征求意见稿中，涉及问责的条款增加到 3 个（即第四十四至四十六条），并且在这三个条款中，比较清楚地区分了个人和单位的责任。但局限性仍在，如第四十四条规定："研究人员违反本办法的，由研究人员所在单位作出处分，公开批评，取消获得奖励资格，终止项目实施及从事科研资格，并报卫生计生行政部门；情节严重的，由卫生计生行政部门给予相应处理。"到 2016 年 10 公布的新版《审查办法》中，问责的制度问题依然没有解决。笔者曾访谈过有关部门的主管人员，对方承认现行的《审查办法》

---

① Pub. L. 104-191, 42 U.S.C. § 1320d-5.

② Pub. L. 104-191, 42 U.S.C. § 1320d-6.

③ NIH, "Enforcement and Penalties for Noncompliance The Hipaa Privacy Rule", 资料来源，http://www.hhs.gov/ocr/privacy/hipaa/understanding/summary/index.html, 最后访问时间：2016 年 9 月 1 日。

中没有罚责。一个没有罚责的法律等于是没牙的老虎,其实效性及威慑力究竟何如,读者完全可以从2012年的"黄金大米"事件到2015年中山大学黄某的基因编辑研究事件,再到2018年的贺建奎基因编辑研究事件中看出来。这是我国科学基金及科技管理部门在健全科学伦理规章时,应当引起谙和重视的地方。除此之外,即便科研问责体制得以健全,其执行问题也须引起关注。因为我国的行政管理体系向来有"归口"原则下的部门本位色彩。在这种体制背景下,公共卫生部门规章中的问责何以落实到高校的科研管理中,是一个问题。为此,科技管理部门及科学基金应当尽快健全有关的责任管理和问责机制。

其八是从立法和管理的体制机制上,尽量谋求通用性、口径统一和部门协同。就受试者权益保障问题来说,这种协同及通用性的取向总体上表现在两个方面:(1)立法步调与规制标准的统一。比如,至1990年前后,美国联邦政府卫生部保障受试者立法(即45CFR46)中的supart A一节,已经被联邦政府16个部、委、署统一采纳为保障受试者权益的法律标准。至1995年,中央情报局(CIA)也采纳了该法。2015年8月,由国家科学基金会(NSF)在内的16个部、委、署共同参与修正的通用规则讨论意见稿,又被公布于美国立法网。① 除此之外,前文提到的澳大利亚《国家声明》及加拿大《三理事会政策声明》,则是其内自然科学及人文社会科学基金组织共同制定,并统一适用于各自资助的研究领域。总之,在政府层面来看,参与相关立法的有公共卫生等行政部门,也有政府科学基金组织。就后者来说,不仅有自然科学基金组织,也包括资助人文及社会科学基金组织。立法者不仅致力于构建通用于各部门的法律标准,更致力于确立适用于自然科学及人文社会科学的受试者权益保障通用标准,这是其协同立法的根本旨趣所在。(2)法律实施的与监督保障机制的整合。客观来说,这种协同立法和统一适用的模式,有利于在国家层面构建统一的保障受试者权益的法律标准,避免令出多门、法规不一之弊。从法规的执行方面来看,有助于加强部门间的横向协作,整合法律实施与监督机制。美国联邦政府采纳通用规则的各个部委,均接纳了统一的伦理委员会监督机制;加拿大NSERC、CIHR及HHSRC为落实《三理事会政策声明》及相关问责机制的《三理事会负责任研究行为章程》而联合组

---

① 网址为http://www.regulations.gov/,最后访问日期:2016年6月15日。

建的研究伦理专门小组（PRE）、负责任研究行为专门小组（PRCR）及负责任研究行为秘书处（SCRC）；澳大利亚ARC与NHMRC为执行《澳大利亚负责任研究行为准则》，以及保障《国家声明》的实施而联合组建的澳大利亚研究诚信委员会（ARIC），也都是为了统一法规的实施口径，提高保障效率及协调部门管理职能而采取的组织性措施。相形之下，我国有关的制度建设尚需在两个方面做出改进：一方面，相关政府部门如卫生部、科技部、国家两大科学基金之间在立法上缺乏协同，其他部门间的协同和口径统一更是无从谈起。部门间立法步伐不协调，法出多门和标准不一的前景可以预见，这对于维护受试者的权益百无一利。而法制建设中的协同不足，也说明了立法意识的落后。我国现行保护受试者的专门性立法主要来自卫生部，其立法规制的研究活动范围主要局限于生物医学研究领域，尚未把其他领域类型的研究活动纳入立法规制及审查监督的范围，这显然不合理。举例来说，除了医学领域外，其他所有涉及使用个人信息的定性研究及数据库分析法的自然科学及人文社会科学研究领域，都存在对保障受试者权益的制度需求，比如社会学、民族学、人类学、心理学，以及其他涉及行为研究的学术领域。另外，除医疗卫生机构外，高校及其他各类科研机构同样可能实施以人类为对象的研究活动。基于现行的行政隶属与管辖体制，有关的部、委应早实施建章立制。但到目前为止，教育、科技主管部门及两大科学基金至今未出台任何规章。另一方面，在法出多门、规制标准参差不一的情况下，法律实施及保障上难免各立"家法"、各行其是，这不仅徒增行政成本，更不利于维护受试者的权利。故在推进相关法制建设的过程中，不仅要促进部门立法协作，构建统一的法律标准，更重要的是整合法律法规的实施保障与监督机制，减少低效重复与"法律打架"之弊，降低受试者的维权成本。当然，依照现行《立法法》的规定，对此类涉及多部门职权范围的事项，既可以推进部门立法协作，也可以提请国务院制定行政法规。但笔者以为部门协作立法模式更优。这种模式更有助于使立法直接面对和反映部门管理实践中的经验和教训，从而更有助于立法的适时修正及持续确保其与部门管理实践的契合度，从而也有助于保障受试者的权益。

其九是上位法的健全。就西方各国的制度经验来说，受试者权益保障制度的健全，不仅在于政府层级立法的完善，也在于其上位法体系尤其是人权立法的完善。以隐私权的保护为例，一方面，从当代科学实践来说，以人类为对象的研究尤其是医学及行为研究中，常常使用定性方法或数据库，而此类研究方法的使用，又往往涉及对个人信息（person information）和数据的收集、储存、使用、共享和披露，从而产生了科学研究中的隐私保护尤其是个人信息安全问题。另一方面，西方国家启动隐私权立法的历史进程相对较早。20世纪60年代以后，随着信息时代的到来，个人信息和数据的使用及跨国流通的日益频繁，保障信息隐私（information privacy），业已成为当代各国隐私权立法的主要方向。前述西方各国议会大都出台了专门的隐私法及个人信息安全法，明确界定了隐私与个人信息的含义与范围，确立了个人信息与隐私保护的详细原则、标准、侵权责任、维权机制等基本制度架构，成为科技管理及科研资助部门建立、健全受试者隐私保护规范的基本上位法依据，比如英国医学研究理事会（MRC）出台的《隐私指南》，加拿大卫生研究院（CIHR）出台的《在卫生研究中保护隐私的良好行为》，以及澳大利亚国家健康与医学研究理事会（NHMRC）出台的《隐私指导原则》，等等，[①] 都是为落实有关上位法的原则及标准而出台的。由于后者的规制范围更广且效力更高，不仅可以为受试者的维权提供更广泛的制度保障，也有助于保障政府立法的实施。除健全各级立法之外，英国、加拿大、澳大利亚等西方国家还专门设有对国家议会负责的信息专员（Information Commissioner）或隐私专员（Privacy Commissioner），负责监督隐私及个人信息法的实施，并受理相关投诉。这种专门机制不仅为法律的实施提供了有效保障机制，更提供了便利且高效的个人维权机制。比如，上述澳大利亚 NHMRC 制定的《隐私指导原则》就是报隐私专员批准后才出台的。与之相比，我国现行立法中尚未真正将隐私权作为一项独立的人格权加以保障。全国人大至今未出台专门的隐私或个人信息保护立法，亦无对隐私及个人信息的含义、范围的权威解释，更对获取、储存、使用个人信息等环节的行为标准、原则、限制条件等诸多重要环节做明文规定。在此情况下，难以准确有效地落实法律责

[①] 以上规范分别为：MRC，"Guidance: Personal Information in Medical Research"，资料来源：http://www.mrc.ac.uk/documents/pdf/personal-information-in-medical-research/，最后访问日期：2016年6月15日；CIHR，"Best Practices for Protecting Privacy in Health Research (September 2005)"，资料来源：http://www.cihr-irsc.gc.ca/e/29072.html，最后访问日期：2016年9月5日；NHMRC，"Guidelines under section 95 of the Privacy Act 1988"，资料来源：https://www.legislation.gov.au/Details/F2014L01500，最后访问日期：2016年9月5日。

任，从而难以有效保障维护受试者的权益。比如现行《刑法》第二百五十三条虽然规定了"侵犯公民个人信息罪"的刑责，但在未明确个人信息的含义与范围，也未对该条中"情节严重"作出明确界定的情况下，对刑责的裁量极易宽严失据。此外，现行《侵权责任法》第六十二条、《治安管理处罚法》第四十二条所规定的隐私侵权的民事、行政责任，在执法、司法实践中面临着同样的问题。与上述立法中的缺失相比，法律的执行与实施监督机制更为薄弱，且与现实中的维权需求严重脱节。当前，涉及个人信息的不法交易猖獗，个人信息安全环境持续恶化，"骗子之乡"借势横行，徐玉玉式悲剧连环上演，侵权成本低而维权成本高，进一步助长了这种情势。宏观制度环境尚且如此，具体到受试者权益保障领域更不待言。由隐私权的保护可见，受试者权益的有效保障，不仅应健全有关的政府立法，也需要健全有关的上位法尤其是人权立法。除隐私权外，受试者其他权益的保障亦同此理，限于篇幅，不一一赘述。

综上所述，法制化是二世纪晚期以来国际社会在科学伦理制度建设上的共识和共同经验。在这方面，我国还有许多路要走。从"黄金大米"事件，到跨国药企在我国的人体试验事件的曝光，再到近三年以来接连发生的"基因编辑"事件，健全受试者保障法制的必要性与紧迫性已经无须论争，但法制建设的滞后，既表现在立法的内容结构上，也表现在立法体制机制上。造成这局面的原因或不全在客观方面。当下，有一种观念认为科学研究是对未知的探索，应予鼓励而不应加以限制，科学活动应当因此而获得伦理及法律上的"豁免权"，研究者更不能研究而被问责。这种观念在一定程度上迟滞了法制建设进程。必须指出的是，科学研究绝非与社会"绝缘"的"真空"，它植根于现实的社会环境，且常常需要公众的参与，当然要接受伦理与法制的规制，这恰是当代科学伦理的根本命题所在。反过来说，在法治社会中，侵犯他人权益或侵害公序良俗的行为应当被追究，这是全社会的共识，那么，科学家及科学活动是否可以例外，已经无须讨论。希望本书的讨论能够为健全有关的法制和管理体系提供积极的参考。

附 录

关于人类研究的伦理行为的国家声明
National Statement on Ethical Conduct in Human Research
本声明由
澳大利亚国家健康与医学理事会（NHMRC）
澳大利亚研究理事会（ARC）
澳大利亚大学校长委员会（AVCC）
共同发起制定并通过

关于本声明

——来自 CEO 的说明

国家健康与医学研究理事会（NHMRC）已经对《1999 年关于人类研究的伦理行为的国家声明》（the 1999 *National Statement on Ethical Conduct in Research Involving Humans*）进行了修改，该声明现在更名为《2007 年关于人类研究的伦理行为的国家声明》（the *National Statement on Ethical Conduct in Human Research* 2007）。该国家声明是目前澳大利亚针对所有涉及以人类作为研究参与者的科研活动的基本行为规范。其宗旨在于：促进合乎伦理的健康的人类研究；针对一切关于人类研究的伦理行为设立国家标准；引导有关机构、研究人员及人类研究伦理委员会（Human Research Ethics Committees，简称 HRECs）开展与人类有关的研究活动及研究伦理审查。

所谓人类研究包括两个范畴：一是以人类或与人类有关的数据或（生理）组织为研究对象的研究活动；二是以人类作为参与者（受试者）的研究活动。尽管许多人类研究所蕴含的风险很小，但风险毕竟存在。对参与者的保护始终是极其重要的。本项声明实为一系列伦理性准则，旨在对所有涉及人类研究的伦理问题提供国家性的指导与参照标准。

与其前身相比，2007年版声明旨在提供更加清晰及更加广泛的指导与规范。关于相对于1999年版声明所做的内容修改或变理，本声明附有相关的简介。

本国家声明经由澳大利亚医学伦理委员会执行委员会（the Working Committee of the Australian Health Ethics Committee）及国家健康与医学研究理事会主委会（the principal committee of the National Health and Medical Research Council）审核，有关成员来自 AHEC 及其他两家主管机构，包括澳大利亚研究理事会（ARC）和澳大利亚校长委员会（the Australian Vice-Chancellors' Committee，简称 AVCC）。

在此我谨对 AHEC 及其执委会在本声明修改中所做的工作表示祝贺。借此机会，我还要向提供合作的 AVCC 和 ARC 两家机构表示感谢。他们的参与，使该文件的作用扩展至所有与人类有关的研究领域。

作为我们所有人为之奋斗的这一重大的国家行动，我宣布，本项修正后的国家声明在澳大利亚生效并实施。

NHMRC 首席执行官

Warwick Anderson 教授

目　　录

本声明使用者须知 5

导言 6

本声明的宗旨、范围与限制

1. 关于伦理行为的各项价值和原则 12

2. 研究伦理的各项主题：风险与效益、自愿同意 16

2.1　风险与效益 16

2.2　关于自愿同意的一般性要求 20

2.3　自愿同意条件的确定与免除 23

3. 研究方法与研究领域中的特定伦理问题 26

3.1　定性方法 26

3.2　数据库（databanks）30

3.3　包括临床与非临床性试验和创新在内的干预和治疗 33

3.4　人体组织样本 39

3.5　人类遗传学 42

3.6　人体干细胞 47
4. 特定参与者的伦理问题 51
4.1　孕妇与胎儿 51
4.2　儿童和青少年 54
4.3　处于依赖性及非平等性关系中的人士 57
4.4　高度依赖医疗护理从而无法表达同意的人士 59
4.5　患有认知功能缺损、智力障碍及精神疾病的人士 62
4.6　可能涉入违法活动的人士 64
4.7　原住民及托雷斯海峡岛民 66
4.8　身处其他国家的人士 69
5. 科研管理与伦理审查程序 72
5.1　单位的责任 72
5.2　HREC、其他审查机构及研究人员的责任 78
5.3　尽量减少重复审查 81
5.4　利益冲突 82
5.5　对被批准的研究的监督 83
5.6　处理投诉 85
5.7　归责 86
附件：关于本声明形成过程的报告 88
术语列表（Glossary）90

本声明使用者须知

本声明（后文简称《国家声明》）的使用者将包括：从事包含人类参与者的研究活动的研究人员；负责对有关人类的研究活动进行伦理审查的机构成员；其他与科研管理相关的各方；潜在的研究参与者。本简介在阐明《国家声明》内容结构的基础上，进一步明确了以上各类机构及人员将如何利用和遵守该声明。特别须要明确的是，"审查机构"（review body）在此指代 HRECs 或其他同类机构。

《国家声明》的导言部分阐明了声明产生的背景。随后，是关于《国家声明》的宗旨、范围及各种限制的解释。本声明共分五章，各章主旨如下：

第 1 章 "伦理行为的价值与原则"阐明了适用于所有关于人类研究

的各项价值及原则，其至关重要，应该得到有关研究人员及审查机构的重视与遵守，并应当在研究（资助）申请中得到体现。

第 2 章 "研究伦理的主题：风险、效益与自愿同意" 阐明了所有与人类相关的研究活动的主题——"风险"和"参与者自愿同意"，这对于（本声明的）使用者来说同样至关重要。其中，本章第 2.1 节将帮助研究人员及审查人员理解和界定拟实施研究中所蕴含的风险等级，以及如何减少、评判及处置风险，以及（参照第 5.1 节的规定）予以相应的伦理审查。本章第 2.2、2.3 节将有助于（研究人员）确认哪些信息需要向参与者披露，将有助于研究人员拟定有关信息及制定相关知情同意程序（或制定弃权方案），并且这将有助于审查人员对拟定的知情同意程序进行适当性评估。

总的来说，第 2 章将帮助研究活动的参与者了解其有权获得何种信息，及其将如何参与研究活动。

第 3 章 "有关各类研究方法及研究领域的特定伦理问题" 将帮助研究人员与审查人员鉴别与拟采用的研究方法相关的伦理问题。

第 4 章 "与参与者相关的特定伦理问题" 将帮助研究人员与审查人员识别与各类参与者相关的伦理问题。这些参与者将同样发现本章规定的重要价值。

第 5 章 "科研管理与伦理审查程序" 将帮助与科研管理相关各方理解其在研究伦理、研究的伦理审查与伦理监督方面的各项责任，并规定与之相关的问责标准。其中第 5.2 节将帮助研究人员与审查人员识别其在研究伦理审查方面的相关责任。

本声明并未穷尽有关研究伦理问题的讨论。即使是单一的研究领域中，仍存在着多种多样的具体情况。在这些情况下，本声明并非总能提供具体的指导，甚至未必能够适用。如果在特定的研究领域已经存在其他可适用的指南或准则，且并不违背本声明的规定，则在须根据具体情况来明确研究人员责任的状况下，研究人员及审查机构成员均应遵守该类规定。

导言

伦理背景

所有人类之间的互动往来，包括在科研活动中的人类的互动关系，都包含着伦理的尺度。然而，"伦理行为"并非仅指行为的正义，它更意味着在这类行为背后所蕴含的精神正义。由此，本声明并非仅仅面对和解决"为"与"不为"这样的问题，更重要的是，要促使这种永远尊重和关心同类的精神形成一种普遍的社会风气，并使之渗透到所有与人类研究院活动有关的各个角落。

人类研究包括以人类或与人类有关的数据或（生理）组织为研究对象的研究活动，也包括以人类作为参与者（受试者）的研究活动。这类研究已经对人类的福利做出了巨大贡献。许多人类研究的实施并无风险。在澳大利亚，绝大多数的人类研究都是在安全的、合乎伦理的、负责任的情况下予以实施的。但是，在人类研究中，也可能存在重大风险，以致使研究活动偏离正确的方向。风险常常由于技术性失误，或由于忽略或无视其中的伦理问题而产生。在极端特殊的情况下，有的研究甚至在故意、严重地侵害着人类，如第二次世界大战时期，在拘留营和集中营中实施的种种实验就是臭名昭著的例证。

这方面的责任可能引起与研究参与者相关的各种重要的，往往也是困难的问题。其中，有两个方面的问题尤其引起各方的重视与关注：一，研究参与者将置身于一种与研究人员的特定关系中，即他们（参与者）不得不信任那些素不相识的人。这种关系也将增加研究人员所担负的伦理责任。二，许多人参与研究活动是出于公益而非私心的考虑，这些研究参与者无意于为其所付出的时间和劳动寻求报偿。由此，对研究参与者的保护也就显得更加重要。

从早期开始，人类就已经开始思考伦理的本质，以及它对人类提出的种种要求。继而，人类开始从哲学家、小说家、诗人及圣贤的著作中，从宗教的教义中，从人们在日常生活中的思想中寻求诸多问题的答案或启示，尤其反映在对医学研究领域种种伦理问题的探究中。人们在这一方面的努力已经历了很长的历史。自古希腊乃至更早的时期开始，从事各种与人类有关的研究的人就已经开始从伦理角度来思索他们的所作所为。第二次世界大战以后，人类开始更多关注和反思关于人类研究中的伦理问题。纽伦堡国际军事法庭所做出的判决中，包含了关于可允许的医学实验的10项原则，后被称为《纽伦堡法典》（the Nuremberg Code）。关于这些原则的广泛讨论，最终促使世界医学大会在1964年通过并公布了举世闻名的《赫尔辛基宣言》（the Helsinki Declaration）。至今，该宣言已历经多次修正。另外，第二次世界大战以后，各类国际性的人权文件先后出台，纷纷声言要加强对人类在各社会生活领域的保护。其间，作为职业责任的体现，在许多科学研究实践领域，一系列书面的伦理性准则及指导性方针也相继制定并颁布。

但是，《国家声明》所涉及的研究伦理原则，以及在实践方面所享有的权威性均如此广泛，其合理性与正当性何在？

2007版《国家声明》的内容已扩展至许多过去版本中未曾涉及或语焉不详的问题，这一修改是为了回应从事研究和研究伦理审查的社会各界的请求，后者要求在有关方面提供更加明确的指导。同时，在切实保护参与者的权益方面，修改后的《国家声明》根据研究类型、领域及潜在风险等级的不同，做出了更加灵活的规定。研究活动往往包括为了公共利益而在人们之间构建一种公开的互动关系。于是，研究者有责任促使这类关系符合澳大利亚社会的伦理要求。这项责任得到公众的普遍认可，这赋予本《国家声明》以广泛的权威性，从而阐明了关于人类研究的伦理设计、审查及执行的国家标准。

科研管理

新版《国家声明》的出台有着更为广泛的现实背景，即全面的科研管理。声明不仅为研究人员、HRECs及其他研究伦理审查机构提供指导，更强调相关机构在研究的实施或许可方面应承担的质量、安全及伦理责任。

事实上，有关人类研究伦理的设计、审查及执行责任的落实，将根据以下各类责任主体划分为多个等级：一为研究人员（及相关的管理人员）；二为HRECs及其他研究伦理的审查机构；三为制定伦理审查程序的机构及其与研究相关的职员、资源和设施；四为（研究）资助机构；五为各类标准制定机构；六为政府。尽管伦理审查程序十分重要，但研究人员及其所在单位所承担的责任才是第一位的，他们有责任使研究活动为社会伦理所接受。

除《国家声明》外，《澳大利亚负责任研究行为准则》[1]也同样在促进优良的科研管理方面扮演着不可或缺的角色，该准则针对负责任的与可问责的研究实践确立了相关的原则，包括在数据与记录的管理、成

---

① 即Australian code for the responsible conduct of research，其前身由NHMRC和AVCC在1997年共同发起制定的Statement and Guidelines on Research Practice。

果出版、署名、利益冲突、学生及实习研究人员管理,以及在针对科研不端行为的举报和处置等各个方面,明确界定了单位与个人的相关责任。

本《国家声明》制定者

本《国家声明》是由国家健康与医学研究理事会(NHMRC)、澳大利亚研究理事会(ARC)及澳大利亚大学校长委员会(AVCC)共同发起制定的。[①] 这一联合行动表明:所有关于人类的研究活动需要制定切实可行的伦理性指导原则,这一点已经取得了广泛的共识。同时,这体现出上文所指出的为开展合乎伦理的优秀研究而分担责任的精神。

国家健康与医学研究理事会(NHMRC)是依照《1992年国家健康与医学研究理事会法案》建立的法定机构,该法案还规定了该机构的职能、职权与义务。根据该法案第10(1)条的规定,NHMRC 的首席执行官(CEO)须签署发布由澳大利亚健康伦理委员会(Australian Health Ethics Committee,简称 AHEC)制定及由该理事会(NHMRC)向 CEO 提交的各项人类研究指导原则。AHEC 是根据《1992年国家健康与医学研究理事会法案》而设立的,隶属于 NHMRC 的首要委员会。作为对其法定义务的履行,NHMRC 负责签署与发布《国家声明》所涉各项适用于涉及人类的医学研究的指导原则。

澳大利亚研究理事会(ARC)是根据《2001年澳大利亚研究理事会法案》[②] 成立的法定机构,其职责在于向其上级主管部长提供有关研究的建议,包括何种研究计划应当获得资助。除此之外,ARC 还负责研究资助体制的管理,以及向研究项目提供资助。

澳大利亚校长委员会(the Australian Vice-Chancellors' Committee,简称 AVCC)是由澳大利亚各大学副校长(或校长)组成的委员会,该委员会宗旨是通过自愿、合作及协同行动,提升教育水平,并以最佳方式服务于澳大利亚各大学乃至整个国家。作为所有大学事务的咨询及建议机构,AVCC 的职责包括回应公众对高等教育单位的质询,以及就某些主要问题准备并发布声明。

---

① 三个机构分别为:the National Health and Medical Research Council (NHMRC), the Australian Research Council (ARC), the Australian Vice-Chancellors' Committee (AVCC)。

② The Australian Research Council Act 2001.

本声明的宗旨、范围与限制

宗旨

本《国家声明》的宗旨在于推进符合伦理的优秀人类研究。要实现这一目标，就须对研究的参与者予以应有的尊重和保护。同时，还要鼓励及扶持那些对社会有益的研究活动。

因而，本声明的制定即是为了明确以下各类主体所负的责任：一是开展人类研究的各单位及其研究人员在研究活动的伦理设计、执行，以及研究成果发布环节应承担的责任；二是审查机构在研究伦理审查方面应承担的责任。就此类主体而言，本声明将在三个方面帮助他们满足有关的责任要求：一是帮助他们识别在人类研究的伦理设计、审查及执行方面出现的种种伦理问题；二是帮助其研究与思考此类伦理问题；三是帮助其就此类问题做出决断。

本《国家声明》的适用

由本声明的各发起方（NHMRC、ARC、AVCC）资助或实施的人类研究的伦理设计、审查及执行环节，均必须遵守本声明的有关规定。

此外，本声明设定的一系列国家标准适用于由一切个人、机构、组织所开展的人类研究，其中包括由政府、企业、个人，以及各类组织或组织网络。

什么是研究？

目前尚没有关于"研究"一词的普遍一致的定义，但至少有一点已经成为大家的共识，即研究包括以获取及理解知识，或培养研究人员为宗旨的活动。英国高等教育研究评估机构（RAE）为"研究"做出了更加宽泛的定义：

> "研究"包括……与商业、工业，及各类公、私机构的各类需求直接相关的工作；学术；能够更新及实质提升人类认识水平的新的理念、图像、表演及人工制品（包括设计）的创造；在实验中运用现有知识，制造出新型或经显著改良的材料、设备、产品及流程，其中也包括设计和建造。但是，其中不包括常规的测验及材料、部件及流程分析，如保持国家标准与开发新的分析技术之间即存在着显著差异。另外，那些并不含有原创性研究成分在内的教材的发展变化，也

不属于"研究"的范畴。①

为了使学术活动具有可比性与可评估性,这一概念在最宽泛的角度涵盖了创造性与实验性的活动。这一概念中包含的某些内容种类让人诧异,但既然其将诗歌、绘画及表演艺术也归入"研究"范畴,如所谓"新的……形象、表演及人工制品的创造与产生,将促进人的思想理念的更新或显著改善",则分歧难免会产生。

根据本《国家声明》的这一宗旨,还有两个更进一步的问题要远比任何关于"研究"的概念更重要:其一,什么是人类研究(human research)?其二,人类研究及诸如质量或改进或临床审计之类的活动,在什么时候需要伦理审查,及通过何种方式进行伦理审查?(参见 NHMRC 发布于 2003 年的文件:《卫生保健的质量保证何时需要独立的伦理性审查?》)②

什么是人类研究?

人类研究是以由人类参与,或以人类(或与其相关的数据及器官、组织)为对象的研究。因而,对人类研究应作宽泛的理解,人类对研究的介入包括以下几种途径:

一是参与调查、访问或焦点小组(focus groups);

二是进行心理、生理或医学测验或治疗;

三是接受研究人员的观测;

四是由研究人员利用与其(参与者)有关的档案文件或其他资料;

五是收集和利用其人体器官、组织及体液(诸如皮肤、血液、尿液、唾液、毛发、骨骼、肿瘤及其他活体生物样本)或其呼出的气体;

六是利用从某一公开或非公开的来源或数据库中获得的与参与者相关的信息(包括可识别、可再识别及不可识别等形式)。

本《国家声明》广泛使用的"参与者"的范畴,包括那些可能根本不知道自身已经成为研究的受试者的各类人士。举例来说,在何种条件

---

① 参见英格兰、苏格兰、威尔士高等教育资助理事会和北爱尔兰就业与学习部 2005 年评估报告"Guidance to Panels",第 28 页,载 http://www.rae.ac.uk/pubs/2005/01/rae0105.doc, accessed 27th October 2006。

② 该报告即 When does quality assurance in health care require independent ethical review?,参见 http://www.nhmrc.gov.au/health_ethics/human/conduct/guidelines/_files/e46.pdf。

下，使用人们的生理组织或与其有关的数据，须事先征得其同意？人类研究伦理委员会（HREC）并未考虑这一问题。

此外，人类研究的实施常常给除参与者以外的他人造成影响，如这类影响的出现存在合理的可预见性，则说明一个伦理性问题已经摆在研究人员及伦理审查人员的面前。

何时有必要实施伦理审查？

各机构有责任就人类研究院的伦理审查设立相应程序。审查的标准可以根据研究中存在的风险的等级不同而有所区别（见第2章：研究伦理的主题：风险、效益与自愿同意；另见第5.2节：HRECs、其他审查机构及研究人员的责任）。如研究中包含一项以上"低等级风险"（其含义见2.1.6的规定），则必须接受HREC的审查。如研究中所含风险级别低于"低等级风险"，则可以根据本声明第5.1.18至第5.1.21的规定实施审查。各机构也可以决定某些人类研究免除伦理审查（见5.1.22和5.1.23的规定）。

关于某一研究符合本《国家声明》的规定，并且符合伦理性要求的决策，须在研究启动之前或对于该项研究资助申请的资助全额发放之前做出。

人类研究中的伦理与法律

澳大利亚通过法律来规范和管理人类研究，确定参与者的权利，及研究机构与研究人员的各种一般及具体性责任，其彼此间的法律义务来自研究参与者与研究人员及科研单位之间的关系。此外，研究资助者与研究单位之间，也可以通过契约的形式来约定有关的法律义务。

本《国家声明》所关注的重点，在于人类研究中的伦理设计、审查及执行等伦理性问题。在科研管理方面，机构仅有的一部分责任就是伦理责任。而由遵守其他各类法定义务（包括成文法及其他形式的立法）所构成的其他部分的责任，不在本《国家声明》探讨的范畴之内。

许多人类研究要受到联邦、州、领地的具体法律法规的规范与制约。本《国家声明》确认了一些与本声明相关联的联邦立法。对于那些可能与人类研究有关的州、领地立法，如涉及使用由州或领地政府机构保管的人体组织的立法，涉及监管责任的立法，涉及非法行为及非职业行为的立法，本声明未予确认。

本《国家声明》对有关责任的确认，意在与澳大利亚所认可的各类国际性人权文件保持一致。

各机构及研究人员须注意各类相关的一般性及特殊性规定。

1. 关于伦理行为的各项价值和原则

导言

研究人员和研究参与者之间的关系，是人类研究实施的基础。本章列举的诸项原则——尊重人类、有益性与诚实性、公平、效益——将有助于在信任、双向责任及伦理平等的基础上塑造这一关系。基于这一缘由，本声明更倾向于使用研究的"参与者"（participants）这一称谓，而不使用"受试对象"（subjects）这类称谓。

当然，许多此类伦理价值已经形成并存在了很长的历史时期，并且，仅凭一份文件难以涵盖其全部。在此之外，还存在其他重要的价值精神，如基于社会性、公共性目的的利他精神与奉献精神，以及在《价值与伦理：关于土著与托雷斯海峡岛民健康研究的伦理行为的指导原则》（NHMRC，2003）[①] 中所体现的尊重文化多样性的价值，等等。

然而，在过去 60 年中，尊重、研究的有益性与诚实性、公平及效益，已经成为人类研究伦理方面最为突出的几项价值，它们共同为引导研究伦理的设计、审查与执行，提供了坚定且富有灵活性的原则框架。本《国家声明》就是围绕这类价值，以及由 1.1 至 1.13 所规定的各项原则构建起来的。

在这类价值中，尊重是核心。它包括承认每个人都有其自身的价值所在，并且这一点必须为所有研究者及参与者所知悉。这种尊重包括承认每个人的自治性——有能力自行决定自己的生活，以及有能力自行决策。事实上，尊重的内涵不止于此，它更包括为那些自治性缺损或缺失者提供保护。同样地，它能在"为之可能"的情况下使人们"能为"，在"为之不当"的情况下向人们提供保护和帮助。

本《国家声明》中不断提到的这些价值，实为一项持续的提醒：处于每一阶段的人类研究都应当在此基础上进行伦理性反思。本声明提及这

[①] 原文题为：*Values and Ethics: Guidelines for Ethical Conduct in Aboriginal and Torres Strait Islander Health Research*（NHMRC 2003），见：http://www.nhmrc.gov.au/health_ ethics/human/conduct/guidelines/_ files/e52. pdf。

些价值的次序反映出在人类研究领域此类伦理问题所受关注的先后顺序。

首先来探讨研究的有益性与诚实性。除非被申请的研究活动是有益的，并且将从事该研究的研究人员是诚实有信的，否则参与者涉足该研究在伦理上就是不正当的。

从一个深层意义上来说，正义包括着一个理念，即人类彼此之间是平等的，人类亟须受到公平的对待。正义包含两层意思：一为分配正义（distributive justice）；二为程序正义（procedural justice）。在研究领域，分配正义意味着公平地分配研究的效益与负担；程序的正义意味着在招募研究参与者及研究审查过程中的"公平对待"。对于人类来说，效益是研究的一个重要结果，它还包括通过公正的方式获得（效益），通过公正的方式分配（效益），通过公正的方式分担义务和责任。

研究人员的善意体现在如下方面：就研究中存在的损害风险及潜在效益进行评估，并就此向参与者及更广泛的社会公众负责；对在其研究中涉及的人民福利与利益问题保持敏感；就其工作的社会及文化意义进行反思。

尊重人类是所有有关伦理价值探讨的共同主线，作为终极价值，它将早先的种种伦理性思考整合在一起。

（研究）伦理的设计、审查及执行必须遵循这些价值。

指导原则

研究的有益性与诚实性

1.1 研究的有益性在于：

（a）具有可预见的潜在效益，其中包括对知识及认识能力的提升；有助于改善社会及个人的福利；有助于提升研究人员的技能与专业知识。至于潜在效益何在，以及其是否能佐证研究的正当与合理性，此类问题的解决须时常咨询相关的团体；

（b）有计划、成熟地运用适当的研究方法以实现资助申请中规划的研究目标；

（c）建筑在对现有及以往相关文献的透彻研究的基础上，其中不排除缺少或无文献可用的小说研究，或者须针对不可预知情况做出紧急应对的研究；

（d）（研究）的设计将保证对参与者的尊重不会因研究目标、研究方法的使用或研究结果等缘由而受到减损；

（e）研究实施或监管人员（或团队）具备应有的经验、资质及能力；并且

（f）基于研究的需要而合理的利用设备及资源。

1.2 如前置的同行评议程序已经认定某一研究项目具备有益性，则有关该项目研究的有益性的问题将不再受该研究的伦理性审查结论的影响。

1.3 研究人员基于某一义务而实施的研究的诚实性在于：

（a）对知识及认知力的探究；

（b）遵循有关研究行为的各项公认原则；

（c）诚实的开展研究工作；并且

（d）无论是否赞成，都须以审查许可的方式进行成果发布及交流，并且应有助于人类知识水平及认知能力的提升。

正义

1.4 研究中的正义在于：

（a）认真考虑被申请研究的范围及目的；对各类研究参与者实施公平的选择、纳入及排除；准确描述研究结果；

（b）研究参与者招募程序公平；

（c）在参与研究方面，不针对特定团体附加任何不公平的义务；

（d）对参与研究所带来的利益进行公平分配；

（e）在研究实施过程中无对研究参与者的不当利用；并且

（f）公平地获取研究的利益。

1.5 研究参与者应当能够及时并无阻碍的获取研究结果。

善意

1.6 相对于参与者可能遭受的损害或不适等风险来说，研究的潜在效益必须正当合理，且能够惠及参与者及更广泛的社会公众。

1.7 研究人员的责任在于：

（a）使其研究设计给参与者带来的损害或不适的风险最小化；

（b）向参与者阐明研究的潜在效益与风险；并且

（c）参与者在研究中的福利。

1.8 在研究对于参与者来说无潜在效益的情况下，参与者承担的风险应低于符合伦理要求并有潜在效益的情况。

1.9 在参与者所承担的风险相对于潜在效益来说不再属正当合理时，则研究必须暂停，留出时间考虑该研究是否应当停止或至少予以修正。这类决定的做出有赖于研究人员、研究机构、参与者、伦理审查机构的协商。同时，审查机构必须及时通报有关暂停的情况及一切后续决定（见5.5.6—5.5.9）。

尊重

1.10 尊重人类即是对其内在价值的承认，这种承认包括遵守研究的有益性及诚实性、正义、善意等价值。所谓尊重，还包括对参与研究的个体及集体的福利、信仰、感受、风俗及文化传统的应有的尊重。

1.11 研究人员及其所在单位应当尊重参与者及其关联性群体的隐私、秘密及文化敏感性，任何与参与者或其关联性群体所达成的明确的约定，均须认真履行。

1.12 尊重还包括在整个研究过程中，为人们在自身能力范围内独立决策留出应有的空间和余地。

1.13 当参与者没有能力独立做出决定，或缺少足够的能力这样做的时候，尊重他们还包括尽可能使其能够这样做，并在必要时提供相应保护。

此类价值和原则的应用

如同日常生活一样，研究中常常出现伦理性困境。在这种情况下，要想就孰对孰错达成一致是不可能的。在这种情况下，与研究有关的各方需要在思考及决策中提高伦理的敏感意识，这一点十分重要。本声明意在为提高这类意识做出贡献。

本《国家声明》并未穷尽有关研究伦理问题的讨论。举例而言，如果在特定领域的研究实践问题已经存在相关的伦理指导原则或准则，并且其与本声明的精神相一致，则在有必要对某一研究资助申请进行伦理审查的情况下，此类原则或准则可以用来作为本声明的补充。

此类伦理指导原则并非仅仅是一系列规则，也不应该机械地应用它们。它要求根据不同个体的具体情况予以区别对待，要求针对相关的价值及原则进行深思熟虑，要求充分地运用判断力，并且要求正确评价相关的环境条件。

2. 研究伦理的各项主题：风险与效益、自愿同意

在人类研究领域存在两大始终受到关注的主题：研究的风险与效益，

参与者的自愿同意。基于这一原因，在后面几章针对不同的研究方法及参与者的种类，分别探讨有关伦理问题之前，本章先集中探讨这两项主题。

2.1 风险与效益

导　言

在澳大利亚，高度的伦理性与科学性标准已经成为各类研究的显著特征，并且研究参与者所冒危险很小。继续促进具有卓越伦理性的人类研究——也是本《国家声明》的宗旨——将有助于保持这样的标准。

根据第 1 章各类价值原则的要求，尤其是根据其善意原则的要求，所有可能给参与者及其他人带来损害的风险，都应当接受评估。只有当潜在效益能够证明风险系属合理且正当时，该研究方才合乎伦理可接受性要求。

尽管本节提供了风险评估的相关指导原则，该项评估将不可避免地得出有关判断。

什么是风险？

一种风险即是一种损害、不适或不便（见下文），分如下几种情况：

1，产生某种损害（或不适或不便）的可能性；以及

2，损害的严重性及其后果。

风险评估

风险评估包括：

1，各类风险的识别；

2，（发生风险的）可能性及严重程度的测评；

3，风险的可降低程度评估；

4，就与（研究的）风险相对应的（研究的）潜在效益的正当性与合理性进行评估；并且

5，就如何进行风险管理做出决策。

致力于风险评估者包括：

1，研究人员负责识别、测评、降低和管理其研究项目中的风险；

2，单位负责确定研究项目伦理审查标准；

3，人类研究伦理委员会（HRECs）及其他审查机构负责（5.1.7）对研究资助申请进行审查，并就该研究的潜在效益是否能够证明（研究）风险的合理性做出决定；并且

4，参与者对风险及效益的感知，也将作为审查机构在针对研究的

（潜在）效益进行风险的合理性评估时的重要参照因素。

损害、不适与不便

研究可能给参与者与（或）其他人带来损害、不适及（或）不便，风险的种类难以穷尽，但是，一种有益的分类方法将有助于识别在研究中可能发生的以下各类损害：[①]

1，生理损害，包括：受伤、疾病、疼痛；

2，心理损害，包括无价值感、悲痛感、负罪感、愤怒或恐惧感，例如披露敏感的或令人难堪的信息，或学习关于开发某种无法治愈的疾病的遗传学可能性；

3，个人价值贬损，包括：受到屈辱、被操纵，或受到其他各种无礼的或不公正的对待；

4，社会性损害，包括对社会网络或人与人之间关系的损害；在利益、服务、受雇及保障的获取问题上的歧视；社会性屈辱；先前未知的血缘关系的发现；

5，经济损害，包括将直接或间接成本强加给参与者；

6，法律损害，包括发现及控诉犯罪行为。

与"损害"（harm）相比，"不适"（discomfort）的严重性稍逊一些，其包括身体及（或）精神的不适。举例而言，不适包括药物的轻微副作用，血压测量引起的不适，以及由访问导致的紧张感。

当人的反应超越不适及演变为悲伤的时候，就应视为损害。

"不便"（inconvenience）的严重性比"不适"低。举例来说，"不便"可能包括填写表格，参与街头调查，或花费时间参与研究活动。

对于非参与者来说，风险的存在如：得知某一名作为参与者的家庭成员被查出获有遗传性疾病时的悲痛情绪；某一记录资料可能给家庭或朋友造成的影响，或传染病流行的风险。某些社会性研究可能包含着更广泛的社会及经济风险。例如，在某一小型群体中开展关于特殊亚群的思想观念的研究，可能影响到社会凝聚力、财产价值或商业投资。

由研究不端行为或欺诈行为引起的损害，对于由其他各种形式的不端

---

① 参见澳大利亚生命伦理学咨询委员会（National Bioethics Advisory Commission）报告：Ethical and Policy Issues in Research Involving Human Participants, Bethesda, 2001, 第71—72页。

行为对各研究团队的成员造成的种种损害，《澳大利亚负责任研究行为准则》① 已经首先做出了规定。此类不端行为当然也可能给参与者造成潜在损害。

低风险及风险可忽略研究

"低风险研究"是指在研究中的可预见性风险仅为某种不适。如研究中的风险严重程度超过不适，则该研究不能算作"低风险研究"。

"风险可忽略研究"指研究中不存在可预见的损害性或不适性风险；其一切可预见风险仅限于不便。

关于低风险及风险可忽略性研究的伦理审查的各项条件见5.1.18至5.1.23的规定。

风险评测

风险评测须考虑以下事项：

1，可能发生的损害、不适或不便的种类；

2，这些风险发生的可能性；及

3，可能发生的任何风险的严重性。

评测决定的做出须建立在可用的证据的基础上，而此类证据可以为定量证据或定性证据。每一次评测的过程均须透明且正当。

就评测损害的严重性来说，不同参与者群体的各种选择、经验、感知力、价值观及弱点，均将作为相关因素纳入考虑范围。

降低风险

在设计研究项目的过程中，研究人员的义务在于降低参与者所承担的风险。降低风险包括评估研究目的及其重要性，评估达到该目的的手段。

当研究人员或审查机构断定相对于效益而言，被申请的研究的风险等级非属正当合理，在这种情况下，如欲继续研究，则研究人员需要重新考虑该研究的目的或（及）研究方法。

（研究的潜在）效益能否证明风险的合理性？

只有在研究的（潜在）效益能够证明风险系属正当合理时，该研究在伦理上才具有可接受性。

例如，研究的效益可能包括获取知识及认知能力，扩大视野，提升社

---

① Australian code for the responsible conduct of research，参见 http：//www.nhmrc.gov.au/publications/synopses/_files/r39.pdf。

会及个人福利,并且有助于研究者、研究团队及机构获得技术及专业知识。

一些研究可能给参与者及其家庭,或给特定的团体带来直接效益。在这种情况下,参与者可能比在其他情况下更愿意面对较高风险。举例来说,癌症患者可能愿意接受健康人不愿意接受的风险(如治疗中的副作用)。伦理审查人员应当在进行风险评估的过程中将这类意愿纳入考虑范围。

就伦理审查机构的义务来说,一方面要给予参与者以最大限度的自由来接受风险,另一方面要确保在善意及损害最小化的基础上实施研究,确实不易取舍。

风险管理

在经过识别、测评及最大限制的降低风险,并且在研究已经获得核准的情况下,责任方必须实施风险管理,包括:

1,在研究设计中,研究人员与机构须充分并适当地处理一切可能发生的损害;并且

2,制定并实施相应的监控程序(见5.5"已批准研究的监控")。

在已通过伦理审核的研究中,参与者所面临的风险越大,风险管理越应该尽可能地予以完善,参与者越应该清楚其所面临的风险。

各项指导原则

2.1.1 有关机构在针对低风险及风险可忽略型研究(参见5.1.18至5.1.23)制定不同于HREC的伦理审查标准时,应当在界定风险级别时参照2.1的规定。

2.1.2 只有当研究的潜在效益能够支持风险的合理性时,此类(由参与者承担的)风险才具备伦理的可接受性。

2.1.3 有关风险可接受性的决策步骤应当包括如下几项:

(a) 识别风险(如有);

(b) 评估风险的可能性及严重性;

(c) 确认哪些人(参与者及(或)其他人)可能受到风险的影响;

(d) 制定降低风险的办法;

(e) 确定(研究的)潜在效益;并且

(f) 确定这些效益将惠及哪些人。

2.1.4 在确认风险的存在、可能性及严重性时,研究人员及审查人员

应当将其评估建立在可用的（定性或定量的）证据的基础上。他们应当考虑是否从那些在同一方法、群体或研究领域方面富有经验的其他人处听取建议。

2.1.5 在就风险进行合理性评估时，审查人员应当考虑那些为了自身及其家庭或所属群体能获得潜在效益，而甘愿冒更大风险的参与者的意愿。

2.1.6 如果（研究的）可预见风险仅为某一种不适（discomfort），则该研究即属"低风险"（low risk）。如果研究中风险的严重性超过"不适"的限度，则无论其是否可能发生，该研究都不属于"低风险"研究。

2.1.7 如果研究中不存在可预见的损害（harm）、不适，其一切可预见风险均只限于不便（inconvenience），则该研究即属于"风险可忽略"（negligible risk）的研究；如研究中风险的严重性超过"不便"的限度，则无论其是否发生，该研究均不属于"风险可忽略"研究。

2.1.8 在已通过伦理审核的研究中，参与者所面临的风险越大，风险管理越应该尽可能地予以完善，参与者越应该清楚其所面临的风险。

2.2 关于自愿同意的一般性要求

导　言

尊重人类包括给予其独立决策以应有的空间和余地。在科研环境中，这通常要求参与研究应当是参与者选择的结果——这就是众所周知的"自愿同意法则"（the requirement for consent），它的意思是：做出同意决定应当是自愿选择的结果，并且该选择应当建立在充分知情并理解参与研究的内容及意义的基础上。

如何满足这类条件取决于研究项目的内容。并且，这要受到各类准则、法律、伦理及参与者群体的文化敏感性的影响。

研究活动将证明此类条件的合理性。对于人类的尊重，应当在决定潜在参与者是否参与研究的灵活安排中得以体现。

应当注意的是，一个人自愿同意参与研究，并不足以证明其参与行为是正当合理的。

本节（即2.2）针对自愿同意的条件规定了有关的指导性原则。第2.3节"关于自愿同意的条件的适用与放弃"将主要就自愿同意的条件的适用与放弃进行探讨。

指导原则

2.2.1 针对研究人员的指导原则是：参与研究的个人决定应当由参与者在充分获知相关信息，以及充分理解被申请研究及参与研究的含义的情况下，自愿做出。该原则的依据见第 2.3 节 "关于自愿同意的条件的适用与放弃"。

2.2.2 以充分了解信息为基础的自愿参与，要求充分理解研究的宗旨、方法、要求、风险及潜在效益。

2.2.3 该信息应以适当的方式向参与者出示（见 5.2.16）。

2.2.4 与参与者交流沟通并获得其同意的程序，并非仅仅是满足某一形式上的要求的问题，信息交流的目标在于在研究人员与参与者之间建立相互理解。这就要求赋予参与者相应的机会，以便在其愿意的情况下，提出问题，或者与他人就相关信息及决定进行讨论。

2.2.5 参与者可以用口头、文字或其他形式表示同意（例如针对某一调查的回复，默示同意等），这取决于以下因素：

(a) 风险的真实情况、复杂性及风险等级；以及

(b) 参与者的个人条件与文化环境。

2.2.6 与以下事项相关的信息也应当向参与者通报。在以下所列各项信息中，除被视为在参与者做出参与决定时应获知的特殊事项之外，其应当与 2.2.1 和 2.2.2 所规定的各项信息区别开来：

(a) 参与者可以做出的一切选择；

(b) 针对该研究的监控将如何实施；

(c) 针对研究给参与者带来的不良影响提供相关服务；

(d) 投诉受理人的详细联系信息；

(e) 研究人员的详细联系信息；

(f) 对隐私与机密将如何予以保护；

(g) 参与者享有在任何阶段者中止进一步参与的权利，以及所有的意思表示形式，以及撤销数据的可能性；

(h) 研究资助的额度及来源；

(i) 与研究人员、赞助方或研究机构有关的金钱或其他性质的利益披露；

(j) 给予参与者的任何酬劳；

(k) 研究成果发布（包括出版）的可能性及形式；

(l) 一切惠及社会大众的预期效益；

(m) 本《国家声明》其他章节中要求的任何与研究的细节相关的信息。

2.2.7 无论参与者是否确定，研究设计中应当明确地确认每一位参与者在自愿基础上所做出的参与研究的决定。

重新协商同意

2.2.8 在一些研究中，参与者的同意表示需要一次次地重新协商或确认，尤其是在研究项目较为复杂或为期较长，或在参与者的身心较为脆弱的情况下。如果双方最初协商一致的有关期限发生变化，责任方应及时通知研究参与者，并尊重其继续参与或撤出的意愿（参见 5.2.16 和 5.2.17）。

强迫与压力

2.2.9 没有人应当在决定是否参与研究的问题上，屈从于强迫或压力。即使并无明显的强迫或施压，在同意的意思表示中，也可能蕴含着（参与者）对研究人员的权力性地位或他人意愿的顺从。一个人只有在表示自愿同意的前提下，才能成为研究参与者。

对参与者的补偿

2.2.10 一般来说，对于参与者因参与研究而花费的有关成本进行补偿，是恰当的做法。这些成本包括交通、食宿及泊车费用。有时还包括对参与者消耗时间的补偿。然而，如果报酬的额度与参与者所耗时间不成比例，或存在诱使或鼓励参与者冒险的情况，即违背了相关的伦理性要求。

2.2.11 向参与者或其所属群体发放酬劳或补偿的形式，应当尊重其风俗习惯或惯例。

作为参与者决策的其他情况

2.2.12 当某一潜在的参与者缺乏表示同意的能力时，其应获得必要的信息帮助，并由适当的法定主管人士或机构来决定其是否将参与研究。该决定必须合乎该人士的最大利益。研究人员必须考虑到该同意决定可能发生动摇，以及参与者可能在某种程度上了解该研究，并了解参与该研究的效益和负担。有关此类情况，见第 4.2 节"儿童及青年"，第 4.4 节"高度依赖医疗护理以至无法表示同意的人士"，第 4.5 节"患有认知功能缺损、智障及精神疾病的人士"。

2.2.13 在某些群体中，做出参与研究的决定不仅会关系到个人，也关系到适当的利益相关方,包括正式设立组织、公共机构、家庭或社区老人。在进行研究设计时,研究人员需要与之接洽及协调。

对在未来研究中利用数据和组织的同意

2.2.14 同意可能是：

(a)"具体性的"：仅限于针对某一项具体研究项目做出的同意；

(b)"延展性的"：针对在下列各类未来研究项目中利用数据或组织(tissue)：[①]

(i)作为原研究项目的延伸项目,或与原项目密切相关的项目；

(ii)与原研究项目同属一个领域的一般性研究(例如系谱研究、民族志研究、流行病学研究或慢性病学研究)；

(c)"非具体性的"：(同意)在任何未来的研究中使用数据或组织(tissue)。

相对于需要取得参与者的延展性或非具体性同意的研究来说,必要的有限信息及对研究的理解依然会是充分且适当的(见2.2.2)。

2.2.15 延展性同意或非具体性同意有时包括许可进入某一数据库或组织库,从而利用某一数据或组织(tissue)(参见3.2.9)。

2.2.16 在寻求非具体性同意时,应就其各项条件及广泛的含义向潜在的参与者做出明确解释。在这类同意做出后,应该明确记录它的各项条件。

2.2.17 在一项研究资助申请中,对一项非具体性同意的后续依赖应说明该非具体性同意的各项条件。

2.2.18 研究时常会需要那些原延展性或非具体性同意未涵盖在内的数据及组织(tissue)。要想利用这些额外的数据及组织,就必须取得潜在参与者的同意,除非此项获取同意的需求已被某一审查机构放弃。

拒绝同意及同意的撤销

2.2.19 人们在选择不参与研究项目的情况下,无须为其决定提供任何理由。研究人员必须尽可能确保人们不会因为拒绝参与研究而遭受不利条件。

2.2.20 参与者有权在任何阶段退出研究。在同意参与研究之前,参与者应当被告知这种退出的后果。

---

① Tissue 在此特指生理组织,下同。

2.3 自愿同意条件的确定与免除

导言

同意参与研究决定的做出应当建立在自愿的基础上，同时还需建立在充分获得信息及对研究内容和参与的内含有充分了解的基础上。

关于取得（参与者）同意的条件常常基于某些合理原因而予以免除。在这种情况下，参与者将很可能不知道其（生理）组织或数据已被用于研究活动。

基于某些合理的原因，研究者常常向参与者就研究的目标及（或）方法实施"有限披露"。这是因为在很多人类研究领域（例如行为研究），如果研究目标及（或）研究方法向参与者完全公开，则研究的目标将无从实现。

涉及有限披露的研究活动涵盖广泛，从仅仅在公众环境下有限地披露或说明研究目标或观测研究方法，直至对参与者实施积极地隐瞒与故意欺骗。例如，在公共场所观察日常行为；隐蔽观察医院职员的洗手行为；研究人员为研究参与者的反应而实施的隐蔽的角色扮演行为；实际上，是否将研究目的告知参与者，其间差异很大。从一开始，有限披露研究就将研究活动塑造为放弃寻求同意的状态（如在公共空间实施的观测）。

指导原则

有限披露

2.3.1 有限披露不包括积极隐瞒与故意欺骗。如果研究人员可证明如下事项，则伦理审查组织可以核准其研究：

（a）实现研究目的，没有比之更好的选择（包括更广泛地披露）；

（b）研究的潜在效益不仅能够充分证明有限披露措施的合理性，还能证明参与者因信赖研究及研究人员而承担风险的合理性；

（c）该研究所含风险等级仅限于低风险（low risk）（参见2.1.6），并且该有限披露措施不会对参与者造成不良影响；

（d）精确说明有限披露的限度。

（e）在参与者的参与行为结束后，研究者应及时并以适当方式从事以下行为：

（i）向参与者说明该研究的目的，以及隐瞒及掩盖信息（即有限披露）的必要性；并且

（ⅱ）应当允许参与者撤回由其提供的任何数据或（生理）组织。

2.3.2 如果有限披露中包含主动隐瞒信息及明确的欺骗行为，并且该研究无意暴露任何不法行为，则研究人员还应该证明以下事项：

（a）这种隐瞒和欺骗不会给参与者带来损害性风险（harm）；

（b）研究人员须就研究的真实目的及（或）研究方法，以及隐瞒与欺骗的必要性，向参与者做出充分的解释说明；并且

（c）不会借任何已知或潜在的理由主张参与者如知晓研究信息即会拒绝同意。

2.3.3 如研究中的有限披露包含揭露不法行为的意图（4.6.1），则该揭露行为的价值，必须能够支持不法行为被披露者所受不良影响的正当性与合理性。

免除

2.3.4 只有 HREC 有权批准在医学研究中就个人信息或健康信息的使用问题，免于征求权利人同意。其他审查机构可以针对其他研究领域的此类事项做出批准。

2.3.5 在免于征求参与者同意的决定做出之前（除非有意于揭露违法行为），研究者必须向 HREC 或其他审查机构提供如下理由：

（a）对于参与者来说，参与研究的风险最高只限于"低风险"（low risk）；（参见 2.1.6 与 2.1.7）

（b）在免于征求参与者同意的情况下，研究的潜在效益足以支持相关损害性风险（risk of harm）的合理性与正当性；

（c）征求参与者同意不具可行性（例如因数量、年龄及可接触性等原因）；

（d）没有任何已知及潜在原因能证明参与者在接受询问时会拒绝同意；

（e）参与者的隐私受到充分保护；

（f）已制订了周密的计划以保护数据的机密性；

（g）如果研究结果对于参与者的福利来说意义重大，则在可行的情况下，一项允许参与者利用研究信息的计划将被制订出来（例如通过某一有关疾病特异性的网址或地区新闻媒体）；

（h）针对（与参与者有关的）数据或（生理）组织的衍生物可能实施的商业开发，将不会损害参与者有权享受的一切金钱利益；

(i) 州、联邦或国际法将不会禁止该项免除同意的决定。

2.3.6 如研究中包含揭露不法行为的意图，则在针对该研究做出免除同意决定之前，研究主办方必须向 HREC 做出如下保证：

(a) 相对于揭露该不法行为的价值而言，人们所承受的不良影响是合理的；

(b) 参与者的隐私受到充分保护；

(c) 各项秘密数据受到充分保护；并且

(d) 州、联邦或国际法将不会禁止该项免除同意的决定。

2.3.7 考虑到保持公众对研究过程的信心的重要性，对于已经根据 2.3.6 和 2.3.7 的规定免于获取参与者同意的研究项目，各（研究）单位有责任帮助公众获得（例如通过年度报告）其项目摘要。根据 2.3.7 的规定做出的同意豁免的决定，在研究终结之前不得公开。

3. 研究方法与研究领域中的特定伦理问题

本章探讨不同的研究方法与研究领域。作为本《国家声明》修改后新增内容，其中某些节次的内容将不限于健康与医学研究。本章的重点依然是明确有关的一般性指导原则——本章无意于就具体规则做过于详细的规定。这反映了各类研究涉及交叉学科这一实际情况，以及在许多研究项目中运用多元研究方法这一现实情况。

人类研究只有在通过伦理审查并批准之后方能实施。第 5 章就有关程序做出了规定，以便于有关单位的审查与审批。彼类程序中包括由人类研究伦理委员会（HRECs）或其他审查机构不同研究中的各类风险所实施的审查（参见 5.1.6 至 5.1.8）。

由 HREC 实施的伦理审查要求所有人类研究都必须接受审查，其中包括但不限于低风险等级（low risks）的研究活动（参见 5.1.6）。这类研究包括本《国家声明》第 3.3 节"包括各种临床与非临床试验及新方法在内的干预和治疗"，第 3.5 节"人类基因"，第 3.6 节"人体干细胞"，以及在第 4 章的部分节次中所涉及的某些研究活动。

正如第 1 章结尾所声明的那样，本《国家声明》并未穷尽有关人类研究的伦理性探讨。即便就某单一研究领域所涵盖的不同情况来说，本《国家声明》也无法一一给出具体详尽的指导，或确定无疑的适用于各种具体情况。如果在各特定研究领域中已经存在与本《国家声明》的精神相一致的指导原则或准则，则研究人员及伦理审查机构成员在必要情况下，也可依据这些原则或准则来阐明研究人员在特定条件下应承担的伦理义务。

3.1 定性方法

导言

定性研究包括系统地分析研究人们的生活、经验、行为，以及种种故事和人们所赋予它们的各种意义。[①] 此外，还包括对组织机能、个体与群体、人体与社会之间关系的研究。

此类研究的路径将包括搜集和利用一系列经验性的材料，如案例研究、个人经验、生活故事、访谈、观测及文化文本。其将引导人们的研究视野进入个人经验、社会群体或诸如气候变化、公共政策与计划等问题的领域。定性研究还可能具备一些定量因素与面貌。

定性研究将在如下方面推动新知识的进步：

1，有助于研究人员更好地理解各种复杂的概念或社会性进程；

2，研究和分析大众及个人是如何解释和理解其种种经验的；

3，引出前后数据，构建数据链条，以提高量化分析工具（如调查测量）的有效性。

在定性研究中普遍使用的数据搜集方法

在定性研究中，数据的搜集可以通过一系列的方法来实现，以下是一些常见的例子：

访谈。其形式主要包括研究人员与一个或多个参与者进行谈话。这一方式的特点是回答的种类集中，但却不一定是预先确定的。访谈内容通常以视频、音频或文字的方式记录下来。这类记录本身是研究数据，并且可以被转录。访问一般来说会选在访问者与受访者均可接受的地点进行。

访谈有多种形式，包括：

一是结构化访谈（structured interviews），其附有一系列问题列表；

二是半结构化访谈（semi-structured interviews），借助于一个访问指南，其中罗列了一系列有待探讨的议题；

三是非结构化访谈（unstructured interviews），主要是在自然进行的互动交流中随机生成问题，并且在这类访谈中，主导者是受访者而不是访

[①] Denzin NK & Lincoln YS（Eds.）2000 Handbook of Qualitative Research，Sage：California。

问者。

选择"知情者"进行访谈的动机各不相同，包括：

关键知情者访谈（key informant interviews）主要访问那些在受访议题方面具有特定知识或专业知识的个人或团体。例如，就某些历史事件采访那些曾在事件过程中扮演过重要角色的政治领导人。

知情者抽样访谈（sample informant interviews）指采访那些具备经验或专业知识，能够代表一个更广泛群体的人。例如以普通人为采访对象，了解其在某一社会动乱或困难时期的经历，或就某一企业访问其员工。

生活故事或口述历史。获得此类材料的方法包括结构化访谈、半结构化访谈或非结构化访谈。这是被各人文学科中所普遍采用的研究形式。

焦点团体。借助焦点团体讨论一系列研究问题或课题来搜集材料，这种形式要求研究人员在讨论中扮演调停人及主持人角色。

观测。这种形式包括由研究人员观察参与者在其自己的环境中的表现，以及观察参与者在某一被特定设定的环境下的表现，通过观察进行的数据搜集可以被结构或者解构，观察者则可由一名合作参与者兼任（参与者观测），或在环境外部进行观测。

档案研究。这种研究方式所需材料经常（但不一定）存放于公立或私立的图书馆或档案室。

在线研究。通过利用电子公告栏及有管理的电子邮件讨论组织群，以网络聊天技术为平台，开展实时在线小组讨论（也被称为"E-组"）。在线招募参与者，将为更广泛的全球性的参与研究创造机会。此外，数据的汇集与传播同样可以借助在线方式来实现。

行动研究。行动研究往往以社群或组织作为基础，并将在这一领域内实施。这种形式包括对作为改进社会、经济、环境状况及增进知识的手段的各种理念在实践中进行检验。行动研究在由计划、行动、评价所组成的螺旋形步骤中实施。它为针对关键性知情行动制订进一步的计划创造基础。

本《国家声明》的第1章与第2章规定了人类研究的设计、伦理审查及执行活动应遵循的各项价值、原则和主题。以下各项指导原则和标题内容，将就此类价值、原则和主题如何在本节所涉及的研究领域内具体适用做详细说明。

指导原则

研究的有益性与诚实性

3.1.1 研究人员与参与者之间互动的实态与存续状况,将影响甚至决定双方关系的发展变化。当这类关系危及研究工作的正常开展时,研究人员必须考虑是否修正这类关系,或者修正乃至中止该研究。

3.1.2 当某一研究人员的职业技能(例如咨询辅导)影响到其与参与者之间的关系时,研究人员在继续该研究的同时,还需要决定:

(a)使用该项技能是否符合伦理要求;或

(b)是否将参与者交给另一位专家。

3.1.3 研究人员在进行非研究性职业工作时,须将这一情况告知参与者。

3.1.4 定性研究强调特定环境与条件设置的意义。定性研究的结果不一定具备普遍性意义。即便如此,定性研究应致力于提供充分详细的说明及(或)分析,以便使其他人能够决定是否存在其他可应用本研究成果的环境或条件。

3.1.5 在运用抽样策略时,最为普遍的类型是有意识地选择那些与待研究问题相关的信息密集型案例(information-rich cases)。不过,定性研究也并不排除任意抽样和典型抽样(random and representative sampling),抽样的框架往往取决于所研究的问题及研究的特定目标。

3.1.6 定性研究的严格性与精确性并不取决于抽样的数量。在抽样合理的情况下,研究的目标与理论基础应当决定抽样量及抽样策略。例如,一些定性研究方法中使用"饱和"原则,根据这一原则,抽样将持续至不再获得新的信息为止,这是在各项标准中唯一一项针对抽样量的评估标准。

3.1.7 包含抽样的研究资助申请中应当明确说明选拔招募参与者的策略与标准。

3.1.8 评价定性研究严格性的首要标准应当是数据搜集与分析的质量与可信度,而不是在研究设计中计划使用的定量研究方法的有效性与可靠性之类的事项。

公　正

3.1.9 在定性研究中吸收或排除参与者的标准常常是非常复杂的。基于这些原因，研究人员应当对这些标准做出明确地说明，并须证明其正当合理性（参见 3.1.14 至 3.1.16）。

善　意

3.1.10 参与者常常易于被人认出（例如，作为一名小型社会群体或团体的成员，或作为一名关键知情者），并且他们提供的信息可能属于敏感信息。基于这些原因，应对这些参与者提供相关的照顾和保护，以免使其因提供信息而被人认出，除非他们同意公开身份。在信息传播与材料的存储过程中，对于参与者的身份也应给予相应的保护。

3.1.11 如有可能的话，（研究人员）应当告知参与者关于在各项识别信息如姓名、地址被删除的情况下，其（参与者）在研究结果中的身份仍有可能被人认出。

3.1.12 有关某些深度敏感问题的定性研究可能给研究人员及参与者造成其他种类的风险，应当针对参与者可能遭遇的种种不幸制定专门的处置预案。

3.1.13 预知何种议题可能导致不幸从来都是很困难的，研究人员应当具备丰富的经验，以帮助参与者进行预测。

3.1.14 定性研究可能需要某些能够从研究人员与参与者之间关系的发展变化中搜集数据的方法。研究人员应该认真考虑其可能对参与者造成的影响，反之亦然。并且，研究人员应当在研究资助申请中就此类预期影响做出明确的说明。

尊　重

3.1.15 研究人员应当考虑是否在分析完成以前，就有关访谈记录的准确性与完整性向参与者进行核实，这关系到对参与者的尊重。

3.1.16 定性研究中同意的表示方式取决于多种因素，包括研究的类型及其敏感度，其文化背景，参与者的潜在弱点。在某些环境中，对于脆弱的参与者的保护可能需要制定正式的、文字的同意程序；在其他的环境中，则需要口头程序。

3.1.17 在某些条件下，参与者可能以默示方式表示同意，例如对调查询问的回复，或针对回头提问的回答（参见 2.2.5）。

3.2 数据库（databanks）

导　言

本章内容广泛覆盖了各类数据及相关的方法论问题。鉴于数据的内容、搜集、研究的方法、数据的利用很可能随着时间的推移而不断变化，本节在此仅提出相关的指导性原则，不作非具体规定。

普遍使用数据库的研究类型包括流行病学、病理学、遗传学及社会科学。

本《国家声明》所使用的"数据库"（databank）一词也包括"database"在内。

什么是数据？

数据即是一条一条的信息，如：

一，人们在访谈、焦点小组讨论、问卷调查、个人历史及传记中所说的内容。

二，对现有信息的分析（包括临床的、社会的、观测或其他类型的信息）。

三，从人体组织标本如血液、骨骼、肌肉、尿液中提取到的信息。

数据的可识别性

数据可以通过下列三种相互独立的形式搜集、存储和披露：

一为可识别的个体性数据。指可通过合理方式如个人的姓名、图片、生日或地址等信息，对某一特定个体的身份进行确认。

二为可重新识别的个体性数据。指某一数据的识别信息被删除，并代之以某一代号，但仍然有可能通过该代号或连接数据集的方式对该数据进行重新识别。

三为非可识别数据。指从未附加可识别信息，或者有关识别信息已被永久删除，并且无法通过任何方式识别的某一个体数据。在这种情况下，虽然可以通过将某一数据子集与其他数据进行连接，以确认彼此均属同一主题的数据，然个体数据的身份信息仍不可知。

本《国家声明》避免使用"未标识数据"（de-indentified data），原因在于它的意思不明确。尽管它有时被用来指代那些无法连接至个体的信息记录（非可识别的），但它还被用来指那些识别信息虽被删除，但仍有办法识别其个体身份的数据。在使用"未标识数据"一词的情况下，研究人员及研究审查人员须明确地知晓该词语所包含的意义。

组织与数据

随着基因知识与数据连接技术的日益发达，以及随着包含可识别材料在内的（人体）组织库的不断扩大，人体的组织样本原则上应始终被看作是可识别的。

数据连接技术的提高,为研究中的数据搜集工作做出了巨大贡献,它使研究人员能够在不同的数据集之间进行个体比对时,不必担心个人身份信息的泄露。例如在流行病学研究中(包括对人口的研究),个体或团体的信息被搜集及汇总,以便用于研究人们各团体的种种情况,但这些原始取得的数据并不一定直接用于研究。

存储

尽管大多数数据的搜集、汇总与存贮都是基于某一目的或行动的需要,但在某些情况下,在将那些可能用于未来研究项目中的数据存贮起来,须事先取得相关参与者的许可或授权。

被存贮的数据往往存放于某一类似于图书馆或档案室的仓库内,经过较长时间的汇总和累积。澳大利亚社会科学数据文献库(Australian Social Science Data Archive)搜集社会性、政治性、经济性计算机可读数据,使之能用于进一步的研究。数据存档通常有利于二次研究,除非存储方(或存储人)在其访问路径上设置了限制。

本《国家声明》中各项价值及原则的适用

本《国家声明》中各项价值及原则适用于研究人员搜集数据,以及其他依照职权进行数据搜集或从事数据搜集外包工作的人员。

这些适用于数据库使用领域的伦理原则,适用于各有关机构针对数据搜集制定的各项有关指导原则和程序。

本《国家声明》的第 1 章与第 2 章规定了人类研究的设计、伦理审查及执行活动应遵循的各项价值、原则和主题。以下各项指导原则和标题内容,将就此类价值、原则和主题如何在本节所涉及的研究领域内具体适用做详细说明。

指导原则

研究的有益性与诚实性

3.2.1 在计划设立数据库之前,研究人员应当明确说明其研究数据将如何搜集、存储、使用、公开,并说明其有关程序将如何遵守本《国家声明》的有关规定,尤其是在 2.2.14 至 2.2.18 规定的有关(参与者)自由同意的事项方面。

3.2.2 为了有利于数据获取及有利于研究活动起见,此类数据的搜集、存储和使用应当本着方便未来研究项目使用的原则。

数据利用

3.2.3 研究人员在使用数据库中的数据时，应当遵循该数据提供者所提出的有关条件，尤其是与数据的可识别性有关的条件（参见 2.2.14 至 2.2.18）。

3.2.4 当研究涉及连接数据集时，即便在无（参与者）同意使用可识别数据的情况下，（研究人员）也应该从有关机构获得该可识别性数据的使用许可，以保证数据连接的准确性。一旦完成连接，该项用于研究的数据的各项识别信息应当尽快删除，除非（与之相关的参与者）同意以可识别的方式使用该数据。

3.2.5 数据管理人有义务保障有关数据以负责任的、受尊重的方式被使用，并且保障参与者的隐私安全。

3.2.6 无论何时，只要用于研究的数据关系到参与者的利益问题，研究人员即有义务考虑如何使参与者可以获得此类信息。在（征询同意的）个别通知获得授权许可的情况下，数据管理者将有必要采取合理步骤对那些数据进行重新确认。

3.2.7 在多数情况下，数据管理者将是搜集该类信息的研究者个人或机构，或者是某一中介性机构如那些管理来自各种渠道的各类数据的存储机构。在有的情况下，独立的管理者可能是必需的。举例来说，当附编码的数据存储于数据库中时，该数据的搜集者和研究人员可担任独立的管理人，以便在对这些编码数据进行保管的同时，使各参与者可以获得与之有关的数据或成果。

3.2.8 对有的数据库中的某些数据的使用，将给那些与之相关的人们带来危害。（在这种情况下）研究人员及（或）管理人员应当拒绝或限制针对其全部或部分数据的访问及使用请求。

自愿同意

3.2.9 在进行数据搜集和存储的时候，研究人员应当就以下事项提供明确及全面的信息：

（a）数据将以何种形式进行存储（可识别、可重新识别或非可识别）；

（b）该数据的使用及（或）公布目的；

（c）其是否谋求以下事项：

（i）就在未来研究中使用该数据，征求（参与者的）具体性的（specific)、延展性的（extended）、非具体性的（unspecified）同意。（参见 2.2.14 至 2.2.16）

（ii）向某一审查机构申请免于征得（参与者）同意的许可。（参见 2.3.5 和 2.3.6）

3.2.10 研究人员应当能够识别那些以可识别形式存储并被免于伦理审查的不得用于研究的数据。

3.2.11 任何涉及参与者的数据的使用性限制都应被记录下来，并且与该数据一起保存，以便于研究人员为了研究而访问及获取该数据。

3.2.12 研究人员与数据管理人员应遵守所有涉及参与者数据的保密协议，并且管理者应当采取防范性措施，以防止该数据在未经参与者同意的情况下被使用。

3.3 包括临床与非临床性试验和创新在内的干预和治疗

导　言

临床研究

临床研究领域日益广泛，涵盖了各类健康专业研究性事项，其中包括疾病预防、致病原因、治疗手段、疾病效果与病理反应等。此类研究可以在某些既定的环境下予以实施，包括公立或私立的医院或诊所，其他各类机构或组织，社区环境，以及一般性或特定的医疗实践领域。

尽管临病试验并非总是随机性的，本节的内容将特别集中关注随机性的临床试验。进一步说，如下文所示，随机性方式可能用于其他研究领域，并随之产生相关的各种伦理性问题。

临床及相关研究常常很难与质量改进和临床审计区别开来。在这种情况下，NHMRC 在 2003 年公布的法律文件《卫生保健的质量保障何时需要独立的伦理性审查？》[①] 将提供相应的指导。

临床实践中的创新

临床实践及补充疗法的创新包括那些用于改善健康疗效，但却尚未通过全面的安全与疗效评估的新型诊断及治疗方法。其范围可能广泛地涵盖从现有方法的微小的变化及扩充，直至针对新的适应症的技术创新。如果

---

① 此处原文题名为 "When does quality assurance need review by a Human Research Ethics Committee?"，这里可能存在笔误。实际上，NHMRC 在 2003 年公布的该文件题名全称应该是："When does Quality Assurance in Health Care Require Independent Ethical Review?" 原文参见：http://www.nhmrc.gov.au/health_ethics/human/conduct/guidelines/_files/e46.pdf。

拟实施的某项干预系属创新及（或）试验性状态，则（实施方）应当就该情况向受试者做出明确说明。

针对某一个体的研究或治疗仅仅是一项创新，还是在实质上构成一项临床研究，这通常是一个负责任的临床医师的判断问题，它要受到制度化政策的规制和指导。

临床及其他试验

一项临床试验即是一种人类研究的形式，其意义在于发现某项干预手段的效果。包括某一治疗及诊断程序。一项临床试验可能包括对于某种药物、手术流程、其他治疗程序及设备、某项预防性或诊断性设备及程序的检验。

对于某种药物的临床试验被划分为四个典型的阶段。以下引述澳大利亚联邦医疗用品管理局（TGA）[①] 的相关概念，对药物治疗的各个阶段做一说明：

第一阶段的研究包括人治疗用药品的一级管理。在通常情况下，药物会被发放给一小部分健康的志愿者，但有时也被发放给那些受到该药物适应病症感染的人，意在确定药物的安全性、药理、药理活性、副作用、最佳给药途径或适当的剂量（为后续研究）。这类研究通常在配备了特殊的、高级别的跟踪监视设施的研究中心内进行。

第二阶段的研究是在那些患该药物适应症的人群中进行药物首试。其首要目的在于确定其安全性与效力，以及确定一个适当的给药方案。此类研究将由该医疗领域的专家，在一小部分接受严密监控的患者之间实施。

如果第二阶段的研究能够证明该药品的潜在效益大于危害，则可着手实施第三阶段的研究。此阶段研究将在更大规模患有所研究的疾病的患者群体中实施，以确定该药品是否能带来临床效果，以及其副作用是否限于可接受的范围内。

第四阶段的研究将在获得上市批准之后实施，用以治疗某一特定疾病及特定的适应症。其中可能包括对在本药品及其他更广泛的治疗手段之间进行对比性研究，以及进一步地研究该药品在一般性临床环境下的使用问题（这类环境将与药品上市前的试验环境存在显著不同）。这一阶段的研究将搜集到更多的综合性的安全数据，从而对来自上市前的药品试验信息作出补充。

---

① 澳大利亚联邦医疗用品管理局即 the Therapeutic Goods Administration。

目前，在药物及医疗设备试验领域，有关部门已制定了关于优秀临床研究的相关准则，对基于相关宗旨的临床试验做出了明确的规定（见《澳大利亚科研责任准则》）。本节主要适用于各类生物医学临床试验，并且适用于其他所有标榜疗效的干预手段。这里的试验包括各类治疗产品在内的试验，无论是药物还是设备器械，只要其尚未在《澳大利亚联邦医疗用品注册名录》（ARTG）[1]中注册、列名或进入该名录，都要接受TGA管理。

随机试验方法在其他人类研究领域的应用

为了避免或减少偏见，在研究中可以采用随机抽样法及"双盲"法。这类方法最先被用于对新的治疗方法的研究，并且现在也用于其他不同的领域，如心理学与教育。计划使用这类方法的研究人员，应当注意在研究设计与实施中可能出现的伦理问题。具体来说，3.3.3 和 3.3.6 对所有情况均适用，而其他各项条款将视研究的内容、研究人员和潜在参与者之间的关系，有针对性的予以适用。

本节规定所适用的研究必须经过人类研究伦理委员会（HREC）[2]的审查与批准，而不是依照由 5.1.7 和 5.1.8 规定的其他某项程序实施审查。

本《国家声明》的第 1 章与第 2 章规定了人类研究的设计、伦理审查及执行活动应遵循的各项价值、原则和主题。以下各项指导原则和标题内容，将就此类价值、原则和主题如何在本节所涉及的研究领域内具体适用做详细说明。

指导原则

研究的有益性与诚实性

3.3.1 各医疗保健机构应当设立相应的标准，以决定何时须对某一项新的干预方法进行系统研究，以确定其安全性与效果。

3.3.2 在需要实施此类研究的情况下，它应当被视为临床研究，需要接受 HREC 的正式审核。

3.3.3 研究人员应当提供有关以下事项的说明：

---

[1] 该名目即 the Australian Register of Therapeutic Goods。

[2] 此处原文"Human Ethics Research Committee"疑系笔误，HREC 的全称应该是"Human Research Ethics Committee"。

（a）该研究将直接解决某一个或多个具体问题；

（b）一项正在实验当中的具有科学性根据的设想，将提供一种具有现实意义的可行路径，即在考虑到效力、负担、成本及风险等因素的情况下，该项研究中的干预方法将至少与标准性治疗手段一样具有全面性的效益；

（c）参与者的抽样数量及状态，将能够充分解答所研究的问题；并且

（d）该研究满足由欧洲专利药品评审委员会（CPMP）与国际人用药品注册和医药技术协调会议（ICH）[①] 联合制定颁布的《关于临床试验质量管理规范的指导意见》（CPMP/ICH-135/95）[②]，由国际标准化组织（ISO）颁布的"ISO14155 医疗器械临床评价体系",[③] 以及 TGA 的有关要求。

---

① ICH 全称是：国际人用药品注册和医药技术协调会议（The Internatiorlal Conference on Harmonisation of Technical Requirements for Registration of Pharmaceuticals for Hu. man Use. ICH）。该组织由欧共体首先发起，由六方代表参加的国际协调药品药法的组织，是一个非官方的组织，但有官方组织参加。六个主要成员是欧共体（EMEA 为主）；欧洲药业协会（EPPIA）；日本卫生部（MHW）；日本制药厂协会（JPMA）；美国药品食品管理局（FDA）；美国药业研究和药厂协会（PHRMA），每个成员在 ICH 的指导委员会中占 2 个席位。ICH 还同时邀请世界卫生组织，欧洲自由贸易区瑞士为代表；加拿大卫生部，加拿大药业理事会，作为观察员身份介入，每个观察员组织，在 ICH 指导委员会中有一席位。国际药厂协会（IFPMA）这个由 56 个国家参加的协会在 ICH 中也占 2 席位，IFPMA 并提供秘书处，其作为指导委员会参加者，但不具有表决权。很明显，ICH 是由几个世界药业上发达国家的药品管理部门和制药业双方平等参加对药物科学和技术上讨论，主要是针对证实药物安全性，质量和有效性问题。这对药品管理和制药业包括药品研究开发部门是一个非常重要的组织。一当欧共体批准的药品，那么较容易被 FDA 接受，反之亦然。ICH 的目的是调和欧日美三方药品注册的申请审批资料，在行政职责上保证有效性、安全性前提下，避免不必要动物试验和临床试验的重复。这样可提高审批速度，促进药品的研究开发，达到 ICH 的口号："让优秀的药品尽快地送到患者手中"。ICH 会议每两年召开一次，前四次会议：第一次会议 1991 年 11 月 5—7 日在比利时召开，第二次会议 1993 年 10 月 27—29 日在美国召开，第三次会议 1995 年在日本召开，第四次会议 1997 年 7 月 16—19 日在比利时召开。第五次会议准备在美国圣地亚哥召开（San Diego）。ICH 组织，主要领导是指导委员会，另外，在其指导下有 ICH 专家工作组（ICH Expert Working Group EWGS）。ICH 对每一个技术专题成立专家组，EWG 并不固定，从 1990 年 4 月到 1999 年 10 月止，EWG 召开了 24 次会议（其中包括 4 次 ICH 大会）。计划在 2000 年 3 月，在日本东京还举行专题会议。ICH 由 IFPMA 提供秘书处，办事处设在 IFPMA，总部设在日内瓦。

② 即 CPMP/ICH Note for Guidance on Good Clinical Practice（CPMP/ICH-135/95），见 http://www.tga.gov.au/DOCS/pdf/euguide/ich/ich13595.pdf。

③ 原文为"ISO 14155 Clinical Investigation of Medical Devices"。

3.3.4 研究人员必须就如下事项通知 HREC：

(a) 研究人员与将用于试验的药品、手术或其他设备的提供者之间的一切商业的、金钱的或其他类似的联系；

(b) 任何其他可能发生的利益冲突；及

(c) 任何对于公开的限制。

3.3.5 在所有临床研究中，尤其是在临床试验中，HREC 应当在以下各方面得到满意的答复：

(a) 资助额度足够实施及完成该研究设计；

(b) 任何支付给单位、研究人员或参与者的金钱或实物利益，均不会对研究的设计、执行、研究的结果及其公布带来不良影响；并且

(c) 可用的设备、专业知识及有关经验，足以保障试验的安全实施。

公　正

3.3.6 研究方法中应当针对参与者的选拔与招募，提供原理性说明及公平的方法（参见 1.4）。

风　险

3.3.7 那些对研究参与者并无潜在效益的研究的可接受风险等级，应当低于那些对参与者有潜在效益的研究风险等级。就那些第一次在人类之间开展的研究项目而言，由于风险不能确定，因而对参与者的招募应在特殊的照顾下循序渐进地进行。

3.3.8 在照顾病患与推进知识发展相结合的临床研究中，为参与者所重视的潜在效益须支持其所有风险的合理性。

3.3.9 参与研究的效益前景不应被夸大，以及借此向 HREC 主张某一较现有治疗方法中所含风险更高的风险为合理，或说服参与者接受更高的风险。

3.3.10 仅使用安慰剂或设立非治疗性对照组：

(a) 对于存在如下情况的临床对照试验来说，仅使用安慰剂或设立非治疗性对照组的做法在伦理上是不可接受的：

(i) 其他已有的可用的治疗方式已经被证明是有效的；并且

(ii) 在治疗缺失的情况下会发生重大损害性风险。

(b) 在现有可用的治疗方法都没有净临床性效益的情况下，可以考虑仅使用安慰剂或设立非治疗性对照组的研究方法。

记　录

3.3.11 在符合相关法律、政策及指导原则的前提下，数据应当以耐久并适当的参与文献形式准确地记录下来。如存在试验中须使用生物来源性材料或其他材料，但却缺少相应的使用经验的情况，则此类记录应当长期保存，以便在涉及案例证据的迟发效应及长期效应的问题时，能够对相关的参与者信息进行检索。（参见《澳大利亚研究责任准则》第3.1.1的规定）

3.3.12 在开始本阶段临床研究之前，研究人员应当在一份公众可以查询的登记册上对将要实施的临床试验进行登记。

尊　重

3.3.13 鉴于（研究主办方）须将信息的潜在复杂性告知参与者，因而研究人员应当认真考虑并遵循本声明2.2.2至2.2.6的规定。此类信息的长度和复杂性均应适度。所有潜在的参与者应当获得充分的时间来阅读和理解研究人员所提供的信息，并且，应当鼓励他们就相关信息提出问题。

3.3.14 在临床试验中，（主办方）应当特别注意向参与者明确说明该临床试验能否为其带来治疗性效益。

3.3.15 （研究主办方）应当始终明确地告知即将接受干预措施的受试者其所接受的是否为创新性及实验性干预措施。

3.3.16 在将照顾病患和开拓知识相结合的临床研究中，有关责任方应当认真考虑和权衡以下事项：

（a）所面临的状况的严重性；

（b）拟实施研究的风险；以及

（c）专业护理人员（或研究人员）与潜在参与者之间的不对等或依赖性关系的潜在影响；（见本声明第4.3节"处于依赖性或不对等关系中的人士"）。

3.3.17 在研究人员兼任专业护理人员的情况下，应考虑由一名独立（第三方）人士来征询各潜在参与者的同意。

3.3.18 HREC应在下列问题上获得满意答复：

（a）无论针对研究人员还是参与者支付金钱，或实施其他激励性措施，均不会对个人同意参与研究造成压力（参见2.2.10与2.2.11的规定）；

(b) 研究参与者应当充分了解研究资助的筹措情况，并且有机会了解研究人员及临床医师每人获得酬劳的详细情况；以及

(c) 已经明确告知参与者其在试验结束以后，是否能够以及在什么条件下，将继续获得其在试验期间所受到的治疗。

对经批准的临床试验的监控

3.3.19 本声明第5.5节规定了有关单位关于监督已批准研究活动实施的最终责任。在临床研究尤其是临床试验中，研究主办方同样负有此类责任。

3.3.20 对研究的实施负有相关责任的单位应当要求：

(a) 监控措施的安排应与试验的风险、规模及复杂程度相当；

(b) 就每一研究项目中的下列事项，建立相应的报告和审查机制：

(i) 在该机构所负责的范围内发生的一切严重不良反应事件；

(ii) 严重的药物不良反应事件（ADRs）、严重的意外可疑不良反应（SUSARs），以及该单位责任范围中的一切不良反应事件。

(c) 在实施大规模的多中心试验的情况下，应当设立数据与安全监控委员会（DSMB），并建立将来自DSMB的数据通报HREC的相应机制；

(d) 在现场试验中，应确定一名或多名具有专业知识的人员或委员会，以便在报告不良反应事件时向HREC提供帮助与建议。

3.3.21 HREC应当根据第3.3.20的规定，对那些经批准的研究项目实施审查。

3.3.22 除第5.5节"已批准研究的监督"的规定外，针对由HREC负责的一切试验点的所有临床研究的伦理性批准的通过及延长，均须遵照以下各项条件：

(a) 研究人员须严格遵照已批准的（试验）方案进行试验；

(b) 研究人员须按照HREC规定的频率（至少每年一次），向HREC提供试验进度报告，其内容须涉及参与者所承担的风险等级问题；

(c) 研究人员就包括以下修正事项在内的针对试验方案的修正，向HREC进行通报，并征求其同意：

(i) 为减少参与者所承担的直接风险而被提议或实施的修正；

(ii) 可能会增加参与者所承担的风险的事项；或

(iii) 对试验的实施带来重大影响的事项。

(d) 研究人员应按照HREC规定的方法和形式，对试验中的一切严

重不良事件进行通报;

(e) 如果来自某项已公开或未公开的安全性信息将影响到本试验在伦理上持续可接受性,或显示本试验方案有可能需要做出修改,则研究人员应当尽快将有关情况向 HREC 通报;

(f) 如果试验早于预定完成日期而终止,则研究人员应当向 HREC 通报原因;

(g) 如果试验中存在医疗器械植入的情况,则研究人员应确定某一现行的,或建立一种新的制度性措施,用于:

(i) 在取得参与者同意的前提下,在器械植入期间对参与者进行跟踪随访;并且

(ii) 向 TGA 报告一切器械事故。

试验中止

3.3.23 如研究人员不顾以下情况而继续进行试验,其行为即违背伦理性要求:

(a) 存在对试验方案的实质性违背;

(b) 试验中产生的副作用类型、严重性或频率超出预期;或

(c) 在试验过程中,多种治疗方法或程序中的某一项明显优于或劣于其他各项,以至于继续进行该试验将给参与者造成危害。

某项治疗手段较其他各项的优势或劣势越大,则越有中止该项试验的必要。

保 障

3.3.24 试验主办方必须按照欧洲专利药品评审委员会(CPMP)与国际人用药品注册和医药技术协调会议(ICH)联合制定颁布的《关于临床试验质量管理规范的指导意见》(CPMP/ICH-135/95),由国际标准化组织(ISO)颁布的"ISO14155 医疗器械临床评价体系",以及 TGA 的有关要求,就相关的赔偿、保险及补偿问题做出安排。

3.3.25 除 3.3.24 的规定以外,责任单位必须就本节所涉及的各类研究,针对因在研究中的疏忽大意而给参与者造成的损害性后果,制定相应的补偿性措施。

3.4 人体组织样本

导 言

人体组织样本,是指采自医院及其他健康护理机构,或者从现场研究

中获取的包括血液及其他体液在内的各类组织样本。在治疗过程中，从传统上说，以诊断为目的采集的各类样本也被用于教育、（健康护理的）质量保障活动（QA）① 以及研究活动。从传统上说，病理主任（exercised discretion）在关于临床样本的检验和开发等实验室程序问题上享有自由的裁量权力，而且应继续如此。

根据有关法律的规定，医院和病理实验室可保留样本档案，用于诊断和法医学用途。这意味着许多医院保存用于研究的人体标本，将非常有利于对各类疾病的认知和治疗。

州及领地也同样针对人体组织样本的采集与使用制定了有关的法律。

本节主旨在于对涉及人体组织样本的研究活动提供相应的伦理性指导。第 3.5 节 "人类基因"，第 3.6 节 "人体干细胞"，以及第 4.1 节 "孕妇和人类胚胎" 则针对各个具体的方面提供了相应的伦理性指导。

NHMRC 在 2004 年颁布的《关于在临床实践与研究中应用辅助生殖技术的伦理指导原则》主要用于涉及使用配子及晶胚的研究活动的规范与管理。

本《国家声明》的第 1 章与第 2 章规定了人类研究的设计、伦理审查及执行活动应遵循的各项价值、原则和主题。以下各项指导原则和标题内容，将就此类价值、原则和主题如何在本节所涉及的研究领域内具体适用做详细说明。

指导原则

机构的政策

3.4.1 各机构应当针对在研究中采集、储存、使用和处置人体组织样本制定有关政策，其内容应包含下列几个方面：

（a）与组织样本采集来源、内容、缘由有关的各种信息需要被记录

---

① "质量保障"（Quality Assurance，简称 QA）在这里特指关于健康护理措施（health care）的质量保障。根据 NHMRC2003 年公布的《When does quality assurance in health care require independent ethical review?》的解释，QA 的首要宗旨是监督、评估或改善由各类健康护理人员或机构实施所的健康护理措施的质量，作为一种调研材性活动，QA 是健康护理（health care）体系的一个组成部分。一般来说，"同行评议"（peer review）、"质量保障"（quality assurance）、"质量改进"（quality improvement）、"质量行动"（quality activities）、"质量调查"（quality study）及 "审核"（audit，包括医疗、临床、手术及记录审核）等术语通常被交替使用，而在本声明中，质量保障（QA）涵盖了以上所有概念所表达的意思。

下来；

（b）有关征求参与者同意的各项条件（参见 2.2 "自愿同意的一般性条件"），其中包括在何种情况下放弃征求参与者同意系属正当合理（参见 2.3.5 和 2.3.6 的规定）。

（c）保密；

（d）与样本和信息有关的隐私问题；

（e）关于样本与信息的获取；

（f）样本的处置；

（g）与这类问题相关的社会文化因素。

3.4.2 该政策须符合有关法规的规定，符合本《国家声明》的有关精神及规定。

3.4.3 研究人员应当确保各类组织样本的采集、存贮、使用及处置符合该政策的要求。

进口（人体）组织

3.4.4 如果存在从另一国家进口人体组织样本用于在澳大利亚的研究活动的情况，研究人员应当设法确定该国（人体组织出口国）是否制定有相关的伦理或专业性政策，或设有相关的机构，用以管理用于研究用的（人体）组织的采集事项。

（a）如果存在相应的政策，并且经合理调查证实其中并无违反该政策的现象或行为，则人类研究伦理委员会（HREC）可以考虑免于就该（人体）组织的使用问题征求（有关人士的）同意。

（b）如果无法确定（该国）制定有相关的政策，或者即便（该国）存在该项政策，但调查证明相关（指人体组织的采集）活动违反了该政策，则该人体组织不得用于在澳大利亚实施的研究活动。（还可参见第 4.8 节 "其他国家的人士"）

（c）如果在本《国家声明》颁布之前，发生在研究中使用进口的或海外的（人体）组织，则 HREC 可以考虑免于征求（有关人士的）同意，不必考虑（a）、（b）的规定（参见 2.3.6）。

信息与自愿同意

3.4.5 研究人员应明确告知参与者其组织样本的使用可能泄露其身份信息，如存在这种可能，则应告知参与者这种情况将如何发生。

3.4.6 如果研究活动中将产生与被采集者的健康或福利有关的信息，

则关于允许以适当方式再次识别参与者身份的程序应一并写入研究资助申请。

3.4.7 针对在研究中使用（人体）组织的同意可以是具体性的（specified）、延展性的（extended）或非具体性（unspecified）的（参见 2.2.14）。如果组织捐赠者仅仅同意在某项具体的研究中使用该组织，则该组织在未经组织捐赠者同意的情况下，不得用于其他研究。除非 HREC 或其他审查机构已经依照第 2.3.6 条的规定免除了征求组织捐赠人同意的要求。

遗体组织

3.4.8 任何人所表达的关于在去世后将其遗体组织用于研究的愿望，都应该受到尊重。如其未曾表达相关意愿，则应就其遗体组织的使用征得其年长的近亲属同意。

3.4.9 在征求对方年长近亲属的同意时，应就研究完成后该人体组织的处置问题达成相关协议，对于其提出的正当要求，研究人员应尽量予以满足。

商品化

3.4.10 对于研究用人体组织不得进行交易。

3.5 人类遗传学

导 言

基因组是个体生物遗传性所在。某一个体的生物性特征取决于该个体的基因型组与周边环境之间的互动关系。一个个体的基因组包含该个体的所有遗传基因。

遗传学研究基因或遗传物质及其产物的结构、位置、功能、表达、互动、变异及影响，其中包括但不限于对核酸及构成遗传物质的其他分子的研究。

当前，临床、病理及社会研究领域针对基因及遗传信息的研究不断增加，基础研究领域也同样如此。

遗传学研究将包含下列内容：

一，单个或多个基因研究，基因与基因间的相互关系或基因与环境间的相互关系；

二，获得性体细胞变异研究；

三，遗传性基因序列及其变异或产物；

四，基因表达，包括各类环境因素、药物或其他治疗产品对基因的影响；

五，个体、家庭或人群的基因；

六，实验胚胎学；

七，情报学和遗传学信息应用；

八，临床表型研究。

某些属于上述范畴的遗传学研究，并不涉及与个体参与者的未来健康相关的信息，也不会产生与其个人、家庭或社群有关的敏感性问题。本节所规定的各项指导原则，将那些须特别防范此类问题的研究活动，与那些参与者个人、家庭及其社群均不太可能关注的研究活动区别开来。

涉及使用数据存贮的研究的规定，还可参见第3.2节"数据库"；涉及使用人体组织样本的遗传学研究的规定，参见第3.4节"人体组织样本"。

目前，在遗传学研究中存在许多特定的伦理学议题，其原因在于：

一，人体的许多基因在近亲属（通常被称为"血亲"）之间，乃至在许多互不相关的人之间是共享的；并且

二，遗传学研究可能会泄露关于（参与者）易患病倾向的信息。尽管带有这类倾向的人并不一定会真的发展为病患，但这类信息将对他们的就业、教育、获利，以及接受诸如银行业务、保险及领取养老金等服务造成不利影响。这类信息同样可能影响到（参与者的）血亲。

研究结果、遗传物质，以及为研究而采集的信息，对于研究参与者的血亲而言至关重要。这些家庭成员可能对其亲属的遗传物质或研究中产生的信息抱有兴趣，原因在于，对于该物质或信息的检验和研究，或许会给他们的生命决定创造新的选择，包括改善健康状况的可能性。然而，有的家庭成员宁愿不获得此类信息，甚至宁愿不知道此类信息的存在。另外，家庭中的其他非血亲成员，如伴侣及配偶，则可能因为关心下一代的健康而对此抱有兴趣。遗传学研究可能还会泄露之前尚未为人所知的父子或母子关系。另外，遗传学研究在健康领域之外还有其他的用处，如对于迁徙模式的循踪，以及在文化关系性研究领域，等等。

本节规定所适用的研究必须经过人类研究伦理委员会（HREC）① 的审查与批准，而不是依照由 5.1.7 和 5.1.8 规定的其他某项程序实施审查。使用非可识别性数据及包含可忽略性风险，并可能由此免于伦理审查的研究活动除外。

本《国家声明》的第 1 章与第 2 章规定了人类研究的设计、伦理审查及执行活动应遵循的各项价值、原则和主题。以下各项指导原则和标题内容，将就此类价值、原则和主题如何在本节所涉及的研究领域内具体适用做详细说明。

指导原则

研究的有益性与诚实性

3.5.1 如果在研究中发现或产生的信息，对参与者或其血亲的未来健康存在重要影响，则研究人员必须制订并遵循一份符合伦理性要求的计划，用以披露该信息或保守其秘密。

3.5.2 该计划必须考虑到研究信息、研究中使用的遗传检验的类型，及其检验结果的关联性。此外：

（a）该计划应当：

（i）使参与者能够决定他们是否愿意接受此类信息，以及谁还将获得这类信息；

（ii）设立相应的程序，用以查明其他人是否愿意接受此类信息；

（iii）确立相应程序，用以告知参与者该信息将可能保持可识别性；

（iv）制定相应措施，根据参与者的意愿保护相关信息的机密性。

（b）当参与者或其血亲获得或被告知那些对其健康具有重要意义的遗传信息时，该计划应当（向参与者或其血亲）提供获得遗传性及临床性建议及辅导的机会，或者明确建议其寻求这类服务。此类建议和辅导应当由受过专业训练，具有相应资质及经验的专业人士来提供；

（c）在参与者或其亲属不愿接受与其健康存在重要意义的遗传信息的情况下，研究人员应当建议其在研究结果可用的情况下，再次确认该决定；

---

① 此处原文 "Human Ethics Research Committee" 疑系笔误，HREC 的全称应该是 "Human Research Ethics Committee"。

(d) 当针对研究信息的中期分析完成时,该遗传信息与参与者健康之间的潜在关联性尚不明确时,参与者应当获得下列选择:

(i) 获知此类信息的存在的选择;

(ii) 获取此类信息的选择;及(或)

(iii) 就此类决定的含义及后果,获取相关建议或辅导,或得到相关建议。

3.5.3 有关遗传研究结果的建议应就研究和临床检验的区别做出明确的解释,并且阐明对研究结果进行临床检验的必要性。

遗传信息使用和披露中的公正性问题

3.5.4 研究人员应当考虑到其研究中存在的心理、社会及文化方面的重大意义。一旦某种具有复杂的重大社会意义的特征,或某种社会群体性基因特征被发现,则可能出现该研究被误传或误用,以致产生偏见、歧视,或者对参与者或公众造成其他损害。在这种情况下,研究人员应在设计、执行及报告研究情况的过程中,考虑如何应对这种可能出现的损害。

善 意

3.5.5 对遗传物质或关联信息的识别信息应作如下处理:

(a) 如果删除识别信息将妨碍个人结果的交流,则在参与者未予同意的情况下,不得删除识别信息;

(b) 在参与者获知该物质或信息将可能保持可识别性的情况下,如果参与者要求删除识别信息,则研究人员应遵照执行。

3.5.6 有时,遗传信息可能被误用,以致在公众中造成污辱性或歧视性的不良效应。研究人员应当特别注意保护与此类信息有关的(参与者的)隐私与信息的保密性。各类法定或议定的义务可能会要求参与者向第三方(例如,保险公司、雇主、金融及教育机构)披露遗传性检验或分析的结果,尤其在这类信息将提供有关健康前景的信息的情况下。对于遗传学研究的设计应当尽可能地降低由研究结果所带来的剥夺参与者及他人、公众应得效益的风险。研究人员应就此类风险向潜在的研究参与者提供建议。

3.5.7 研究人员不应当将遗传物质及相关信息转让给非本研究项目所属研究人员,除非:

(a) 或:

(i) 参与者已经知晓并明确同意该转让行为。并且,如果该物质或信

息是可识别的,则应当根据 3.5.1 和 3.5.2 条的规定,制订合理的信息披露或保密计划;或

(ii) 满足 2.2.14 中有关延展性或非具体性同意的各项条件的要求;或

(iii) HREC 在确认有关免除征求(参与者)同意的条件已经得到满足的基础上,已经对该转让行为作出批准。

(b) 该实施转让或接受转让的研究人员所从事的研究已经在澳大利亚获得伦理性批准,或者已通过他国同类严格程序的审核;并且

(c) 接受转让的研究人员承诺将不允许任何对该信息进行再识别的企图或尝试,不会减少或降低对参与者的隐私或信息保密性的保护。

家庭涉入

3.5.8 当人们被要求同意采集他们的遗传物质或信息用于研究时,他们应当获得 2.2.2 所规定的有关信息,并且在以下问题上获得有关建议:

(a) 即便在识别信息被删除的情况下,该遗传物质原则上仍旧是可重新识别的;

(b) 他们可以任意拒绝并不必附任何理由;

(c) 为遵守涉及信息披露或保密的合理性计划,就涉及其家人或他人的遗传性信息的隐私及保密性所做的安排;

(d) 除了参与者提供的信息之外,研究活动是否还需要其他来自其家庭成员或与之相关的信息;

(e) 该研究是否会发现某些与其本人或其血亲的未来健康存在重要关系的信息;

(f) 在需要其血亲参与(研究)的时候,首先征求参与者本人的同意;

(g) 如果该研究发现(参与者的)某一家庭成员正面临某种致命的或严重疾病的风险,并且对于该病已有或尚无有效的治疗方法,则无论该参与者本人是否同意,在经 HREC 批准的情况下,该信息都将由一名临床医师告知该家庭成员;

(h) 该研究是否可能会发现此前不为人知的父子或母子关系,或发现同胞之间并不存在血缘关系,以及根据经批准的计划的安排,是否、如何及向谁披露该信息。

3.5.9 在决定(研究中)是否涉及(参与者的)血亲的问题上,研

究人员应当考虑下列事项：

（a）该血亲的各类隐私和为人所知的敏感性问题；

（b）该空家庭内部公认的交流习惯；及

（c）（参与者的）亲属参与研究的潜在效益能够证明其在参与研究时可能遭受的损害的合理性。

3.5.10 在参与者已经同意（在研究中）涉入其亲属的情况下，首次接触的机会应给予参与者或其选定的人员。

群体涉入

3.5.11 在下列情况下，不仅要征求参与者个人的同意，（参见2.2.13）还要征得其所属群体的适当的代表者的同意：

（a）研究人员计划从某一个或多个个体上提取遗传物质及信息，该个体被选中的缘由来自其作为某一群体的成员身份；

（b）该研究中包含与该群体相关的敏感性信息；以及

（c）在此类问题上，存在某一已知的具有文化关联性群体结构。

应给予（参与者）的其他信息

3.5.12 那些同意向其采集已识别或具有潜在可识别性的遗传物质或关联信息的人士，还应当被告知如下事项：

（a）该研究是否有可能产生那些可由参与者依法转告给某一第三方（如保险、雇主、金融及教育机构）的信息；

（b）该遗传物质及数据可能具有研究以外的其他用途。参与者应当被告知在未经其同意的情况下，他们的遗传物质和数据不用于此类用途，除非法律要求这么做；

（c）任何在参与者同意的情况下，用于存贮其遗传物质和数据的方案，原因在于其将可能用于目前尚不明确的未来研究活动；

（d）在未取得（参与者的）此种同意的情况下，一旦良好的研究实践所需的样本存贮与记录保存的各项条件得到满足，则（研究人员）将在研究终结时对该遗传物质或数据进行处理；

（e）任何（参与者所表达的）有关（遗传物质和数据的）处理方法的意愿，将在研究开始时被记录下来，并在实际处理时用作参考；

（f）他们（参与者）可以在任何时候自由退出。参与者应当被告知这一退出所带来的所有后果，包括在（取自他们的）样本为可识别的情况下，他们可以要求对他们的遗传物质和数据进行处理。同时，他们应当

被明确告知关于（研究主办方）同意这项要求的实际限制；并且

（g）在对大量基因进行同时分析的研究中，研究人员将不会告知参与者所有基因捐赠者的个人姓名。

保　密

3.5.13 研究人员必须保障与可识别（或可再识别）的参与者相关联的被存贮的遗传物质及研究结果的保密性与隐私性。只有在参与者同意将其用于研究的情况下，这类信息或研究结果才能够被透露给临床治疗医师。

3.5.14 某些遗传性疾病的稀有性，将允许一些特定的家庭或个人被其他研究人员（有时还有其他社会成员）认出，即便信息被以非可识别形式转让给他方。基于这种原因，遗传性数据存贮的保密性往往要求针对为研究而释放数据设立相关限制。（参见3.2.8）

3.6 人体干细胞

导　言

相对而言，干细胞属于"非特定功能"细胞，其独特的潜能则是发育成为特定类型的人体细胞（例如血液细胞、肌肉细胞、神经细胞）。从胚胎到成年，干细胞存在于人体生长发育的每一阶段，以及存在于多种（可能为大多数）组织中。

作为在人体的生长发育中扮演核心角色的细胞，干细胞是患病或受损人体组织实现细胞再生的潜在源泉。

对干细胞的使用将带来重大的临床效益，但同时，干细胞的使用也可能带来重大的临床风险，尤其是在它的生长和分化失去控制的情况下。

一为干细胞及其来源分为以下几类：

胚胎干细胞（embryonic stem cells），通常指提取自处于最初的3—5天发育期内（一般在一个胚泡形成之后）的胚胎的干细胞；

二为成体干细胞（somatic stem cells，也被称为"非胚胎干细胞"或"成人干细胞"）是指提取自后胚胎阶段的人体的干细胞，其包括胎儿干细胞（foetal stem cells）和脐带干细胞（umbilical cord stem cells），也包括在临床实践中已经应用了多年的间质干细胞和造血干细胞（mesenchymal and haematopoietic stem cells）；以及

三为提取自原生殖细胞的干细胞（stem cells derived from primordial germ cells）。

人体的大多数部分中均包括成体干细胞，其在多数环境下保持休眠状态。目前出现了一个新的研究领域，主要是通过激发这些干细胞的活性，以用于治疗性目的。对于进行干细胞移植的人们来说，这一活动可能会带来效益，也可能带来损害。这一活动必须同样满足关于干预和安全的各项条件。

立 法

《2002年涉及人类胚胎的研究活动法案》（简称 RIHE 法案）[①] 及州、领地的相应立法，共同构成了关于使用多余辅助生育技术胚胎（简称多余 ARC 胚胎）[②] 的法律框架。这一立法框架及依据它而建立的许可管理机构的职权范围，并不包括管理从多余 ARC 胚胎中提取的干细胞或干细胞系的使用事项。

RIHE 法案中提到了 2004 年 NHMRC 发布的《关于在临床实践与研究中应用辅助生殖技术的伦理指导原则》（即众所周知的"ART 指导原则"）[③]，该《指导原则》第 17.10—17.18 条，针对使用多余 ART 胚胎的研究设计、伦理审查及实施问题，规定了相应的指导原则，但其并未就提取自人体胚胎的干细胞的使用问题做出规定。

干细胞研究

干细胞研究主要分为两类：

一是调查分析某一新型治疗方法，或开发某一治疗方法。其中有许多疗法建立在长期的细胞疗法的基础之上，其伦理道德规范源自移植和输血方面完善的伦理性实践。这类研究也包括涉及干细胞及其产物的临床试验及创新治疗方法。

对细胞本身的研究将带给人们有关细胞疾病过程的知识。该研究包括对干细胞的多能性与多向性的研究，药物新陈代谢及疗法研究，以及尝试提高针对特定疾病的认知。

[①] 2002 年澳大利亚联邦议会通过了第 145 号法案，即 The Research Involving Human Embryos Act 2002 (the RIHE Act)，该法案的最近一次修正在 2008 年法案编号为"No. 144 of 2008"，修正后的法案全文内容见：http://www.comlaw.gov.au/comlaw/Legislation/ActCompilation1.nsf/0/0E6CA680726A707ACA25752700826646/$file/ResearchInvolvingHumanEmbryosAct2002_WD02.pdf。

[②] 即 excess assisted reproductive technology (ART) embryos，简称"excess ART embryo"。

[③] 即 Ethical guidelines on the use of assisted reproductive technology in clinical practice and research，全文参见 http://www.nhmrc.gov.au/publications/synopses/_files/e78.pdf。

本节内容范围

本节内容主要包含针对在研究中使用人体干细胞或干细胞系的各项指导原则。

其他各节及有关文件的适用

基于这些指导原则的宗旨，人体干细胞被视为人体组织，故第3.4节"人体组织样本"也适用于干细胞研究。

既然这些细胞携带人体基因组，并且也可能携带某一已出生个体的基因组，或与某些已出生个体存在遗传关系，故第3.5节"人类遗传学"也可适用。

从人体脐带、胎盘组织、人类胚胎组织及羊水中提取干细胞或以其干细胞为对象的研究，同样应遵守第4.1节"孕妇和人类胚胎"中规定的各项指导原则。

本节规定的各项指导原则只涉及干细胞的使用，不涉及干细胞的提取和搜集中的伦理问题。同时，这些指导原则仅仅涉及源自人体器官的干细胞的使用，并不涉及跨物种的器官组织。

当临床研究中拟使用干细胞时，研究人员须参照联邦医疗用品管理局（TGA）、《澳大利亚医疗用品优良生产操作准则》《澳大利亚人体血液与组织制品优良生产操作准则》的有关规定。

然而根据配子能力来实施细胞提取，须遵守2004年NHMRC颁布的《关于在临床实践与研究中应用辅助生殖技术的伦理指导原则》的规定。

本节规定所适用的研究必须经过人类研究伦理委员会（HREC）[①]的审查与批准，而不是依照由5.1.7和5.1.8规定的其他某项程序实施审查。但使用非可识别性数据及包含可忽略性风险，并可能由此免于伦理审查的研究活动除外。

本《国家声明》的第1章与第2章规定了人类研究的设计、伦理审查及执行活动应遵循的各项价值、原则和主题。以下各项指导原则和标题内容，将就此类价值、原则和主题如何在本节所涉及的研究领域内具体适用做详细说明。

---

① 此处原文"Human Ethics Research Committee"疑系笔误，HREC的全称应该是"Human Research Ethics Committee"。

指导原则

研究的有益性与诚实性

3.6.1 研究人员和 HREC 应当就以新的方式使用干细胞的临床研究活动，征询 NHMRC 的建议。

3.6.2 只有在来自前临床典型实质性证据证明其安全性与功效以后，涉及移植或激活人体内干细胞的临床试验方能实施。

公正

3.6.3 如果删除干细胞的识别信息，将导致对其捐赠者及其血亲有利的信息交流受到阻碍，则在没有得到捐赠者同意的前提下，有关干细胞的识别信息不得被删除。

3.6.4 那些将从其提供的遗传物质中提取干细胞的潜在捐赠者，应当被告知即使在捐赠者的基因组仅仅是部分地呈现在其干细胞中，其（捐赠者）身份仍然可能会被认出，尤其是在对其干细胞的分析被与其他信息（如家族谱系信息、包括医疗记录在内的表型信息、遗传数据）结合起来的时候。

善意

3.6.5 从事人类胚胎或胎儿干细胞研究的人员，不得从事对那些向其提供用来提取干细胞的卵子、胚胎或胎儿的女性的临床医护工作。

尊重

3.6.6 除 2.2.2 所规定的有关信息，那些正在考虑捐赠用于提取干细胞的胚胎或其他人体组织的人士，还应当获得如下信息：

（a）关于使用其干细胞的研究活动的说明，以及根据 2.2.1 和 2.2.16 的规定，为征得其非具体性或延展性同意而应当提供的充分信息；

（b）关于删除干细胞识别信息的含义和后果的说明（参见 3.6.3 和 3.6.4 的规定），包括丧失使用该干细胞的可能性，并且，即使将来参与者及其血亲身患疾病，也无法再将这些干细胞用于治疗；

（c）在干细胞识别信息被删除，以及在细胞系生成之前，参与者可自由选择在任何时间拒绝或退出该研究；

（d）就该研究将生成一个可能保留多年的细胞系，并分发至世界各地，用于各类研究一事做出解释说明；并且

（e）研究参与者将不能从细胞系在未来的任何商业化过程中获得金钱

利益，以及捐赠者将对识别信息被删除后生成的细胞系不享有任何权力。

基于良心的拒绝

3.6.7 对于那些基于道德信仰因素而拒绝参与涉及胚胎、胎儿及其组织的研究的人士，不得被强迫参与这类研究，也不得因此而受到不公正的对待。

进口干细胞系

3.6.8 将在外国生成的干细胞系用于在澳大利亚境内的研究，也必须遵守本声明第3.4.4条的规定。

4. 特定参与者的伦理问题

除与所有研究参与者相关的一般性伦理问题以外，本章将分别对与各类参与者相关的研究设计、执行和伦理审查等问题，明确各项有关的原则。

本《国家声明》的导言明确了参与者的含义，并且指出，研究给更广泛的人群造成的种种影响，就是一个涉及人类研究设计、审查及执行的重要伦理问题。

只有获得伦理审查许可的人类研究才能实施。第5章规定了有关单位在提供此类许可时应遵循的程序，其中包含由 HREC 或其他审查机构针对研究风险所实施的审查（参见5.1.6至5.1.8）。

包含低风险及以上风险等级在内的研究活动，都须经受 HREC 的审查（参见5.1.6）。第3章所含多个节次，以及本章所含第4.1节"孕妇与胎儿"、第4.4节"高度依赖医疗护理而无法表达同意的人士"、第4.5节"患有认知功能缺损、智力障碍及精神疾病的人士"、第4.6节"可能涉入违法活动的人士"、第4.7节"原住民及托雷斯海峡岛民"、第4.8节"他国人士"所涉及的研究亦不例外。

正如第1章结尾所声明的那样，本《国家声明》并未穷尽有关人类研究的伦理性探讨。即便就某单一研究领域所涵盖的不同情况来说，本《国家声明》也无法一一给出具体详尽的指导，或确定无疑的适用于各种具体情况。如果在各特定研究领域中已经存在与本《国家声明》的精神相一致的指导原则或准则，则研究人员及伦理审查机构成员在必要情况下，也可依据这些原则或准则来阐明研究人员在特定条件下应承担的伦理义务。

4.1 孕妇与胎儿
导 言

本节主要针对涉及孕妇、在子宫外的胎儿、脱离母体的胎儿组织的研究活动的伦理性行为，明确相关的指导原则。本节内容涉及下列确定的研究活动种类：

一是涉及孕妇（并且胎儿在子宫内）的研究；以及

二涉及与母体相脱离的胎儿或胎儿组织的研究。

本节规定不适用于如下研究：

一是配子、胚胎及（或）接受辅助生育治疗的参与者，因为NHMRC在2004年颁布的《关于在临床实践与研究中应用辅助生殖技术的伦理指导原则》已经就这类研究领域做出了相关规定。

二是涉及使用辅助生育技术（ART）实施过程中产生的多余胚胎的研究，对此，澳大利亚联邦立法已做出了相应规定。

基于本节宗旨，本节中所用"胚胎"一词是指处于授精至分娩之间（无论在分娩时为活体还是死胎）的人类生命。

胎儿组织包括胎膜、胎盘、脐带羊水及其他组织在内的，含有胎儿基因组的生理组织。在胎儿与母体分离之前，胎儿组织被视为胎儿的一部分；在胎儿与母体分离之后，关于其生理组织研究的设计、实施问题，参见第3.4节"人体组织样本"、第3.6节"人体干细胞"的有关规定。

本节规定所适用的研究必须经过人类研究伦理委员会（HREC）[①]的审查与批准，而不是依照由5.1.7和5.1.8规定的其他某项程序实施审查。但使用非可识别性数据及包含可忽略性风险，并可能由此免于伦理审查的研究活动除外。

本《国家声明》的第1章与第2章规定了人类研究的设计、伦理审查及执行活动应遵循的各项价值、原则和主题。以下各项指导原则和标题内容，将就此类价值、原则和主题如何在本节所涉及的研究领域内具体适用做详细说明。

---

① 此处原文"Human Ethics Research Committee"疑系笔误，HREC的全称应该是"Human Research Ethics Committee"。

指导原则

怀孕并且胎儿尚在子宫内的妇女

2.1 孕妇及其胎儿的健康与护理,始终是优先于研究而考虑的问题。

2.2 如果孕妇是青少年,则其参与研究的行为须遵循第4.2节"儿童和青少年"规定的有关条件。

2.3 孕妇参与研究可能对胎儿造成影响,涉及胎儿的研究可能对孕妇造成影响。在每一起个案中,(研究人员)都须审慎考虑这种彼此间的风险或效益,并应就此与孕妇进行协商,其中应当涉及对子宫内胎儿的影响(鉴于胎儿的应激反应),以及对胎儿出生后的后续影响。

2.4 向孕妇提供辅导的可能性应当作为(研究人员与孕妇之间的)协商的一部分。

2.5 研究人员应当问清该(提供胚胎的)妇女是否愿意在她做出的决定中,牵涉可能与该研究相关的其他人。

2.6 除了实施创新疗法以外,就参与研究问题(向参与者)提供信息或征求同意的程序应当与临床护理区分开来。同样,有关研究项目的信息应当与例行的临床护理区分开来。

2.7 在有利于胎儿生存与健康的前提下,关于子宫内胎儿的研究方案才具有伦理的可接受性。譬如,此类研究可以提供有关胎儿健康的信息。

2.8 研究的方案设计应当最大限度地减轻胎儿所受痛苦或不适,其中还应当包含对胎儿的痛苦或不适迹象进行监控的措施,以及包括在必要的情况下暂停或中止研究的措施。

2.9 任何涉及胎儿的治疗方法的创新,都必须考虑第3.3节"包括各种临床与非临床试验及新方法在内的干预和治疗"中"临床实践中的创新"一项的各项规定。另外还可参见3.3.15的规定。

2.10 包含用药或执行某种程序在内,且会给胎儿带来风险的非治疗性研究,在伦理上是不可接受的。

与母体相分离的人类胎儿或胎儿组织

2.11 利用中止妊娠后的宫外胎儿或胎儿组织进行研究的人员,不得从事针对提供胎儿或胎儿组织的女子的临床护理工作,也不得与从事此项工作的人员发生金钱或法律上的关系。这类研究的实施场所应该将对该女子的临床护理与研究活动区别开。

2.12 研究人员应当证明没有另一种替代性的方法，可以达到使用脱离母体的胎儿或胎儿组织进行研究活动所能达到的目标。

2.13 人类胎儿组织不得用于交易。

2.14 那些基于道德信仰因素而拒绝参与涉及（与母体分离的）胎儿或胎儿组织的研究活动的人士，不应当被强迫参与这类研究，也不应当因为表示拒绝而受到不公正的对待。

2.15 当研究涉及使用脱离母体的胎儿时，研究人员应当询问该（提供胎儿的）女子是否愿意在其做出的与该研究有关的决定中，涉及可能与该研究相关的其他人士。

2.16 作为终止妊娠的结果，（脱离母体的）胎儿或胎儿组织可用于研究。（研究人员）应当制定相应的程序，以与（提供胎儿的）女子就有关事项进行接触与协商，告知有关事项，以及就使用其胎儿进行研究的事项征求其同意。此程序应当与该女子用于决定是否中止妊娠的程序区别开来。在该女子中止妊娠决定做出之前，此程序不得启动。该女子做出的涉及该研究的同意决定，不得成为妨碍其自由改变决定的理由。

2.17 在研究活动使用了她的（已脱离母体的）胎儿或胎儿组织的情况下，研究人员应制定相关措施，以向该女子提供辅导或支持。

2.18 包含征求该女子同意的程序的时机和内容在内的，使用终止妊娠后获得的脱离母体的胎儿的研究设计方案，不得干涉该女子就中止妊娠的时机和方式所做的决定。

2.19 在决定下列事项时，须考虑该女子（胎儿提供者）的生理、心理及情绪方面的福利因素：

（a）就涉及该女子、其脱离母体的胎儿或胎儿组织的研究活动，决定是否与该女子进行接洽；以及

（b）在已与该女子接洽的情况下，确定有关研究的信息的提供方式，以及就研究问题征求其同意的方式。

2.20 除了根据本《国家声明》第 2.2.2 条和第 2.2.6 条的规定，须予以披露的信息以外，该女子还应当获得下列信息：

（a）她应当考虑是否就该项计划实施的研究活动，征求其他人的同意（参见 4.1.5 和 4.1.15 的规定）；

（b）是否可能储存该胎儿或胎儿组织，以便于后续研究使用；

（c）她可自由选择在中止妊娠前后或失去胎儿前后的任何时间内，

撤回有关该研究的同意决定；

（d）关于研究成果（包括细胞系的开发在内）是否存在商业化的可能；

（e）她无权分享（研究结果的）商业性应用所带来的利润；并且

（f）胎儿的器官组织及培养自它们的干细胞系是否会出口至他国。

2.21 活着降生的胎儿即为婴儿，其应像一名婴儿一样，受到应有的对待。

2.22 在满足4.1.11和4.1.12的各项条件的前提下，一名在分娩时死亡的胎儿的器官及组织可以被取出，并仅用于研究性用途，并且：

（a）该女子及她希望涉入的其他人（参见4.1.5）已经就提取胎儿的器官组织及该研究表示同意；

（b）只有通过自然流程或合法方式脱离母体的胎儿，才可用于研究；并且

（c）一名与本研究无任何关系（或与本研究之间无金钱利益关系）的注册医生已经确定该胎儿的死亡。

2.23 如果研究人员将从胎儿组织中提取胎儿细胞并存储，或通过组织培养进行繁殖，或胎儿组织或细胞将被用于人体移植，则研究人员须事先征得（提供胎儿的）女子的同意。另外，还须征得由该女子确定的与这一决定性存在关系的其他人士的同意。

4.2 儿童和青少年

导言

涉及儿童和青少年的研究包含着下列特定的伦理问题：

一，他们对研究需要什么这一问题的理解能力，以及他们所做出的同意表示能否成为参与研究的充分条件。

二，在参与研究的问题上，他们所承受的来自父母、同事、研究人员或其他参与者的压力。

三，父母与子女之间的价值及利益冲突。

所有涉及儿童及青少年的研究活动都会遇到这些问题，但它们在教育和健康研究领域的表现尤其突出。作为一种两难的选择，一方面在研究一种创新干预方法的时候，不能将孩子们置于风险之中；另一方面，又须了解该干预方法如何才能更好地适用于儿童。青少年在参与研究问题上的决定能力处于不断发展之中，对此，研究人员应当给予尊重。

青少年所做出的同意的意思表示，能否构成（有关研究活动的）参与性授权的必要及（或）充分条件，在一定程度上取决于青少年特定的成熟程度。与做出此类决定相关联的成熟度可分为四个等级：

一是婴幼儿，他们无法参与有关研究及其影响的协商和讨论；

二是少儿，他们参够理解一些相关的信息，并能够参与有限的讨论，但是，他们的同意并未构成参与性授权的必要条件；

三是尚未完全成熟的青少年，他能够理解有关的信息，但他们的不成熟性意味着他们容易受到伤害，故他们所做的同意决定构成（参与研究的）授权的必要但非充分条件；

四是在理解有关信息和表达同意方面具有充分成熟度的青少年。他们有能力充分注意及保护自己的利益，无须父母亲或监护人的额外同意表示（即构成参与授权的充分条件）。

将每一固定年龄段都与一个成熟程度等级相挂钩，这是不可能的。即便是同一名青少年人士在同一时间内，针对不同的研究项目所表现出的成熟程度也存在差异，这取决于研究的种类与复杂程度。对青少年在发展中的成熟性予以积极回应，其重要性不仅在于决定青少年人士何时能够做出关于（参与）研究的同意性决定；即便是在认知能力有限的条件下，青少年也应当参与与其成熟性相当的，涉及（其所参与的）研究及其成果的讨论。

本《国家声明》的第1章与第2章规定了人类研究的设计、伦理审查及执行活动应遵循的各项价值、原则和主题。以下各项指导原则和标题内容，将就此类价值、原则和主题如何在本节所涉及的研究领域内具体适用做详细说明。

指导原则

研究的有益性与诚实性

4.2.1 研究的内容与方法应当适合儿童和少年参与。

4.2.2 在研究设计方面，研究人员应当：

（a）说明其将如何判断该青少年的脆弱性及其就参与研究表达同意的能力；

（b）说明其将采取的就研究内容与方法与（将参与研究的）青少年协商讨论的形式，以及该青少年的理解力；

(c) 证明本节所规定的各项条件将得到满足。

4.2.3 在教育研究的设计中应当包含（关于研究人员）与学校共同体进行协商讨论的说明。

公平与公正

4.2.4 如果儿童或青少年的成熟程度，尚不足以就其参与研究问题做出同意性决定，则只有在具备以下条件时，他们参与研究才是正当合理的：

（a）该研究将推动与青少年的健康、福利或其他方面有关的知识的进步；或

（b）儿童或青少年的参与对于研究来说是不可或缺的。

善意

4.2.5 研究实施环境应当保障参与研究的青少年的人身安全，并向其提供情绪和心理保障。

尊重

4.2.6 当研究人员需要儿童和青少年理解其研究的内容及可能取得的结果时，当研究人员对儿童和青少年就参与研究表示同意的能力进行评判时，他们应当注意儿童和青少年不断发展的成熟性。

4.2.7 除了4.2.10和4.2.11所规定的情况之外，研究人员应当就儿童及青少年参与研究事项取得以下人员的具体的同意：

（a）儿童或青少年在具备相应能力时做出的同意决定；及

（b）下列各类人员中的任意一类：

（1）其父母中的一方的同意，但根据审查机构的规定，有一种情况除外：某种需要儿童参与的研究中包含的风险，要求其父母双方的同意决定；或者

（2）根据法律的规定，在可行的情况下取得其监护人、主要护理人员或相关组织的同意。

4.2.8 只有当青少年的成熟程度足以理解有关信息并做出同意决定，不须其父母或监护人额外做出同意性决定时，审查机构方可根据其同意参与研究的决定，批准该项研究。

4.2.9 在满足以下条件的情况下，审查机构可以仅根据青少年同意参与研究的决定，批准该项研究：

（a）虽然其在其他方面缺乏成熟，但在理解与该研究相关的信息及

做出同意决定方面具备足够的成熟性；

（b）该研究的风险等级仅限于"低风险"（参见 2.1.6）；

（c）该研究致力于增进参与者所属的儿童或青少年群体的利益；并且

（d）存在以下两种情况之一：

（i）该青少年脱离父母（或监护人）或与之分居，并且其人身安全和健康在研究的实施过程中有保障（4.2.5），在这种情况下，尽管青少年因其所处的环境如无家可归，而可能面临某种风险，但研究风险仍然必须限于低风险；

（ii）征求其父母的同意将违背该青少年的最大利益，并且，其人身安全和健康将在研究的实施过程中获得保护。

来自父母的长期同意

4.2.10 来自父母的长期性同意，使父母能够就其子女在学校内的某一年中参与确定种类的研究，做出长期性同意的决定（例如在每个学年开始）。就长期同意来说，父母应知悉每一个研究项目，但不必就每一个研究项目做进一步的同意。对他们的每一次告知都应提醒其可以就某一研究项目撤销同意，也可以随时撤销他们的长期同意的决定。

4.2.11 学校可以通过协商方式促使父母同意其子女参加下列各类研究：

（a）致力于增进青少年的利益的研究；及

（b）由限于在学校教室内的公开观测，或针对目标问题实施的匿名的或经编码（具有潜在的可识别性）的，不涉及敏感性个人信息或个人及家庭关系的问卷或调查构成的研究。

4.2.12 其他种类的研究（4.2.8. 和 4.2.9 规定的除外）需要（父母们）针对每一个研究项目做出具体的同意决定。

孩子们的最大利益

4.2.13 在青少年参与研究活动之前，研究人员必须确定青少年参与研究的行为符合其最大利益。

4.2.14 无论青少年是否有能力做出同意参与研究的决定（参见本节有关青少年成熟等级类别的（c）、（d）两项的说明），当他们决定拒绝参与的时候，该决定应当受到尊重。当一名儿童或青年尚缺乏此类能力时，其父母可以根据有利于子女的最大利益（根据父母的判断）的原则，推翻子女的拒绝性决定。

4.3 处于依赖性及非平等性关系中的人士

导言

本节内容涉及研究人员和参与者之间，或其他推动或执行研究的人士与参与者之间的，先于研究活动而存在的种种关系。这种关系将有损于参与者决定的自愿性。由于双方彼此的不对等地位，造成一方可以影响或支配另一方的局面，例如：

一，医护人员与慢性病症患者或残障者，包括长期住院患者及偶然性患者，接受家庭护理或住宿援助的人士间的关系；

二，健康护理专业人士及其患者或客户的关系；

三，教师及其学生的关系；

四，监狱管理机构与囚犯之间的关系；

五，政府当局与难民间的关系；

六，雇主或管理者与其雇员（包括警员及国防部队队员）之间的关系；

七，（政府或私人）服务提供者与接受其服务的特定弱势群体之间的关系。

以上各例中的前者往往在研究活动中担任研究人员，从事推动或执行研究的工作。

本《国家声明》的第1章与第2章规定了人类研究的设计、伦理审查及执行活动应遵循的各项价值、原则和主题。以下各项指导原则和标题内容，将就此类价值、原则和主题如何在本节所涉及的研究领域内具体适用做详细说明。

指导原则

研究的有益性与诚实性

4.3.1 依赖性及不对等关系将影响到一个人做出的关于参与研究的决定。尽管这种影响并不必然导致该决定无效，但它始终构成一项重视协商同意程序的理由。

4.3.2 在同意流程中，研究人员应当在尽可能的情况下，邀请潜在的参与者，与能够在其决定参与研究问题上给予其支持的人士，就参与研究问题进行讨论。如果参与者特别脆弱，则研究人员应当考虑委派一名参与者支持人员。

4.3.3 在研究设计方面，研究人员应当识别并采取相应步骤减少下列各种不良影响：

(a) 不对等或依赖性关系给实施研究造成的不良影响；

(b) 该研究对处于此类关系中的参与者所造成的不良影响。

公正

4.3.4 处在本节导言部分所描述的各类关系中的人，作为全面参与研究的参与者，容易受到种种伤害，原因在于，对研究人员来说，获得此类参与者的配合相对较容易。研究人员应当考虑筛选这类群体中的某些成员作为研究的参与者。

4.3.5 当参与者对研究人员存在依赖关系时，研究人员必须在整个研究过程中，特别注意减少这种依赖关系带来的影响。

善意

4.3.6 研究人员应当考虑到在这种依赖性关系作用下，有的参与者可能对该项研究所带来的效益存在不切实际的期望。

4.3.7 一个人不应该因为拒绝参与或退出研究而遭受任何不利后果，如不歧视，降低护理标准，遭到解雇，等等（参见2.2.19和2.2.20的规定）。

尊重

4.3.8 如果研究设计中包含那些处于依赖性关系中的人士，则该设计不得减损对于这类人士的尊重。

4.3.9 如果研究人员与潜在参与者之间先于该研究而存在某种关系，则可以由一名（第三方）独立人士（代替研究人员）征求潜在参与者的同意。

4.3.10 研究人员应特别注意对取得的信息实施保密，尤其是处于同一个工作场所、病房或居住性护理场所的情况下。

4.4 高度依赖医疗护理从而无法表达同意的人士

导言

每当人们的生命或健康面临风险的时候，医疗护理人员会不断向他们提供各种干预及治疗措施。这类风险有时是暂时的，有时是长期的。人们有可能变得高度依赖那些干预或治疗措施，从而无力理解自身处境或就此与他人进行交流。同时，需要对那些有关干预性或治疗性措施的研究进行评估，并改善其功效。

对于那些高度依赖医疗护理的人士来说，其表达同意的能力受到种种限制直至丧失。在这种情况下，本章阐明了涉及此类人士的研究得以进行的各项条件。

在一切情况下，都应当遵守相关法律法规。

在以下环境中实施的研究包含着重大的伦理性问题：

一是新生儿的重症护理；

二是临终关怀；

三是重症护理；以及

四是护理无意识状态下的人士。

本节规定所适用的研究必须经过人类研究伦理委员会（HREC）[①] 的审查与批准，而不是依照由 5.1.7 和 5.1.8 规定的其他某项程序实施审查。但使用非可识别性数据及包含可忽略性风险，并可能由此免于伦理审查的研究活动除外。

本《国家声明》的第 1 章与第 2 章规定了人类研究的设计、伦理审查及执行活动应遵循的各项价值、原则和主题。以下各项指导原则和标题内容，将就此类价值、原则和主题如何在本节所涉及的研究领域内具体适用做详细说明。

指导原则

研究的有益性与诚实性

4.4.1 只有在满足以下条件的情况下，包含高度依赖医疗护理的人士的研究活动才能获得批准：

（a）该研究可能增加人们对此类护理的认识，或有助于提高护理水平；

（b）遵守有关的法律法规；

（c）满足下列两项条件之一：

（i）相对于该研究可能给参与者带来的效益而言，其在研究中承担的风险和负担系属正当合理；或

---

① 此处原文"Human Ethics Research Committee"疑系笔误，HREC 的全称应该是"Human Research Ethics Committee"。

（ⅱ）在参与者具备表达同意的能力时，任何风险对于他们来说必须是可以接受的，并且研究的潜在效益足以支持这些风险的合理性。

公正

4.4.2 高度依赖医疗护理者的生命可能面临严重的生命威胁，故招募他们参与研究看似缺乏公平。然而，这类人士拥有参与研究的权利，并且，在满足 4.41 的各项条件的情况下，他们的参与便无不公平可言。

善意

4.4.3 新生儿重症护理研究的特点，在于参与者的微小体形及特有的发育脆弱性，及其成长、发育和健康可能受到的长期影响。应当特别注意委派具备相关专业知识的人士或机构，对此类研究中的风险和潜在效益进行评估。

4.4.4 临终关注研究的特点体现在参与者来日无多的生命，及从其对潜在研究效益不切实际的期望中流露出的脆弱性。临终关怀研究的设计应体现如下理念：

（a）研究给参与者个体、群体或其他处于同类环境的人们带来的效益，能够证明其给参与者带来的负担、不适及不便的合理性；

（b）未夸大研究参与行为可带来的效益的预期；

（c）参与者所选择的使用其时间的需要或意愿，尤其是与家人共处的意愿，应当得到尊重；并且

（d）接受舒缓护理的人士参与研究的权利应当得到承认。

尊重

4.4.5 本章所适用的各类研究参与者的口头或书面交流能力受到削弱，在这种情况下，研究人员应当为其提供其他接受信息，表达意愿的途径。

4.4.6 在急症护理研究中，基于某一研究项目的参与者招募行动应当从速进行。在研究包含紧急治疗措施，并符合 4.4.1 规定的各项条件的情况下，如果能够满足 2.3.6 规定的各项条件，则可放弃征求参与者（参与研究）的同意。

4.4.7 在重症护理研究中，大剂量地使用镇静剂将导致参与者的意识受到削弱；接受通氧呼吸辅助的人与别人的交流也变得十分困难。在批准按这一标准实施治疗之前，应尽可能在（潜在参与者）充分知情的前提下，就参与研究征求他们的同意，或为了参与者的利益而征求特定人士的

同意。在无法取得这一先期同意的情况下，应根据4.4.9和4.4.14所规定的程序予以补救。

4.4.8 在研究参与者处于无意识状态的情况下，其无法知晓外来信息，也无法表达自身意愿。处于无意识状态中的人士只能参与最低限度的侵入式研究（invasive research），或参与那些专为治疗他们的疾患及改善针对他们的治疗条件而设计的研究活动。

应予遵循的程序

4.4.9 在能够接触到那些高度依赖医疗护理的人士，并且后者有能力表达同意的情况下，（研究人员）应当尽可能地征求他们的同意。

4.4.10 如果无法接洽某一高度依赖医疗护理的人士，或者该人士无力做出这样的决定，则（研究人员）应当寻求参与者的监护人或其他法定人员或组织的同意，但4.4.13规定的情况除外。

4.4.11 在取得潜在参与者本人，或为其利益而征求其他人员同意时，（研究人员）还应当采取相应措施减少下列风险：

（a）可能导致他们对研究和参与（研究）决定的理解能力受到削弱的压力或情绪因素；

（b）潜在的参与者及其亲属对于医疗人员及其所提供的治疗措施的依赖，将有损于其在做出（参与研究）决定时的自由度。

4.4.12 当研究人员同时担任健康治疗专业人员时，应考虑由一名独立人士（第三方）与潜在参与者进行初次的接洽，并征求其本人或其他为其利益而确定的人士的同意。

4.4.13 如果潜在参与者及根据其利益指定的人员均无法做出同意决定，则在符合下列条件时，HREC可以参照相关法律规定，批准某一研究项目，而无须取得前期同意：

（a）没有理由证明潜在参与者或其代表，在获知相关研究方案信息后将拒绝同意参与研究活动；

（b）与参与者相关的个人、家庭或各个团体，及其在金钱或社会性方面的利益所面临的损害性风险，已经降至最低限度；

（c）该研究项目不会引起争议，不会在公众中引发任何敏感的道德性或文化性问题；

并且，若该研究具有干预性，则只有在满足如下附加条件时，才能获得批准：

(d) 该研究设计支持某种超过标准护理效益的合理的可能性;

(e) 该干预性手段带给参与者的风险或负担的合理性,可以在其带给他们的潜在效益中得到验证;并且

(f) 参与该研究并不违背参与者的各项利益。

4.4.14(研究人员)应尽一切合理的可能,将参与者参与研究的内容,及其可选择退出而不会损及护理质量的情况,告知参与者及(或)其亲属,或他们的授权代表。

4.5 患有认知功能缺损、智力障碍及精神疾病的人士

导言

本节探讨的这三种情况各不相同。然而,本节将其放在一起进行讨论,原因就在于它们在参与研究方面含有类似的伦理问题。

患有认知功能缺损、智障及精神疾病的人士有权利参与研究。涉及这类人士的研究活动不一定限于他们特有的缺损、残障及疾患。研究人员应当考虑到这类人士特有的脆弱性。

存在上述任何一种情况的人士,其在参与研究问题上表达同意的能力,及其参与能力,均随多种原因而变化,如:

一,其所患病症的具体情况;

二,该人士的用药与治疗;

三,该人士(所受的)不适与压力;

四,该研究项目的复杂性;

五,该人士所患病症的波动情况。举例而言,尽管智力障碍通常为永久性的,但认知功能缺损及精神疾病则往往是暂时性或间歇性的。

本节规定所适用的研究必须经过人类研究伦理委员会(HREC)[①] 的审查与批准,而不是依照由 5.1.7 和 5.1.8 规定的其他某项程序实施审查。但使用非可识别性数据及包含可忽略性风险,并可能由此免于伦理审查的研究活动除外。

本《国家声明》的第 1 章与第 2 章规定了人类研究的设计、伦理审查及执行活动应遵循的各项价值、原则和主题。以下各项指导原则和标题内容,将就此类价值、原则和主题如何在本节所涉及的研究领域内具体适

[①] 此处原文"Human Ethics Research Committee"疑系笔误,HREC 的全称应该是"Human Research Ethics Committee"。

用做详细说明。

指导原则

研究的有益性与诚实性

4.5.1 研究设计应考虑到各种影响到（参与者）接受信息、表达同意及参与研究等各方面能力的种种因素。这些因素可以是持久的或多变的。

4.5.2 （研究人员）应当特别注意确定参与者所患的认知功能缺损、智力障碍及精神疾病，是否会使得他们更容易感受到某些类型的不适或压力。

公正

4.5.3 患有认知功能缺损、智力障碍及精神疾病的人士，有权利参与研究，并且有权利基于公益性的理由而这样做。

善意

4.5.4 鉴于参与者具有特殊的脆弱性，（研究人员）应当采取相应措施，确保该研究的潜在效益能够支持其所含风险的合理性。

尊重

4.5.5 如果参与者为一名身患认知功能缺损、智力障碍或精神疾病的人士，则研究人员应在其能够表达同意的情况下，征求其本人的同意；或征求其监护人或其他由法律授权人士的同意。在参与者所患的缺损、障碍或疾病系属暂时性或间歇性的情况下，研究人员应当选择在这些病症未干扰参与者表达同意的能力时征得其同意。

4.5.6 参与者就参与研究做出同意决定的能力，可能发生变动或完全丧失的情况。在与参与者协商并征求其同意的程序中，应当包括就此类问题与其协商讨论的环节。参与者所表达的在上述情况下该如何处置的意愿，研究人员应予遵循，除非这与参与者的最大利益相违背。

4.5.7 在参与者表达同意参与的决定时，应当由另外一位人士从旁见证。该见证人应当理解研究的有益性、风险和程序，并且独立于该研究团队之外。在可能的情况下，该人士最好能够认识参与者及熟悉其病情。

4.5.8 在由某一（参与者本人以外）经法律授权的人士做出同意（该参与者参与研究）决定，研究人员仍需尽可能地向参与者说明该研究，及其参与的内容。在任何时间内，只要参与者恢复了表达同意的能力，研究人员应当给予其继续（依照4.5.6规定的条件）参与或退出

(研究）的机会。

4.5.9 研究人员应当向 HREC 说明其将如何确定患有认识缺损、智力障碍或某种精神疾病的人士，在参与研究问题上做出同意性决定的能力。告知所含信息应当包括：

(a) 研究人员将如何做出有关参与者的这一能力的决定；

(b) 谁将做出这一决定；

(c) 做出这一决定所依据的标准；以及

(d) 在研究过程中，对参与者表达同意及参与研究的能力实施评估的程序。

4.5.10 身患认知功能缺损、智力障碍或精神疾病的人士所表达的拒绝或不愿参与某一研究项目的决定，应当得到尊重。

4.6 可能涉入违法活动的人士

导言

在某些情况下，研究可能会发现某些由参与者或其他人涉入的违法活动（其也包括须申报的活动），或者发现一些预示未来违法活动的信息，这类研究活动可能会：

一，有意研究并且可能揭露这些违法活动；

二，并非有意发现这类违法活动，但有可能这样做；

三，在非有意或意外的情况下发现这类违法活动。

第一类情况可能引发一个有关参与者同意的特定的伦理问题（参见 2.2 关于自愿同意的一般性要求）。对于研究人员及单位而言，以上三类情况存在着共同的伦理及法律问题：

一是研究人员有义务披露什么；

二是由于参与者的违法活动被披露而导致的参与者与研究人员的脆弱性（参见 5.1.2 (b) (ii) 的规定）。

法律的含义包括：

一，研究人员披露其所发现信息的法定义务；

二，迫使研究人员披露有关信息的法令。

本节内容与执法过程中的调查活动无关，也不涉及任何研究人员应承担此类违法活动披露义务的信息或指导。进一步说，就此类义务的存在及履行提供法律建议，并不属于 HREC 的职权范围。

本节规定所适用的研究必须经过人类研究伦理委员会（HREC）[①]的审查与批准，而不是依照由 5.1.7 和 5.1.8 规定的其他某项程序实施审查。但使用非可识别性数据及包含可忽略性风险，并可能由此免于伦理审查的研究活动除外。

本《国家声明》的第 1 章与第 2 章规定了人类研究的设计、伦理审查及执行活动应遵循的各项价值、原则和主题。以下各项指导原则和标题内容，将就此类价值、原则和主题如何在本节所涉及的研究领域内具体适用做详细说明。

指导原则

研究的有益性与诚实性

4.6.1 只有在违法活动系为逃避公共义务或不当履行公职的情况下，旨在披露违法活动的研究设计才应当获得批准。针对此类研究的同意条件的变更必须符合 2.3.3 或 2.3.7 的规定。

4.6.2 由于研究活动发现违法行为的可能性，会使参与者面临种种风险。研究人员应当确保此类风险相对于研究的潜在效益来说，是正当合理的。当研究设计根据 4.6.1 的规定，包含有披露违法活动的内容时，该披露须具备充分的有益性。

公正

4.6.3 如果在研究活动中发现参与者或其他人涉入违法活动的有关信息，研究人员及单位可根据有关法令的要求，向有关政府机关或法院披露有关信息。研究人员及单位在就如何回应相关法律做出决定时，应当考虑本《国家声明》中确定的各项价值及原则，并且考虑学术自由及调查研究等学术性价值。

善意

4.6.4 参与者涉入违法活动的情况可能在研究中被发现。对于这种情况，可以考虑针对他们使用假名，或删除其姓名与数据之间的连接。

尊重

4.6.5 研究人员可能接触到从事其他职业的参与者。在这种情况下，

---

① 此处原文 "Human Ethics Research Committee" 疑系笔误，HREC 的全称应该是 "Human Research Ethics Committee"。

研究人员应当确保这种接触不会对研究造成危害，以及研究活动也不会危及参与者所承担的其他义务。在有可能发现违法活动，但并非发现违法活动而设计的研究活动中，研究人员应当向参与者说明在何种情况下，某一接触或干预是研究的一部分，而在何种情况下则不是。

4.6.6 在可能发现但非有意披露违法活动的研究中，研究人员应当就下列问题尽量清楚地向参与者作出解释：

（a）此类发现的可能性，以及研究人员由此而承担法定披露义务的可能性；

（b）研究人员对参与者或其他人所涉入的违法活动的保密程度，以及研究人员将对一切要求披露此类信息的法定义务或指令所做的回应。

4.6.7 研究人员应当对参与者在遵循刑事司法程序的基础上做出的下列表示感到满意：

（a）（参与者）明白该研究可能发现不法活动；并且

（b）（参与者）未对其参与研究的活动抱有不切实际的期望。

4.7 原住民及托雷斯海峡岛民

导言

涉及原住民及托雷斯海峡岛民（Aboriginal and Torres Strait Islander）的研究横跨多种学科及多种方法。原住民及托雷斯海峡岛民参与本节所涉及的研究活动，或受其影响的方式，可谓多种多样。这种多样性取决于研究项目的范围，有关参与者的人口统计，被研究的疾病或社会现象，及其历史、社会、文化环境与关联性。

研究人员应当致力于解决相关的研究设计、伦理、文化及语言等诸多问题。此类问题可能通过多种方式获得解决，这取决于研究领域及被申请的研究活动的复杂性。就涉及原住民及托雷斯海峡岛民的研究活动来说，它的伦理性研究关系的基石就在于尊重和重视文化和语言的多样性。

从事符合上述说明的各类研究的研究人员，必须遵循 NHMRC 于 2003 年颁布的《价值与伦理：关于土著与托雷斯海峡岛民健康研究的伦理行为的指导原则》（简称《价值与伦理原则》）①。

其他可为研究人员提供有用的指导的文件还有 NHMRC 于 2005 年颁

---

① 即 Values and Ethics: Guidelines for Ethical Conduct in Aboriginal and Torres Strait Islander Health Research，原文参见：http://www.nhmrc.gov.au/health_ ethics/human/conduct/guidelines/_files/e52.pdf。

布的《保持正轨：关于土著及托雷斯海峡岛民健康研究伦理的指导原则》[①]及澳大利亚原住民与托雷斯海峡岛民研究机构（AIATSIS）于2002年颁布的《关于原住民研究的伦理指导原则》[②]。《价值与伦理原则》规定的各项指导原则，应当成为HREC评审以"土著及托雷斯海峡岛民"为参与者的研究活动的依据。

在应用本《国家声明》的第1章、第2章的过程中，来自其他学科的研究人员、HREC及其他审查机构，同样会发现《价值与伦理原则》的益处。

《价值与伦理原则》建立在被认为对原住民与托雷斯海峡岛民十分重要的六大核心价值的基础上。对于研究人员来说，这一启示即是贯穿于原住民与托雷斯海峡岛民文化与社会中的多元差异性。关于此类核心价值及文化、本土语言工具（在研究中）的运用问题，应当由参与研究的原住民与托雷斯海峡岛民社群或团体来决定。这六项核心价值是：

一，互惠；

二，尊重；

三、平等；

四、责任；

五、生存与保护；

六、鼓舞与诚实。

本节规定所适用的研究必须经过人类研究伦理委员会（HREC）的审查与批准，而不是依照由5.1.7和5.1.8规定的其他某项程序实施审查。HREC的相关程序必须包含由以下人士出具的评估意见或提供的建议：

一是与原住民及托雷斯海峡岛民之间建立了关系网络，及（或）通过从事与之相关的研究而了解相关知识的人；以及

二是熟悉那些有可能参与研究的原住民及托雷斯海峡岛民的文化与习惯的人士。

本《国家声明》的第1章与第2章规定了人类研究的设计、伦理审查及执行活动应遵循的各项价值、原则和主题。以下各项指导原则和标题

[①] 原文即Keeping research on track a guide for Aboriginal and Torres Strait Islander peoples，参见：http://www.nhmrc.gov.au/publications/synopses/_files/e65.pdf.

[②] 即Guidelines for Ethical Research in Indigenous Studies。

内容，将就此类价值、原则和主题如何在本节所涉及的研究领域内具体适用做详细说明。

指导原则

研究的有益性与诚实性

4.7.1 研究人员应当确保其所使用的各类研究方法，尊重和承认各种参与研究活动的原住民及托雷斯海峡岛民社群及团体的文化独特性——国家多中心的研究也不例外。

4.7.2 应当有来自相关的原住民及托雷斯海峡岛民社群及团体的证据，支持该研究计划。并且，其研究方法应当符合原住民及托雷斯海峡岛民的文化习惯。

4.7.3 研究人员应当确保研究的方法将为以下事项提供协商一致的机制：

（a）适当的招募技巧；

（b）与研究有关的适当的信息；

（c）有关参与者同意及研究进度的通告；

（d）最终报告。

4.7.4 研究人员应当尽力发现被申请的研究中隐含的消极性后果，并制定相应监控流程，尽量减少这类后果的产生。

公正

4.7.5 研究的方法和程序应当为发展信任和平等的研究合作关系提供机会。

4.7.6 如果：

（a）在一个原住民与托雷斯海峡岛民占人口很大比例的地点实施研究；并且（或）

（b）该研究致力于某种被原住民与托雷斯海峡岛民所特别关注的课题、疾病或健康负担的研究，并且该研究的人口基础在原住民与托雷斯海峡岛民人口中占据相当大的比例，则该研究应当向原住民与托雷斯海峡岛民提供平等的参与机会，并且本节规定的各项原则适用于这些参与者。

善意

4.7.7 研究的效益应当包括创造或增加相应的能力、机会或研究成果，以增进原住民与托雷斯海峡岛民的利益。

4.7.8 研究人员应当就其所描述的研究效益，与原住民及托雷斯海峡岛民研究的利益相关方协商并取得一致。

4.7.9 来自研究的程序、成果及产品的，惠及原住民与托雷斯海峡岛民的可实现效益，应当在协商一致的基础上，按照参与者认可的公正方式进行分配。

尊重

4.7.10 该研究申请须就研究人员与原住民及托雷斯海峡岛民之间的郑重约定提供相应证据。基于这一情况，可能需要原住民及（或）托雷斯海峡岛民的各个社区委员会，或各参与（研究的）团体所认可的其他组织所出具支持性信函（参见2.1"风险与效益"及2.2"关于自愿同意的一般性要求"的有关规定，尤其是2.2.13的规定）。研究的过程应当鼓励。

4.7.11 研究方法（设计）应重视并创造相应机会，鼓励原住民与托雷斯海峡岛民积极参与包括解释研究数据在内的研究过程，充分依靠他们的知识及智慧。

4.7.12 国家及多中心研究人员应当注意获取地方层面对研究方法的支持，从而使之免于冒文化及语言方面的风险。

4.8 身处其他国家的人士

导言

当来自澳大利亚有关机构的研究人员计划在另一国家开展研究时，将面临某些额外的伦理性问题。在某些情况下，对于参与者的信仰、风俗、文化传统的尊重需要承认某些本《国家声明》以外的价值，而这些价值有时与本《国家声明》中的某些价值相矛盾。有时，其他国家的相关法律法规或伦理审查程序，可能还会容许与本《国家声明》相矛盾的行为。本节内容必须阐明一切针对这类矛盾的解决途径。

本《国家声明》的第1章与第2章规定了人类研究的设计、伦理审查及执行活动应遵循的各项价值、原则和主题。以下各项指导原则和标题内容，将就此类价值、原则和主题如何在本节所涉及的研究领域内具体适用做详细说明。

指导原则

研究的有益性与诚实性

4.8.1 澳大利亚有关机构的研究人员在海外实施的研究活动，必须遵守本《国家声明》的规定。

4.8.2 研究的设计与实施必须尊重当地的文化价值取向。这种尊重应当表现在参与者所受到的尊重和保护至少应当符合本《国家声明》的要求。

4.8.3 就满足第1.10至1.13所规定的各项条件的必要性而言，研究的设计和实施，应考虑同所有参与者及其所属的社会团体进行不断的协调与磋商（4.8.19）。

4.8.4 研究人员应当向澳大利亚的伦理审查机构通报以下事项：

（a）在他们计划实施研究的国家内是否存在与其所实施研究相关的伦理审核程序，以及该程序属于强制性程序还是任意性程序；

（b）该程序如何运行，其所依据的价值和原则是什么，其是否要求向其报告澳大利亚伦理审查机构的审批决定。

4.8.5 如某一海外国家没有相应的伦理性审核程序，本《国家声明》可能为其提供仅有的可用的伦理审核程序。在这种情况下，假如参与者所受到的尊重与保护始终不低于本《国家声明》规定的标准，则伦理审查机构应当慎重考虑（在当地）可用的研究资源和研究手段，不应强加之种种不现实的条件。

4.8.6 某些资助条件或国家的规定，将要求研究人员及审查机构遵从当地有关部门的伦理指导原则，或承认相关的国际性的文件或指导原则。在遵从这些文件或指导原则的基础上实施的研究，只有在其参与者所受的尊重及保护不低于本《国家声明》所规定的标准时，才能获得批准。

4.8.7 研究人员应当拥有充分的经验，或运用其专业知识，使其与参与者接洽的方式，能够给予参与者应有的尊重与保护。

4.8.8 当接受学术督导的研究人员在海外开展研究时，其应将该督导的实施方式通报给澳大利亚的伦理审查机构，以便给予参与者应有的尊重和保护。

4.8.9 当该项研究需要在某一海外国家招募合作研究人员时，其研究人员应当将拟招募人选的能力及专业知识情况，告知澳大利亚伦理审查机构。

4.8.10 研究人员的责任在于，确保被招募的合作研究人员开展研究工作的方式所给予参与者的尊重与保护，不低于本《国家声明》规定的标准。

公正

4.8.11 对参与者及某些情况下的广大社会团体实施的海外研究的效益分配与责任分担，应当公平；研究活动不应当带有剥削与掠夺性质。

4.8.12 在海外实施研究，应当考虑参与者及其所属群体所提出的，关于以下事项受到资源限制影响的意见和预期：

（a）将要采用的研究途径；

（b）参与者的后研究性利益；及

（c）研究成果的应用。

4.8.13 研究人员或相关机构应当查明其计划在另一国实施的研究是否符合该国法律的规定。

善意

4.8.14 研究人员有时会由于（研究人员所做出的）过去或未来计划的安排，而置身于对研究人员的依赖性关系中。对此，研究人员应当告知审查机构（参见4.3节'处于依赖性及非平等关系中的人士'的规定）。

4.8.15 研究人员须充分了解社会公众，以及如何与他们接触，还须对参与者在研究中分担的责任及分享的利益做出评估。可参危及参与者的政治及社会性因素应当纳入考虑范围。

4.8.16 应为研究参与者就研究活动提出询问、投诉及接收答复，提供本土化的、方便快捷的联系方式。研究人员应当处理有关的提问并作出回复。研究人员应确保设立一项独立的程序，用以处理相关的投诉（参见5.6节"处理投诉"）。

4.8.17 在设计研究监督机制时，研究人员应当考虑当地的环境。

4.8.18 在海外实施研究可能使研究人员面临损害性风险。研究人员及相关机构应当尽可能地识别此类和评估此类风险，并为处理此类风险做出相应的准备，利如建立本土的学术性或制度性联合协作。

4.8.19 在其他国家，对参与者的尊重包括给予他们的信仰、风俗、文化传统及法律以应有的尊重。

4.8.20 在研究方案的设计、执行，以及伦理审查过程中，应当考虑到与研究参与者的招募、自愿同意、报酬相关的当地的信仰与惯例问题，或者向参与研究的社会群体提供捐赠的问题。

4.8.21 用来招募参与者及参与者借以参与研究的相关程序，应当尊重参与者的文化背景。

5. 科研管理与伦理审查程序

人类研究包含一系列内容广泛的活动，同时也包含着一系列广泛的风险和潜在效益。本《国家声明》要求根据研究活动所涉及的不同的风险等级，实施不同等级的伦理审查（参见 2.1 节"风险与效益"）。

本章阐明了各有关单位用于建立、执行及监督各个等级伦理审查的程序，其中包括 HREC 的工作。为了促进研究伦理审查活动的顺利实施，本章还规定了有关单位应当设立的其他方面的科研管理程序。对于相关问题，本章仅仅做出了简单的规定，至于详细规定，可参见《澳大利亚负责任研究行为准则》[①]。

5.1 单位的责任

指导原则

科研管理

5.1.1 各单位必须确保由其单位实施或负责的人类研究活动满足如下要求：

（a）研究的设计与实施符合《澳大利亚负责任研究行为准则》的相关要求；

（b）该研究活动在本《国家声明》的框架内接受伦理性审查与监督。

5.1.2 有关单位须保证：

（a）由其实施或负责的人类研究符合相关的学术或科学性标准；

（b）那些为该单位从事人类研究的研究人员：

（i）具备足够的经验和资质，或受到充分的监管；

（ii）能够充分认知到对其自身及参与者的安全风险进行评估的必要性；

（iii）可基于良知的考虑而自由退出研究。

5.1.3 有关单位可自行制定或使用其他单位的相关程序，对研究进行伦理审查。

5.1.4 不论采取 5.1.3 条所规定的何种程序，该单位须确保该程序能

---

① 即"Australian code for the responsible conduct of research"，该准则的全文可参见澳大利亚国家医学与健康研究理事会官方网站：http://www.nhmrc.gov.au/_files_nhmrc/file/publications/synopses/r39.pdf。

够妥善处理以下事项：

（a）处理利益冲突（参见第5.4节规定）；

（b）对研究活动的监控（参见第5.5节规定）；

（c）处置投诉（参见第5.6节规定）；

（d）问责保障（参见第5.7节规定）。

5.1.5 有关单位应当针对科研管理和伦理审查，使用及推动制定明确的、成文的、可用的、现行的政策与程序。

伦理审查程序

5.1.6 如下各类研究须由 HREC 进行审查：

（a）该研究中所含风险等级高于"低风险等级"（low risk）；

（b）该研究属于下列各章节规定的范围（那些虽属下列章节规定的范围之内，但符合5.1.22和5.1.23规定的各项免于审查条件的，以采集非可识别性数据为内容的研究可以排除在外）：

第3.3节"包括临床与非临床性试验和创新在内的干预和治疗"；

第3.5节"人类遗传学"；

第3.6节"人体干细胞"；

第4.1节"孕妇与胎儿"；

第4.4节"高度依赖医疗护理从而无法表达同意的人士"；

第4.5节"患有认知功能缺损、智力障碍及精神疾病的人士"；

第4.7节"原住民及托雷斯海峡岛民"；

其他类型的研究见第4.6节"可能涉及违法活动的人士"的规定。（具体参见第4.6节中的黑体字段落）

5.1.7 若研究活动中仅包含低风险等级（low risk）的风险，并且该研究不属于第5.1.6条列出的各章节所涵盖的研究领域，则该单位可依照其他标准设立相应的伦理审查程序实施审查，这类标准可参见第5.1.18至5.1.21的有关规定。

5.1.8 那些只包含可忽略性风险（negligible risk，参见2.1.7的规定），并且符合5.1.22和5.1.23中各项条件的研究活动，可免于伦理审查。

对参与研究伦理审查的人士的法律保护

5.1.9 有关单位应当向参与研究伦理审查的人员提供法律保护，原因是在他在其能力范围内诚实履行职责的过程中，可能会产生某些责任问题。

对伦理审查程序的监督和审查

5.1.10 根据 5.1.18 至 5.1.23 的规定，制定不同于 HREC 的伦理审查标准的有关单位，须在参照 2.1 节"风险与效益"的，制定相应的准则，用于为不同的研究活动确定不同的审查标准（包括审查豁免）。对于那些参与研究实施和审查的人士来说，这些准则必须是容易获得的。

5.1.11 各单位应当依据本《国家声明》中规定的各项伦理价值和原则，制定不同的伦理审查标准，以便其针对不同的研究活动选择相应的伦理审查程序，并对该程序进行监督。

5.1.12 各有关单位必须对所有低风险（low risk）研究的伦理审查的程序实施监控，以确保这些程序能够持续地为参与者提供充分的保护。

5.1.13 各有关单位应当定期对伦理审查程序进行评估，为各类研究确定审查标准的有关准则也在接受审查之列。实施这类审查，可以持续确保有关单位依照本《国家声明》的规定履行其职责。

5.1.14 这类评估应当建立在尽可能地了解研究参与者的经验记录及评估所涉及的参与者及公众的基础之上。

5.1.15 各有关单位应当时刻注意一切可能在研究领域中出现的，构成变更研究伦理审查标准的正当理由的伦理性问题。

5.1.16 各有关单位应当就那些程序制定和公布定期报告，以辅助其伦理审查程序的实施。

5.1.17 各有关单位应当制定相关的审核程序，以确保：

（a）由该单实施或负责的研究活动，依照其制定的准则中要求的标准接受伦理审查；

（b）只有符合 5.1.22 和 5.1.23 中所列标准的研究活动可免于伦理审查。

低风险（low risk）研究

5.1.18 针对低风险研究活动，设有非 HREC 伦理审查标准的各家单位，必须具备以适当的、专业化的方式实施此类审查活动的资源及能力。

5.1.19 就那些设有异于 HREC 的伦理审查标准的各家单位而言，其审查活动必须符合以下条件：

（a）审查人员必须熟悉本《国家声明》，并且对那些可能出现于被审查的研究活动中的伦理问题有充分了解；

（b）审查活动须建立在对第 1 章"关于伦理行为的各项价值和原则"、第 3 章"研究方法与研究领域中的特定伦理问题"及第 4 章"特定参与者的伦理问题"的充分认识的基础上；

（c）（审查人员）应当考虑研究人员所提出的，关于由其实施的研究活动是否适合于由非 HREC 的审查程序予以审查的意见；

（d）给予相关的隐私规则以应有的尊重。

5.1.20 以上第 5.1.18 条所指的伦理审查标准可包括但不限于以下各类：

（a）由部门负责人实施的部门审查；

（b）由同行组成的部门委员会实施的审查；

（c）以向 HREC 提交报告为形式的代行审查；

（d）由 HREC 下设委员会实施的审查。

5.1.21 采用非 HREC 标准审查研究的人员，必须参考一项被 HREC 确认为含有超低风险等级（low risk）风险的研究活动。

可免于审查的研究活动

5.1.22 对于下列各类研究，有关单位可免于实施伦理审查：

（a）仅包含可忽略性风险（negligible risk）的研究活动（参见 2.1.7 的规定）；并且

（b）涉及使用现有的只包含非可识别性人类数据的数据集合或记录集合的研究活动。

5.1.23 各单位必须意识到，他们做出的免于对某项研究实施伦理审查的决定，也是对该研究符合本声明所规定的伦理性条件的确认。

HREC：所含风险高于低风险等级（low risk）的研究活动

5.1.24 如某一单位从事的研究活动所含风险超过低风险等级（low risk），则该单位必须确保该项研究经受某一 HREC 的审查和批准，并且，不论该 HREC 是否由这家单位所设立，其（该 HREC）从设立到履行职能均须符合本《国家声明》中的相关规定。

5.1.25 那些设有 HREC 的单位①，有责任确保 HREC 的组建与持续运作符合本《国家声明》的有关规定。

---

① 由于此处上下文主要探讨 HREC 的设立与维持，故"单位"在这里也包括所有设有 HREC，但却不从事研究的单位。（——原注）

HREC 的设立

5.1.26 各单独或共同设立了 HREC 的单位，应当为 HREC 的工作提供充分的资源保障和支持，从而使 HREC 能够：

(a) 确保 HREC 合理有效地开展伦理审查工作（参见 5.1.37 的规定）；

(b) 与研究人员保持良好的沟通（参见 5.2.13 至 5.2.15 的规定）；

(c) 在收取费用将导致该单位应支持的研究活动受阻的情况下，免收相关费用。

5.1.27 设立 HREC 的各个单位，应当制定并公布与该 HREC 有关的参考性条件，包括：

(a) 它在伦理审查方面的职责范围；

(b) 它与其他研究审查程序之间的关系；

(c) 它与非隶属性研究人员之间的关系；

(d) 它的机构性责任；

(e) 它的报告机制；

(f) 最小成员数；及

(g) 报酬（如有）和领受人。

5.1.28 如某一单位已经设立了 HREC，则该单位有责任确保以下事项：

(a) 确保该 HREC 成员具有相关经验和（或）专业知识；

(b) 确保 HREC 成员就下列事项作出承诺：

(i) 以正当方式加入（HREC），这一过程将由某一位现有的 HREC 成员的监督下进行；

(ii)（参与）继续教育。

(c) 对相关研究申请的审查的彻底性；

(d) 审查过程及程序应当迅捷；

(e) 相关决定的做出应公开透明、连贯，并须就相关问题即时沟通；

(f) 妥善发现并处理那些实际存在的或潜在的，可能影响到研究及其审查活动的利益冲突；

(g) HREC 的成员状况应当公开，并且便于研究人员向 HREC 提交研究申请；

(h) 促进该单位、HREC、研究人员之间的良好的沟通；

（i）HREC 的工作量不会有损于审查的时限与质量；并且

（j）任何应用 HREC 的单位均能够保证该 HREC 的工作符合本《国家声明》的相关要求。

HREC 的组成

5.1.29 一个 HREC 的最小成员数量为 8 人，并尽可能满足以下要求：

（a）其男女性成员人数相等；

（b）至少有 1/3 的 HREC 成员来自该 HREC 为之实施研究审查的单位。

5.1.30 最小成员的构成包括：

（a）具备适当经验的主席，但其在其他方面的职责或职务不得有损 HREC 根据本《国家声明》的规定履行其职责的能力；

（b）至少两名非从事医学、科技、法律或学术工作的，与该单位无任何隶属关系的外行业人士；

（c）至少有一名在专业护理、辅导、治疗方面具有相关知识及通行经验的人士，例如一名护士或有关的健康专家；

（d）至少一名来自某一社区的，从事心灵护理工作的人员，如一位年长的原住民或一位牧师；

（e）至少有一名非为该（设立 HREC 的）单位从事顾问工作的律师；

（f）两名具有与被审查研究申请相关的通行经验的人士，这两名人士的筛选，应根据需要，从已有的具备相关专业知识的候选人才库中予以选拔。

5.1.31 针对所有成员的任命，均不得超出 5.1.30 所规定的类别。但各单位可以针对某一类别建立候选人才储备库。这些成员可根据有关最小 HREC 成员数额的要求，参与相应的会议，并且还可以为被审查的研究活动提供相关的专业知识。

5.1.32 在可能的条件下，第 5.1.30 条所列出的各类成员，应对思考和分析伦理性的决策具备一定经验。

5.1.33 各单位应当确保其具备必要的专业知识，以便解决可能遇到的各类研究中产生的伦理问题。

HREC 成员的任命

5.1.34 HREC 成员的任命程序应当公开、透明。各单位应当考虑至少每三年进行一次针对此类任命的审查。

5.1.35 对成员个人的任命应当参照他们的知识、资质及经验，被任命者不得拥有任何组织、机构或任何一种主张的代表身份。

5.1.36 任命 HREC 成员时，应发布正式的任命通知。

HREC 程序

5.1.37 设立 HREC 的单位应当确保该 HREC 工作程序的制定、贯彻和记录，都是为了促进良好的伦理审查，其中包括：

（a）会议的频度；

（b）会议的出席；

（c）会议和协商工作的组织和实施；

（d）议程和会议记录的准备；

（e）会前及时分发文件；

（f）关于适用伦理审查的介绍；

（g）对于适用性问题的及时考虑和审查；

（h）利益冲突的处置（参见 5.4.1 至 5.4.6 的规定）；

（i）通过电话或文字（包括电子邮件）等方式，与研究人员进行包括面对面在内的沟通（参见 5.2.13 至 5.2.15 的规定）；

（j）向该单位（即设立该 HREC 的单位）报告自己（HREC）的各项活动；

（k）决策方法；

（l）及时通报各项决策；

（m）保存相关记录（参见 5.2.23 至 5.2.27 的规定）；

（n）对经过批准的研究活动实施监控（参见 5.5.1 至 5.5.5 的规定）

（o）报告及处置不良事件；

（p）受理及处置投诉（参见 5.6.1 至 5.6.7）；

（q）就撤销某一研究项目的伦理性批准，向该单位（该 HREC 的设立者）提供决策建议；

（r）非研究人员或 HREC 成员以外的人士，以观察员身份出席会议；

（s）费用的收取（如有）；及

（t）对审查组织的适用与协商内容采取适当的保密措施。

5.2 HREC、其他审查机构及研究人员的责任

导 言

审查机构程序

5.2.1 设有非 HREC 伦理审查标准的单位，应当确保其拥有可适用于那些标准的良好的工作程序。这些程序中应当包括第 5.1.37 条、第

5.2.24 至 5.2.27 条中规定的用于不同标准的良好的伦理审查所必要的程序。

审查机构成员的责任

5.2.2 每一名伦理审查机构的成员有责任根据自己的判断，认定某一项提交给该审查机构的研究申请符合本《国家声明》的各项条件，并且具有伦理上的可接受性。

5.2.3 为适当履行该职责起见，每一位审查机构的成员都应当：

（a）熟悉本《国家声明》的有关规定，并参考与被审查的研究申请相关的各类指导原则；

（b）准备并出席该伦理审查机构的预定会议。如无法出席会议，则应当依照有关单位的会议缺席政策，在会前提交有关该研究申请的伦理可接受性的意见；并且

（c）至少每三年参与一次与研究伦理有关的继续教育或培训计划。

5.2.4 审查机构的成员应当向审查机构披露实际存在的或潜在的效益冲突，其中包括与先前（进入该审查机构之前）研究相关的金钱及其他形式的利益或隶属关系（参见 5.4.5 的规定）。

研究人员的责任

5.2.5 研究人员必须在每一份研究申请中证明该研究的有益性，并且证明该研究申请中体现出公正、善意及对人类的尊重等伦理价值（参见 1.1 的规定）。

5.2.6 研究申请的内容应当具有明确性和全面性，并且以通俗性的语言撰写。

5.2.7 研究人员应当向审查机构披露该研究所接受的资助的来源、潜在来源，及资助额度。

5.2.8 如果一名研究人员所规划或设计的研究活动，涉及两家或两家以上单位，则该研究人员应当在这一程序的初期阶段，将相关情况通报给每个单位。

5.2.9 研究人员应当根据 5.1.22 和 5.1.23 的规定，就其所从事的所有免受伦理审查的研究活动，保留一份可审核的研究活动记录。

5.2.10 研究人员应当向审查机构披露所有实际存在的或潜在的效益冲突，包括与该研究相关的，一切金钱或其他形式的利益或隶属关系

(参见第 5.4 节'利益冲突')。

5.2.11 在研究情况报告中,研究人员应当再次向审查机构披露所有实际存在的或潜在的效益冲突,包括与该研究相关的,一切金钱或其他形式的利益或隶属关系。

5.2.12 研究人员的监控责任参见第 5.5 节"已批准研究的监控"。

审查机构与研究人员间的良好沟通

5.2.13 良好的伦理审查程序要求开放审查机构和研究人员之间的交流,以及双方针对审查程序的共同承诺。这一程序应当是非对抗性的。各单位应当通过推动以下事项,来鼓励这类共同承诺:

（a）增进研究人员对本《国家声明》的认识;以及

（b）为研究人员与伦理审查机构及其工作人员接触提供方便。

5.2.14 仅通过书面交流容易产生误解,审查机构应当从一开始即鼓励与研究人员之间进行正式的交流,并且应当考虑通过面对面会谈的方式,解决研究申请中存在的,通过书面或电话交流方式未能解决的问题。

5.2.15 这类开放式的交流沟通会影响到对审查机构所获得的资源支持（参见 5.1.18 和 5.1.26 的规定）。

参与者的利益

5.2.16 向参与者提供涉及研究的信息的方式,应当有助于参与者作出与参与研究相关的有益选择。此类方式应当考虑以下因素:

（a）相关的信息是否已通过演讲、著作及其他方式,或这些方式的结合,得到了很好的沟通;

（b）将此类信息以精确、可靠的方式（书面或口头）译成参与者的第一语言或方言的需要;

（c）文化及其对语言的（英语及其他语种）理解方式的影响;

（d）教育背景和水准;

（e）年龄;

（d）视觉、听觉或交流功能缺损。

5.2.17 审查机构应当考虑向一位参与者进行咨询,以便于其对被审查研究申请是否已充分提供了关于参与者的决策制定和理解方面的情况,实施评估。

参加审查机构的会议的研究人员和专家

5.2.18 （HREC 或其他）审查机构可邀请研究人员，研究人员也可要求参加关于他们提交的研究申请的讨论。

5.2.19 审查机构可以在审查某一研究申请时（如第 5.1.33 的规定），寻求专家的建议。这类专家应当受到与该机构成员所受的同等保密条件的约束。与他们相关联的一切利益冲突，必须得到披露及处置（参见 5.4.1 至 5.4.6 的规定）。

5.2.20 如果某一项研究的资助方与伦理审查机构之间的沟通可能，或被认为可能影响到对该项研究的伦理审查及审批，在这种情况下，应当避免这类沟通。

决策的制定与沟通

5.2.21 审查机构可以在伦理性基础上批准某一研究申请，或要求对某一项申请实施修正，或拒绝某一申请。

5.2.22 审查机构必须明确地向研究人员传达其决定：

（a）当一项研究申请被批准之后，必须以书面方式（包括电子邮件）将该批准决定传达给研究人员，其中应当包括该研究申请符合本《国家声明》中相关要求的明确的声明；

（b）当审查机构要求对研究申请进行修正时，须以书面方式或者（在可能的条件下）以正式的方式（参见 5.2.14）传达该要求，并给出要求修改的理由；

（c）当某一项研究申请被否决时，该决定必须以书面方式（包括电子邮件）予以传达，并且应给出与本《国家声明》相关联的理由。

文件与记录

5.2.23 所有用于招募研究参与者的文件和其他材料，包括广告、邀请函、信息表，以及自愿同意表格，都应当经审查机构审批。

5.2.24 审查机构应当保留关于其受理及审查的所有研究申请的记录，其中至少包括如下内容：

（a）接受该批准决定的单位的名称；

（b）项目识别码；

（c）主要研究人员的姓名；

（d）项目名称；

（e）审查机构与研究人员与审查相关的通信；

（f）接受或拒绝更改研究申请的决定；

（g）计划完成该申请的日期；

（h）附日期的批准或不批准的最终决议；

（i）批准任何申请的条件（如有）；

（j）该批准决定的期限；

（k）其他意见被考虑的审查机构的名称；

（l）用来对研究的实施情况进行监控的办法；

（m）由联邦、州、领地制定的，与个人及健康信息隐私有关的法规或指原则之间的关联性。

5.2.25 另外，审查单位应当在批准表中保留每一份研究申请的副本，以及伦理审批申请材料，包括信息表格、自愿同意表、相关通信。

5.2.26 伦理审查机构应当以书面或电子形式，对有关批准、修正或否决的决定予以记录，包括记录做出这些决定的理由，以及这些理由与本《国家声明》之间的关系。

5.2.27 当一家以上的机构已经对研究申请做出了审查，则其中每一家机构均应尽可能详尽的记录以下事项：

（a）其他有关的审查机构的详细情况；

（b）每一审查机构的决定；及

（c）由其他审查机构提出的修正要求的细节。

HREC 会议

5.2.28（审查机构）对每次 HREC 会议的安排，应当尽可能地使每一类成员中至少一名能够参加会议（参见 5.1.29 至 5.1.32 条的规定）。会议文件的提供应当充分，以便使得相关成员能够充分的了解情况。

5.2.29 HREC 至少须在构成最低人数限额（参见 5.1.30 的规定）的各成员间的意见交换的基础上，做出关于某一研究申请是否符合本《国家声明》中各项条件的决定。理论上说，应当在所有那些成员均在会议中表达各自意见的基础上，进行意见交换。

5.2.30 在未达到最低出席会议人数的情况下，只有在那些属于最低人数限额范围内的成员的观点已经收到，并得到认真考虑的情况下，主席方可做出决定。

5.2.31 HREC 应当尽力争取在意见大体一致的基础上做出决定，而不必取得全体一致。

5.3 尽量减少重复审查

导 言

在澳大利亚，可能受到重复的伦理审查的研究项目种类包括：

一是由相同或不同的研究人员，在一家以上的单位中实施的研究项目；

二是与不同单位存在隶属关系的多名研究人员联合实施的研究活动；

三是在一家单位中，由隶属于另一家单位的研究人员实施的研究项目。如来自高校的研究人员在医院实施的研究活动；

四是针对某一家单位批准的研究项目，被转至另一家单位。如研究人员变更工作单位；以及

五是某一项由多家单位共同负责其伦理审查和批准的研究活动。

指导原则

5.3.1 当有多家单位均有责任确保某一研究项目接受伦理审查的时候（参见 5.1.1 的规定），其中每一家单位均负有进一步的责任，采取一项尽量减少不必要的重复伦理审查的审查程序。

5.3.2 在不同的单位经常对同类研究（如大学及其附属医院）负有审查责任的情况下，这些单位应当就只由其中一家单位实施审查达成一致。

5.3.3 当某一单位决定接受某一非由其设立的审查机构的审查的时候，该单位应当保证如下事项：

（a）确认并向审查机构披露所有与该项审查有关的当地情况，并（向审查机构）提供其管理措施；

（b）与审查机构交换有关的信息和建议；

（c）不重复已有的具有充分权威性科学性的技术性研究方法的评估；

（d）该单位与审查机构将须指派人员对研究活动进行监控；

（e）如研究活动中止，则应通知各参与者；并且

（f）采取其他一切管理措施，以避免不必要的伦理审查。

5.3.4 在适用 5.3.1 至 5.3.3 的情况下，研究人员应当将下列事项通知审查和审批其研究活动的机构：

（a）所有将开展此项研究的地点，以及其他任何将对此项研究实施伦理审查的机构名称和地址；及

（b）（包括在澳大利亚境内及境外的）其他各审查机构已经做出的所有关于此项研究的决定。

5.4 利益冲突

导 言

在科研环境下,利益冲突出现在:

1,个人利益或责任对其从事单位的工作或履行专业义务,存在潜在影响;

2,单位的利益或责任对其研究义务的履行存在潜在影响。

利益冲突可能涉及金钱利益,也可能涉及其他建立在研究成果基础上的私人的、职业的、单位的利益或特权。

利益冲突将损害到研究流程及(或)单位的科研管理程序,并可能引导研究人员将有关研究的决策建立在研究条件以外的因素之上。

意识到某一利益冲突的存在,将与实际存在一项利益冲突同样严重,这将涉及个人诚信度与单位管理实践。

指导原则

5.4.1 各单位应当建立透明化程序,以发现和处理涉及以下方面的利益冲突:

(a) 涉及机构本身;

(b) 涉及研究人员;或

(c) 涉及伦理审查机构,其成员或顾问;

5.4.2 任何涉及与研究相关的利益冲突的单位,都必须将有关的冲突情况告知审查机构。

5.4.3 各单位应当确保采取相应措施处涉及研究人员的利益冲突(参见5.2.10的规定)。这些措施可包括关于下列事项的要求:

(a) 向参与者披露的信息;

(b) 在研究人员以外首次接触参与者的人士;

(c) 所有研究报告中披露的信息;

(d) 由另外一名研究人员实施的研究活动;或

(e) 未经实施的研究。

5.4.4 如果某一审查机构发现相关单位可能涉入某一项利益冲突,则该审查机构应当告知该单位。

5.4.5 伦理审查机构应当要求它的成员及提供建议的专家,披露一切被审查的研究活动中实际存在或潜在的效益冲突,包括任何:

(a) 与研究活动存在关联,或参与研究活动的个人;

（b）金钱或其他形式的利益，以及隶属关系；

（c）涉及科研竞争的情况。

审查机构应当采取相应措施处理此类冲突。在审查机构成员涉入利益冲突的情况下，这些措施可包括回避有关会议，或回避该机构的所有协商讨论；在专家顾问涉入利益冲突的情况下，只能要求其出具书面建议。

5.4.6 有时，研究人员在披露其所涉入的利益冲突的时候，其可能对于不披露利益冲突的内容持有正当理由。例如，（披露）可能侵犯其他某人的隐私。只有在审查机构认定无须披露该利益冲突的实际情况，也可妥善处理这一利益冲突的情况下，该研究人员才能够继续参与该项研究。

5.5 对被批准的研究的监督

研究的监督在是指，用于验证研究的实施是否与被批准的研究方案一致。实施研究的单位有责任确保该研究接受可靠的监督。

监督机制可以包括：

（a）来自研究人员的报告；

（b）来自独立性机构（诸如"数据与安全监控委员会"）的报告；

（c）对不良反应报告的审查；

（d）对研究地址、数据或自愿同意文件的随机抽查；及

（e）对参与者的访谈，以及来自他们的其他形式的反馈。

指导原则

对已批准研究的监控

5.5.1 每个单位的最终责任在于，通过科研管理的安排，确保经核准的研究活动接受监控。

5.5.2 监控的频繁和类型，应视研究参与者所承担风险的等级而定。

5.5.3 作为最佳的观察者，研究人员对监控一切不良事件及意外情况，负有重大责任。他们应当尽快将这类不良事件和意外情况，告知有关单位和伦理审查机构，并尽快采取措施，处置一切意外风险。关于已获批准的临床研究的监控，参见 3.3.19 至 3.3.22 的规定。

5.5.4 研究人员有责任将监控措施已经就位的情况告知审查机构，并证明该措施适合于相关的研究活动。

5.5.5 研究人员应当定期（视风险等级而定，并且至少每年，及于结项时）向有关审查机构和单位提交包括以下信息的报告：

（a）进度日期，及完成研究时的研究成果；

(b) 有关记录的保存与保护;
(c) 对已批准的研究方案的遵守;
(d) 遵守一切审批条件。

研究的中断与终止

5.5.6 如果研究项目在预定的完成日期前无法继续实施,则研究人员应当通知有关单位及批准该项目的审查机构,并尽可能通知研究的参与者。如该研究存在一个以上的实施地点,或已接受了多重伦理审查,则在该研究启动之前,必须确定此类信息的传达方式。

5.5.7 如果某一审查机构有理由相信继续实施某项研究有损于参与者的福利,则该审查机构应当尽快确定是否需要撤销针对该项研究的伦理批准决定。这一过程应当确保研究人员及其他参与研究的人士,得到公平的对待及尊重。

5.5.8 当针对某项研究的伦理批准决定被撤销时:
(a) 应当将撤销决定告知研究人员、有关单位,及尽可能地告知参与者;
(b) 相关单位应确保研究人员尽快停止该研究工作,并做出相关安排,以满足参与者的有关需求;并
(c) 除非满足下列两项条件之一,否则不得重新启动该研究:
(i) 研究人员确认重启该研究不会损害参与者的福利;或
(ii) 该研究已经做过修改,可以为参与者提供充分保护,并且所做的修改,及修改后的研究方案均已接受伦理审查并获得批准。

5.5.9 如果某一单位或审查机构认为有必要在实施 5.5.7 和 5.5.8 规定的程序之前,紧急中止研究活动,则该单位管理人员应发布指令,停止研究活动。

5.5.10 在根据 5.5.3 和 5.5.5 的要求提交的报告的基础上,审查机构可要求研究人员修改研究程序,以保护参与者。如这类修改未能达到该目的,则审查机构可依照 5.5.6 至 5.5.9 的规定予以处理。

5.6 处理投诉

导言

各单位可能收到关于研究人员、研究行为、HREC 或其他审查机构行为的投诉。投诉者可能是参与者、研究人员、单位职员或其他人。

《澳大利亚负责任研究行为准则》[①] 阐明了"科研不端行为"(research misconduct)，并针对有关单位规定了具体的处置程序。关于研究人员和研究活动的投诉，在投诉涉及与这类规定相吻合的不端行为时，应依照该《准则》所规定的程序予以处置。当涉及研究人员的投诉比较严重，但又不属于《准则》所规定的科研不端行为的范围时，其应当依照该单位的相应程序予以处置，例如骚扰及胁迫问题。

指导原则

5.6.1 基于处理与研究人员或研究实施有关的投诉的需要，各有关单位应当：

（a）指定一名便于参与者联系的人员，负责受理此类投诉；并且

（b）建立相关程序，用于受理、处置和解决此类投诉。

5.6.2 如果投诉中涉及的问题可能涉及《澳大利亚负责任研究行为准则》中所规定的"科研不端行为"，则应当根据该《准则》中的具体规定来处理相关问题。

5.6.3 如果涉及研究人员的投诉所涉及的"科研不端行为"不属于《澳大利亚负责任研究行为准则》所规定的范围，则对此类问题，应依照有关单位处理其他形式不端行为的程序实施处理，例如骚扰和胁迫行为。

5.6.4 有关单位还应当建立有关程序，用于受理、处置及解决那些与审查机构的审查活动相关的投诉。

5.6.5 如果此类投诉无法经参与者与被投诉审查机构之间的沟通协商来解决，则参与者应当寻求该审查机构以外人员来处理投诉。

5.6.6 有关单位应当指定该单位之外的某一人员或机构，负责受理来自各方的，依照5.6.1至5.6.5规定的程序无法妥善解决的投诉。

5.6.7 有关单位应当公开投诉处理程序。

5.7 归责

导言

从研究实施的细节，直到更为普遍性的审查及资助的监管，有关人类研究伦理设计、审查与执行的责任的履行分为多种不同的标准。相应地，责任履行的主体也分为不同层次：

一是研究人员（及相关的管理人员）；

[①] 即 "Australian code for the responsible conduct of research"，全文及出版见前文注。

二是人类研究伦理委员会（HREC）及其他伦理审查机构；

三是那些在相关活动中投入了人力、资源及设备的单位；

四是资助单位；

五是制定相关标准的机构；及

六政府。

承担这些职责的主体范围涵盖了：

1，自研究人员到审查机构，再到各（审查机构的所属）单位；

2，从审查机构及各（审查机构的所属）单位，到资助方及其他有关（政府）部门；

3，从有关（政府）部门到政府；及

4，从政府到澳大利亚公众。

这类归责机制最鲜明的特征，是包括从一个层级到另一层级的报告。

指导原则

5.7.1 研究人员的责任在于研究的伦理设计与执行。研究人员通过这些归责措施，向有关单位及审查机构证明第 5.1 节"单位的责任"、第 5.2 节"HREC、其他审查机构及研究人员的责任"，以及第 3.3.22 条所规定的，对已批准临床研究的监督责任已经获得充分地履行。此外，研究人员还须遵守和履行《澳大利亚负责任研究行为准则》中的相关规定与相关责任。

5.7.2 审查机构对研究活动的伦理性审查负有责任。审查机构借以向有关单位证明其责任已获得履行的标准，参见第 5.2 节"HREC、其他审查机构及研究人员的责任"

5.7.3 各（审查机构所属）单位的责任在于：

（a）确保研究活动伦理审查的正当实施，这些责任主要参见第 5.1 节"单位的责任"；并且

（b）实施研究活动。有关这些责任的规定可参见《澳大利亚负责任研究行为准则》，其中包括确保合理合法地实施研究活动，以及确保研究活动接受富有知识和经验的研究人员的监管。

5.7.4 除了按年度提供相关信息以外，有关单位还应当根据 NHMRC 的合理要求，向其提供其他有关伦理审查程序的信息。

5.7.5 接受 NHMRC 资助的有关单位，或意欲保持对 NHMRC 研究资助的申请资格的单位，必须在 NHMRC 注册登记。登记材料中将包含关于

该单位决定使用或已经设立的 HREC 或其他审查机构的信息。

5.7.6 所有 NHMRC 的研究资助的附属协议，均要求科研单位每年一次以书面形式向 NHMRC 证明其科研管理与伦理监督程序符合本《国家声明》和《澳大利亚负责任研究行为准则》的有关规定。

附件：关于本声明形成过程的报告

背景

1999 年出台的《关于人类研究的伦理行为的国家声明》（简称"国家声明"）[1] 已经根据 NHMRC 的每五年对《声明》中各项原则进行一次审查的政策，进行了修改。在 2003 年 9 月，NHMRC 的一个主要委员会——澳大利亚健康伦理委员会（AHEC）[2] 设立了一个工作委员会（working committee），负责审查本《国家声明》。本次（2007 年）修正，即是由 NHMRC、澳大利亚研究理事会（ARC）、澳大利亚大学校长委员会（AVCC），以及由来自 AHEC、ARC 和 AVCC 的多位成员共同组成的工作委员会共同实施的。

工作委员会（working committee）

Christopher Cordner 博士（Chair）……………AHEC 成员，2003—2006（三年）

Kerry Breen 博士……………………………AHEC 主任，2003—2006（三年）

Christopher Coyne 先生……………………AHEC 成员，2003—2006（三年），AHEC 成员，2006—2009（三年）

Joy Damousi 教授……………………………由 AVCC 提名

Terry Dunbar 副教授…………………………AHEC 成员，2003—2006（三年），AHEC 成员，2006—2009（三年）

Graeme Hugo 教授……………………………由 ARC 提名

受人尊敬的 John Morgan 教授 ……………AHEC 成员，2003—2006（三年）

---

[1] 该声明英文题目为 "The 1999onal Statement on Ethical Conduct in Research Involving Humans"，简称 "the National statement"。

[2] 即 Australian Health Ethics Committee。

Elim Papadakis 教授……………………由 ARC 提名
Wendy Rogers 副教授………………AHEC 成员，2003—2006（三年）
Doreen Rosenthal AO 教授…………AHEC 成员，2003—2006（三年）
Noel Spurr OAM 先生………………AHEC 成员，2003—2006（三年）
Jane Stein-Parbury 教授……………由 AVCC 提名
Fiona Stoker 先生……………………AHEC 成员，2003—2006（三年）
Colin Thomson 教授…………………NHMRC 顾问，2003—2006（三年），AHEC 主任，2006—2009（三年）
Nicholas Tonti-Filippini 博士………AHEC 成员，2003—2006（三年），AHEC 成员，2006—2009（三年）
令人尊重的 Bill Uren………………AHEC 成员，2003—2006（三年）

秘书
Nerida Lawrentin 女士………………2003 年九月—2005 年六月
Nicola Cooper 女士……………………2005 年六月—2006 年十二月
Matthew Sammels 先生………………2006 年五月—2007 年三月

顾问
Angela Kirsner 博士…………………技术文档专员（Technical Writer）

程序

根据第一草案及《1992 年国家健康与医学研究理事会法案》[①] 第 13 条（section 13）的规定，澳大利亚健康伦理委员会在 2005 年 1—3 月间，实施了征询公众意见活动。这次征询活动共收到了 178 份意见稿。在参考这些意见的基础上，新的草案修正出台。2006 年 1—3 月，又实施了进一步的意见征询活动，收到了 184 份意见稿，这些意见稿成为最终草案的重要参考。关于这些意见稿中非保密性部分的详细内容，参见：http：//

[①] 即"National Health and Medical Research Council Act 1992"。

www. nhmrc. gov. au/ethics/human/ahec/consultation/submissions/statement。htm；http：//www. nhmrc. gov. au/ethics/human/ahec/consultation/submissions/statementsec. htm.

在重新起草期间，起草者就一系列问题征询了多名专家的意见，在数个单位召开了研讨会，就低风险研究的审查的委托问题，制定了相应的办法及标准；就流线型研究伦理审查，确定了相关的方法。

在最终草案完成，并取得 2006—2009 届 AHEC 的同意后，澳大利亚研究理事会（ARC）及澳大利亚校长委员会（AVCC）均被邀请参与该草案的审批。经各方一致同意的《国家声明》文本，在 2007 年 3 月，被提交至 NHMRC 的委员会（council）的第 164 次会议供其审核。

在该次会议上，该委员会（council）同意向 NHMRC 的首席执行官（CEO）建议签署该项草案。

术语列表（Glossary）

问责 accountability

是指各类研究人员、审议组织及公共机构借以证明其职责已经或正在得到履行的措施，典型的问责措施包括从一级到更高一级（或更全面）的报告制度。

器械不良反应事件 adverse device event

由器械植入过程、器械存在，或器械性能等原因引发的某种临床表现、症状及状况。

药物不良反应 adverse drug reaction 是指对任何剂量的未经批准的药用产品所产生的任何意外的不良反应。所谓"对某一未经批准的剂量所产生的反应"的意思是该产品与不良反应之间的因果关系至少应视为一种合理的可能性，即无法排除这种因果关系。（此处"未经批准的药用产品"也包括以未经批准的用量或用法来使用已获批准的药物）

或者

指为了预防、诊断、治疗疾病或改善某种生理功能，而以正常的剂量来使用某种已上市的药物，并由此所产生的意外的不良反应。

不良反应事件（器械）adverse event（device）

是指受体产生的任何不良的临床表现（不论其是否被认定为与器械相关），包括某一临床表现、症状或临床状况，以及（或）来自该器械的某项意外的技术性能或使用结果。

善意 beneficence
指与人为善；此处还包括"不为恶"，即避免为害他人。

有利于 benefit
指将为某一个人或集团的利益或福利带来积极影响的因素。

血亲 blood relatives
指具有血缘关系的近亲属。

按人头支付 capitation payments
通常指临床实验的主办方为了招募研究活动的参与者而向研究人员按人头支付的费用。

儿童 child
是指根据有关法律的规定，在决定是否参与研究的问题上缺乏行为能力的未成年人。

临床实验 clinical trial
一种专为探究某治疗手段的临床效果而设计的研究形式，它包括诊断和治疗程序。

保密 confidentiality
基于授予信息目的之外的其他意图而使用非私人信息的人——该信息是否属一私人信息取决于其内容或其上下文义——应负的义务。

利益冲突 conflict of interest
指在科研领域存在的如下两类情况：一是个人性利益或个体性责任对个人履行公共职务存在潜在影响；二是机构性利益或责任对机构科研义务的履行存在潜在影响。

同意 consent
指某人或某团体在充分获知并理解相关知识与材料的基础上，同意参与研究的意思表示。

数据 data
信息的汇集。

数据库 databank
指经过系统归类的数据，无论此类数据能否在个体层面进行识别、再识别或不可识别。

欺诈 deception
指向研究的参与者隐瞒有关材料，以及（或）在研究程序及（或）

研究目的方面有意误导参与者。

不适 discomfort

指伴随研究而产生的某种负面结果或效果，其尚未达到造成损害的程度。

合乎伦理的 ethical / 违背伦理的 unethical

正确的或在道德上可接受的/ 错误的或在道德上不可接受的。

伦理性审查 ethical review

由"人类研究伦理委员会"（HREC）或其他审查机构对研究进行的审查。

伦理审查机构 ethical review body

负责对有关人类的研究活动进行伦理审查的机构。

伦理 ethics

关于对与错、公平与不公平、善与恶、好与坏的观念，以及在此类观念的基础上实施的行为。

基因材料 genetic material

任何可获取基因信息的含有 DNA 或 RNA 的原始材料。这类材料包括（作为组织的一部分或与之相分离的）细胞及已提取的 DNA 和 RNA。

损害 harm

指对个体或团体利益带来负面影响的因素，其包括生理损害、精神不安、痛苦、心理干扰、个人价值贬损及社会危害等。

HREC

人类研究伦理委员会（Human Research Ethics Committee）。

人体组织 human tissue

指与人体相分离的来自人体器官或人体各部分的某类物质、组织和结构，其中包括血液、血液成分及废弃物。

标识信息 Identifier

指与数据相关联的详细资料，如姓名及（或）联系信息，用于识别某一个体。即便所有标识信息均被删除，对某一个体的识别仍然是可能的，只要该个体已被指定了某一代码，并且该代码是可以获取的，或该数据或组织可通过交互连接从其他数据库或组织库中查到。

有限披露 limited disclosure

就研究的参与者部分地披露研究目的及（或）方法等信息。

低风险 low risk（科研）

指研究中的可预见风险只限于某一种不适。

（科研）监督 monitoring（of research）

对于研究的实施情况进行核查和检验，以便验证其与获准申请中的有关阐述是否一致。

可忽略的风险 negligible risk

指在研究中不存在包括损害或不适在内的可预见风险，以及可预见风险的影响可以忽略不计。

非可识别数据 non-identifiable data

从未附加标识信息或其标识信息已被永久删除的数据，基于这种情况，任何特定个体都不可能被识别。即便在个人信息不被知晓的前提下，通过与其他数据的连接，一个同属一类的非可识别数据子集的内容也是可知的。

非治疗（干预）non-therapeutic（intervention）

以增进科学知识、改进技术应用或增进公众利益为主要宗旨，而非直接对个人有利的某种干预性措施。

（研究）参与者 participant（in research）

指参与第八页所列举的各类研究活动的一切受试人。

个人信息 personal information

指进行个人识别所依据的信息。

（在研究中使用的）安慰剂 placebo（in research）在研究中向参与者发放使用的不含活性成分的物质，用以和其他使用过含有活性成分物质的参与者的使用效果进行比对。

隐私 privacy

指个人及团体享有的不受他方干涉与审查的领域。

协议 protocol

指一类文件，其内容主旨在于说明研究的背景、基本原理、目标，阐明研究的设计方案、方法、组织，以及研究的实施和管理条件。

定性研究 qualitative research

指在研究活动中有计划的使用各类实证性资料（empirical materials），如案例分析、个人经验、生活事例、访谈、观测及文化环境等。

可再识别数据 re-identifiable data

与某一数据相关联的识别信息被移除，并代之以某一编码，即便在这种情况下，仍有可能通过使用代码或与其他数据集的连接，对某一个体进行识别。

研究 research

至少包括为了获取及理解知识，或培训研究人员而开展的调查研究。

研究不端行为 research misconduct

包括在研究资助的申请、研究的执行及研究成果报告等环节实施伪造、歪曲、剽窃、欺诈等行为；未及时合理地披露和处理某一严重的利益冲突；未严格按照某一研究伦理委员会的有关审批来实施研究，尤其是这一行为可能导致不合理的风险或危及人类、动物或环境的后果；对他人科研不端行为的包庇或纵容。

尊重人类 respect for human beings

承认每一个人的价值。

风险 risk

损害发生的可能性及程度。

严重不良反应事件 serious adverse event

指不幸的医疗事件，包括：致死；发生生命危险（所谓生命危险是指在某一情况或反应发生时，病人生命面临死亡的紧迫性风险，但非紧迫性风险不包括在内）；病人须住院或延长住院期；导致永久性或严重残疾或功能丧失；存在先天性异常或出生缺陷；重大医疗事件或反应。

重大意外可疑不良反应 serious unexpected suspected adverse reaction

指某一严重的不良反应事件，该事件可能由某一药物的使用所引起，并且该不良反应是不可预见的。

主办方 sponsor

指发起、管理及（或）资助研究的个人、企业、公共机构或组织。

治疗（干预）therapeutic（intervention）

指以受试者的康复为目标而实施的干预措施。

不可预见的药物不良反应 unexpected adverse drug reaction

指不良反应的种类及严重程度与相关科技信息存在不符。（如研究者手册中关于某一未经审批或已经审批或已上市的研究产品或产品信息资料的记录。）

自愿参与者 voluntary participation

非受胁迫的参与者。

青年人 young person

在本声明中,青年是(根据有关法律规定)能够独立决定其自身是否参与研究活动的最低年龄段人士。

参考文献

一 各国法律文献

美国

21 CFR part 50

45 CFR part 46

42 CFR part 93

45 CFR part 164

45 CFR part 160

45 CFR part 689

45 CFR part 690

The Belmont Report-Ethical Principles and Guidelines for the protection of human subjects of research (The National Commission for the Protection of Human Subjects of Biomedical and Behavioral Research), 1979.

Children Involved as Subjects in Research: Guidance on the HHS 45 CFR 46.407 ("407") Review Process (OHRP), 2005.

Grants Policy Statement (NIH), 2011.

Institutional Review Board Guidebook (OPRR, HHS), updated in 1993.

Obtaining And Documenting Informed Consent Of Subjects Who Do Not Speak English (OHRP), 1995.

"Exculpatory Language" in Informed Consent (OPRR), 1996.

Human Research Protections Frequent Questions (OHRP).

Waiver of Informed Consent Requirements in Certain Emergency Research (OHRP), 1996.

The Department of Health guidelines Protection and Use of Patient Information (HHS), 1996.

NIH Policy and Guidelines on the Inclusion of Children as Participants in Research Involving Human Subjects (NIH), 1998.

Research Involving Individuals with Questionable Capacity to Consent: Points to Consider (NIH), 2009.

The NIH Revitalization Act of 1993.

NIH Policy and Guidelines on The Inclusion of Women and Minorities as Subjects in Clinical Research - Amended (NIH), 2001.

NIH Policy and Guidelines on The Inclusion of Women and Minorities as Subjects in Clinical Research (NIH), 2001.

Financial Relationships and Interests in Research Involving Human Subjects: Guidance for Human Subject Protection (ohrp), 2004.

OPRR Guidance on 45 CFR 46.101 (b) (5), Exemption for Research and Demonstration Projects on Public Benefit and Service Programs (OPRR), 1983.

Categories of Research That May Be Reviewed by the Institutional Review Board (IRB) through an Expedited Review Procedure (OHRP), 1998.

Guidance on Institutional Review Board Continuing Review of Research (OHRP), 2010.

Guidance on reviewing and reporting on anticipated problems involving risks to subjects or others and adverse events (OHRP), 2007.

Guidance on IRB Approval of Research with Conditions (OHRP), 2010.

Children Involved as Subjects in Research: Guidance on the HHS 45 CFR 46.407 (407) Review Process Date: May 26, 2005.

Federal Research Misconduct Policy (OSTP), 2000.

The National Research Act, Pub. L. 93-348, 1974.

加拿大

TCPS 2—2nd edition of Tri-Council Policy Statement: Ethical Conduct for Research Involving Humans (NSERC, CIHR, SSHRC) 2007.

CIHR Best Practices for Protecting Privacy in Health Research (CIHR), 2005.

Tri-Agency Framework: Responsible Conduct of Research (NSERC, CIHR, SSHRC), 2011.

The CIHR Guidelines for Health Research Involving Aboriginal People (2007).

Memorandum of Understanding on the Roles and Responsibilities in the Management of Federal Grants and Awards (NSERC, CIHR, SSHRC), Archived in January 2013.

Human Pluripotent Stem Cell Research: Guidelines for CIHR-Funded Research (CIHR), 2002.

Privacy Act 2000.

澳大利亚

National Health and Medical Research Council Act 1992.

Research Involving Human Embryos Act 2002.

National Statement on Ethical Conduct in Human Research (ARC, NHMRC, AVCC), 2007.

Guidelines Under section 95 of the Privacy Act 1988 (NHMRC), 2000.

Australian code of practice for the care and use of animals for scientific purposes (NHMRC), 2004.

Australian Code for the Responsible Conduct of Research (NHMRC, ARC, UA), 2007.

Ethical and Policy Issues in Research Involving Human Participants, Bethesda, (National Bioethics Advisory Commission), 2001.

Ethical Guidelines On The Use Of Assisted Reproductive Technology In Clinical Practice And Research (NHMRC), 2007.

ALRC Discussion Paper 72: Review of Australian Privacy Law (ALRC), 2007.

Guidelines approved under Section 95A of the Privacy Act 1988 (NHMRC), 2000.

Privacy Act 1988.

Research Involving Human Embryos Act 2002.

National Privacy Principles (OAIC), 2006.

Values and Ethics: Guidelines for Ethical Conduct in Aboriginal and

Torres Strait Islander Health Research (NHMRC), 2003.

Guidelines for Ethical Research in Indigenous Studies (AIATSIS), 2000.

英国

The Medicines for Human Use (Clinical Trials) Regulations 2004.

The ethical conduct of research on children. London: Medical Research Council (MRC), 1991.

Guidelines for Good Clinical Practice in Clinical Trials (MRC), 1998.

Ethics Guide: Best practice in the accommodation and care of primates used in scientific procedures (MRC), 2004.

RCUK Policy and Guidelines on Governance of Good Research Conduct (RCUK), 2013.

Universal Ethical Code for Scientists (RCUK), 2006.

Guidance: "Personal Information in Medical Research" (PIMR) —Health and Social Care Act 2001 "Section 60" (MRC), 2003.

Human tissue and biological samples for use in research Operational and Ethical Guidelines (MRC), 2001.

Data Protection Act 1998.

MRC Policy and Guidance on Sharing of Research Data from Population and Patient Studies (MRC), 2012.

Ethics Guide Medical research involving children (MRC), 2004.

MRC Ethics Guide: Medical research involving adults who cannot consent (MRC), 2007.

The Mental Capacity Act 2005.

Adults with Incapacity (Scotland) Act 2000.

Medicines for Human Use (Clinical Trials) Regulations 2004.

Human Tissue Act 2004.

Mental Capacity Act 2005.

MRC Ethics Guide Research involving human participants in developing societies (MRC), 2004.

Responsibility in Investigations on Human Participants and Material and on Personal Information (MRC), 1992.

MRC policy on antiretroviral therapy (ART) for people infected with HIV and involved in research in developing countries: general guidance notes for consideration (MRC), 2002.

MRC guidelines for good clinical practice in clinical trials (MRC), 1998.

Policy and Code of Conduct on the Governance of Good Research Conduct (RCUK), 2009.

中国

《中华人民共和国侵权责任法》

《中华人民共和国执业医师法》

《中华人民共和国精神卫生法》

《中华人民共和国母婴保护法》

《中华人民共和国传染病防治法实施办法》

《中华人民共和国性病防治管理办法》

《最高人民法院关于贯彻执行〈中华人民共和国民法通则〉若干问题的意见》

《医务人员医德规范及实施办法》

《基因工程安全管理办法》

《人类遗传资源管理暂行办法》

《人类精子库基本标准和技术规范》

《人类辅助生殖技术管理办法》

《人类辅助生殖技术规范》

《人类辅助生殖技术和人类精子库伦理原则》

《药物临床试验质量管理规范》

《人胚胎干细胞研究伦理指导原则》

《人体器官移植技术临床应用管理暂行规定》

《涉及人的生物医学研究伦理审查办法（试行）》

《涉及人体的医学科学技术研究管理办法（讨论意见稿）》

《人类器官移植条例》

《医疗技术临床应用管理办法》

《人类遗传资源管理条例》

《医疗机构管理条例》

《医疗事故处理条例》

《医疗器械临床试验规定》

《药物临床试验伦理审查工作指导原则》
《护士管理办法》
《护士条例》
《中医医院信息化建设基本规范（试行）》
《医疗美容服务管理办法》
《医疗机构病历管理规定》
《艾滋病防治条例》

二　著作与论文

唐伟华：《英美国家政府资助研究领域人类参与者权益保障制度初探》，中国社会科学出版社 2014 年版。

高言、柴春英：《人身权法理解适用与案例评析》，人民法院出版社 1996 年版。

满洪杰：《人体试验法律问题研究》，中国法制出版社 2013 年版。

王利明、周友军、高圣平：《中国侵权责任法教程》，人民法院出版社 2010 年版。

陈元方、邱仁宗：《生物医学研究伦理学》，中国协和医科大学出版社 2003 年版。

斯科特·伯里斯、申卫星：《中国卫生法前沿问题研究》，北京大学出版社 2005 年版。

朱伟：《生命伦理中的知情同意》，复旦大学出版社 2008 版。

[美] 麦克里那：《科研诚信：负责任的科研行为教程与案例》，何鸣鸿等译，高等教育出版社 2011 年版。

黄丁全：《医疗法律与生命伦理》，法律出版社 2007 年版。

梅夏英：《中华人民共和国侵权责任法讲座》，中国法制出版社 2010 年版。

夏芸：《医疗事故赔偿法——来自日本法的启示》，法律出版社 2007 年版。

刘学民：《人体生物医学研究侵权责任探讨》，华中师范大学出版社 2008 年版。

陈现杰：《中华人民共和国侵权责任法条文与案例解析》，中国法制出版社 2010 年版。

张新宝:《隐私权的法律保护》,群众出版社 2004 年版。

中国社会科学院法学研究所法律辞典编委会:《法律辞典》,法律出版社 2004 年版。

曾淑瑜:《医疗伦理与法律 15 讲》,元照出版公司 2010 年版。

高圣平主编:《〈中华人民共和国侵权责任法〉立法争点、立法例及经典案例》,北京大学出版社 2010 年版。

[美] Turkington, R. C, Allen, A. L.:《美国隐私法:学说、判例与立法》,中国民主法制出版社 2004 年版。

[美] 诺曼·K. 邓津等:《定性研究(第 1 卷):方法论基础》,风笑天等译,重庆大学出版社 2007 年版。

[美] 罗纳德·蒙森:《干预与反思:医学伦理学基本问题》(二),林侠译,首都师范大学出版社 2010 年版。

Lainie Friedman Ross, *Children in Medical Research: Access versus Protection*, University of Oxford Press, 2006.

Paul Ramsey, *The Patient as Person*, Yale University Press, 1970.

Denzin NK & Lincoln YS (Eds.) *Handbook of Qualitative Research*, Sage: California, 2000.

[日] 開原成允、樋口範雄:『医療個人情報保護とセキュリテイ—個人情報保護法と HIPAA 法』(第 2 版),有斐閣 2005 年版。

徐喜荣:《论人体试验中受试者的知情同意权——从"黄金大米"事件切入》,《河北法学》2013 年第 11 期。

田侃、汤扬:《浅谈受试者在药物临床试验中知情同意权的法律保护》,《中国药房》2008 年第 28 期。

邵蓉、张玥、魏巍:《药物临床研究受试者知情同意权法律保护之探析》,《上海医药》2011 年第 8 期。

郑逸飞:《论药物临床试验中知情同意权的内涵及保护》,《中国卫生事业管理》2011 年第 4 期。

田剑波:《医学临床试验中受试者法律保护的现状与完善》,《医学与法学》2017 年第 4 期。

Richard Delgado, Helen Leskovac. Informed Consent in Human Experimentation: Bridging the Gap between Ethical Thought andCurrent Practice [J]. UCLA L. Rev, 1986, (34).

张进华：《关于新药临床试验中的伦理学问题》，《中国药业》2007第 20 期。

MarkSiegler, "Some Issueses of Informed Consent in the United States", 郭莉萍译，《医学与哲学》2001 年第 12 期。

刘宏恩：《试评日本基因资料库之相关伦理规范与制度设计——以其组织运作及告知后同意问题之处理为讨论核心》，《月旦法学杂志》2007 年第 141 期。

侯雪梅：《人体医学试验中受试者知情同意权研究》，《西部法学评论》2015 年第 5 期。

满洪杰：《从"黄金大米"事件看未成年人人体试验的法律规制》，《法学》2012 年第 11 期。

王亮等：《医学研究受试者权益遭受侵犯的伦理分析》，《辽宁医学院学报》（社会科学版）2012 年第 1 期。

庄晓平：《也谈医疗的知情同意与个人自由和责任——与苏力教授商榷》，《自然辩证法通讯》2012 年第 1 期。

周天保：《浅议试药导致损害的侵权责任》，《山西省政法管理干部学院学报》2011 年第 4 期。

卜擎燕、熊宁宁、吴静：《涉及人类受试者研究的伦理指南》，《中国新药杂志》2004 年第 6 期。

刘学民：《临床试验受试者知情同意权的民法意象》，《湖北警官学院学报》2014 年第 8 期。

姜萍、殷正坤：《人体研究中的知情同意问题研究综述》，《哲学动态》2002 年第 12 期。

何卫东、张威：《人体试验控制法律问题》，《科技与法律》2002 年第 1 期。

金晶：《临床试验中受试者知情同意权的法律保护研究》，《西南国防医药》2010 年第 8 期。

滕亚、冯泽永：《受试者权利保护中的程序公正——对"黄金大米"事件的反思》，《医学与哲学》2013 年 9 月。

朱伟：《论人群遗传学研究中的知情同意问题》，《自然辩证法研究》2006 年第 6 期。

王岳：《从"韩国人参丸事件"反思我国药物临床试验中的法律问

题》,《中国药房》2005 年第 10 期。

王海燕:《论基因研究受试者之知情同意权的特征》,《医学与法学》2017 年第 1 期。

姜柏生:《人类基因组研究的法律控制》,《科技进步与对策》2006 年第 3 期。

王静:《中美患者隐私保护比较之思考》,《世界最新医学信息文摘》2016 年第 16 卷第 91 期。

张传友:《试论患者的隐私权》,《中国医院管理》2005 年第 5 期。

赵敏:《论个人医疗信息及其权利保护》,《中国卫生事业管理》2007 年 12 月。

崔群颖:《关于医疗信息隐私价值和法律地位的探索》,《医学与社会》2005 年 1 月。

汪艳杰、霍增辉:《医疗大数据时代的患者隐私权保护研究》,《中国卫生法制》2018 年第 2 期。

杨强:《隐私权现状分析及法律保护问题探究》,《青年与社会》2015 年第 1 期。

谢莉琴:《区域卫生信息化环境下信息安全与隐私保护策略研究》,《中国数字医学》2011 年第 6 期。

姜柏生、顾加栋:《人体试验受试者人格权保护研究》,《中国卫生事业管理》2013 年第 12 期。

欧世龙:《智慧医疗条件下患者隐私权安全保障体系的完善》,《浙江万里学院学报》2017 年 1 月。

曾琼:《论患者隐私权保护中的权利冲突及其协调》,《法商研究》2009 年第 6 期。

Protecting Patient Privacy: Striking A Balance. The Lancet, 2001, 358 (8).

张洪松、兰礼吉:《医学人体实验中的知情同意研究》,《东方法学》2013 年第 2 期。

贾淼:《个人信息保护法的回顾及启示》,《沿海企业与科技》2010 年第 9 期。

高子云:《医疗健康档案中的隐私保护》,《网络安全技术与应用》2011 年第 2 期。

谢青：《日本的个人信息保护法制及启示》，《政治与法律》2006年第6期。

齐爱民：《电子病历与患者个人医疗信息的法律保护》，《社会科学家》2007年第5期。

郭霖：《儿童用药存在的问题及对策》，《临床合理用药》2016年第2期。

姜淑明：《临床试验中儿童受试者损害赔偿问题研究》，《湖湘论坛》2017年第5期。

李歆：《未成年人参与药物临床试验的法律问题研究》，《医学与哲学》（人文社会医学版）2009年第2期。

施春花：《特殊人群参与医学人体试验的法律保护》，《消费导刊》2009年第3期。

韩宇、王国骞、李安：《美国国家科学基金会对学术不端行为的法律规制》，《中国基础科学》2009年第6期。

李安、王国骞、韩宇：《美国国家科学基金会处理学术不端行为的法律程序》，《中国基础科学》2010年第1期。

王国骞、唐伟华、韩宇：《框架·核心·启示——科学基金资助项目中科学伦理法律制度》，《中国基础科学》2013年第1期。

唐伟华、王国骞：《外国科学基金科学伦理制度概论》，《中国科学基金》2012年第6期。

唐伟华、王国骞：《澳大利亚研究理事会的科研不端行为处理制度——以〈澳大利亚负责任研究行为准则〉为核心的探讨》，《山东科技大学学报》（社会科学版）2011年第4期。

唐伟华、王国骞：《澳大利亚联邦政府学术诚信法律制度概论》，《国家行政学院学报》2011年第6期。

刘长秋：《法律介入道德：基础、限度与对策》，《东方法学》2012年第1期。

三 网络及数据库资源

http://www.pre.ethics.gc.ca/pdf/eng/tcps2-2014/TCPS_2_FINAL_Web.pdf.

https://www.nhmrc.gov.au/_files_nhmrc/publications/attachments/

e72_ national_ statement_ may_ 2015_ 150514_ a. pdf.

http：//www. hhs. gov/ohrp/humansubjects/index. html.

http：//www. hhs. gov/ohrp/humansubjects/commonrule/.

http：//www. hhs. gov/ohrp/archive/irb/irb_ chapter3. htm#e9.

http：//www. hhs. gov/ohrp/sachrp/sachrpminrisk20080131. html.

http：//www. chinacdc. cn/zxdt/201212/t20121206_ 72794. htm.

http：//www. pre. ethics. gc. ca/eng/policy-politique/interpretations/consent-consentement/.

http：//answers. hhs. gov/ohrp/categories/1566.

http：//www.cihr-irsc.gc.ca/e/documents/et_ pbp_ nov05_ sept2005_ e. pdf.

http：//www. arc. gov. au/pdf/DP11_ fundingagreement. pdf.

http：//www. hhs. gov/ocr/privacy/hipaa/understanding/summary/index. html.

http：//www. regulations. gov/.

http：//www. mrc. ac. uk/documents/pdf/personal-information-in-medical-research.

http：//www. cihr-irsc. gc. ca/e/29072. html.

https：//www. legislation. gov. au/Details/F2014L01500.